GESTÃO EM SAÚDE

Guia Prático para
Reconstruir o Futuro

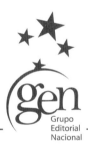

O GEN | Grupo Editorial Nacional – maior plataforma editorial brasileira no segmento científico, técnico e profissional – publica conteúdos nas áreas de concursos, ciências jurídicas, humanas, exatas, da saúde e sociais aplicadas, além de prover serviços direcionados à educação continuada.

As editoras que integram o GEN, das mais respeitadas no mercado editorial, construíram catálogos inigualáveis, com obras decisivas para a formação acadêmica e o aperfeiçoamento de várias gerações de profissionais e estudantes, tendo se tornado sinônimo de qualidade e seriedade.

A missão do GEN e dos núcleos de conteúdo que o compõem é prover a melhor informação científica e distribuí-la de maneira flexível e conveniente, a preços justos, gerando benefícios e servindo a autores, docentes, livreiros, funcionários, colaboradores e acionistas.

Nosso comportamento ético incondicional e nossa responsabilidade social e ambiental são reforçados pela natureza educacional de nossa atividade e dão sustentabilidade ao crescimento contínuo e à rentabilidade do grupo.

GESTÃO EM SAÚDE

Guia Prático para Reconstruir o Futuro

Christiano Quinan
Francisco Balestrin

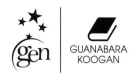

■ Os autores deste livro e a editora empenharam seus melhores esforços para assegurar que as informações e os procedimentos apresentados no texto estejam em acordo com os padrões aceitos à época da publicação. Entretanto, tendo em conta a evolução das ciências, as atualizações legislativas, as mudanças regulamentares governamentais e o constante fluxo de novas informações sobre os temas que constam do livro, recomenda-mos enfaticamente que os leitores consultem sempre outras fontes fidedignas, de modo a se certificarem de que as informações contidas no texto estão corretas e de que não houve alterações nas recomendações ou na legislação regulamentadora.

■ **Data do fechamento do livro:** 08/09/2022

■ Os autores e a editora se empenharam para citar adequadamente e dar o devido crédito a todos os detentores de direitos autorais de qualquer material utilizado neste livro, dispondo-se a possíveis acertos posteriores caso, inadvertida e involuntariamente, a identificação de algum deles tenha sido omitida.

■ **Atendimento ao cliente:** (11) 5080-0751 | faleconosco@grupogen.com.br

■ Direitos exclusivos para a língua portuguesa
Copyright © 2023 by
EDITORA GUANABARA KOOGAN LTDA.
Uma editora integrante do GEN | Grupo Editorial Nacional
Travessa do Ouvidor, 11
Rio de Janeiro – RJ – CEP 20040-040
www.grupogen.com.br

■ Reservados todos os direitos. É proibida a duplicação ou reprodução deste volume, no todo ou em parte, em quaisquer formas ou por quaisquer meios (eletrônico, mecânico, gravação, fotocópia, distribuição pela inter-net ou outros), sem permissão, por escrito, da Editora Guanabara Koogan Ltda.

■ Capa: Bruno Gomes

■ Ficha catalográfica

CIP-BRASIL. CATALOGAÇÃO NA PUBLICAÇÃO
SINDICATO NACIONAL DOS EDITORES DE LIVROS, RJ

Q62g

Quinan, Christiano
    Gestão em saúde: guia para a reconstrução da saúde / Christiano Quinan, Francisco Balestrin. – 1. ed. – Rio de Janeiro : Guanabara Koogan, 2023.
    ; 24 cm.

    Inclui bibliografia e índice
    ISBN 9788527738538

    1. Administração dos serviços de saúde. I. Balestrin, Francisco. II. Título.

22-79790 CDD: 362.1068
CDU: 614.2

Meri Gleice Rodrigues de Souza - Bibliotecária - CRB-7/6439

Christiano Quinan

Mestre em Administração, com ênfase em Saúde. Graduado em Direito. Pós-graduado em Direito Público, MBA em Gestão Empresarial pela FGV e Extensão Internacional pela University of California Irvine – EUA. É certificado Disney's Approach to Building a Culture of Healthcare Excellence e Disney's Approach to Creativity & Innovation. Fellow do American College of Healthcare Executives (ACHE). Fellow do Colégio Brasileiro de Executivos da Saúde (CBEXs). É sócio-fundador e CEO do Grupo The1, com destaque à The Health Experience, empresa com sede nos EUA que promove intercâmbio e imersão de executivos da saúde nos EUA, à The[1] Concierge, o primeiro e único Concierge em Saúde independente no Brasil, e ao Observatório Saúde, uma plataforma de conhecimento, informação e educação em gestão na saúde. Membro independente do Conselho de Administração de Empresas. Ocupa ainda a Presidência do Chapter Goiás do CBEXs. É professor do MBA da Pontifícia Universidade Católica de Goiás (PUC-GO) e da Faculdade Sul-americana (FASAM). É idealizador, professor e coordenador do Master Business Health do Ensino Agir. Tem título de Comendador, pela condecoração máxima e de maior relevância concedida pelo Poder Legislativo do Estado de Goiás, destinada às pessoas que reconhecidamente prestam ou prestaram serviços relevantes à sociedade goiana. Tem várias publicações científicas internacionais, com destaque pelo seu fator de impacto: no ano de 2021, no The Beryl Institute, com o título: "Health Concierge Services: Impact on Patient Experience"; no ano de 2020, no *Journal of Hospitality and Tourism Insights*, com o Título: "Hospitality as differentiated services in Brazilian private hospitals". Foi professor-assistente da disciplina Microeconomics of Competitiveness – MOC (Harvard Business School) e coordenador executivo da linha de pesquisa de gestão das cadeias globais de valor em saúde do mestrado profissional em Administração da Universidade Alves Faria (UniAlfa) em parceria com o CBEXs. Foi controller e gerente de Projetos de Transferência de Tecnologia da HMD BIOMEDICAL INC, com sede em Twain, no IQUEGO-Laboratório Farmacêutico Oficial do Estado de Goiás. Foi diretor executivo da Amil em Goiás. Foi presidente do Instituto Brasileiro de Executivos de Finanças do Distrito Federal. Foi presidente do Comitê de Assuntos Empresariais e do Comitê de Saúde da Câmara Americana de Comércio Brasil (AMCHAM). Foi professor das disciplinas de Maturidade Estratégica em Saúde, Gestão de Projetos, Governança Corporativa, Ética e Bioética no MBA de Gestão em Saúde na FGV.

Conecte-se com o autor.

Francisco Balestrin

Médico, com residência médica em Administração em Saúde no Hospital das Clínicas, da Faculdade de Medicina da USP. São mais de 40 anos dedicados à área de saúde, tendo realizado especializações em Saúde Pública pela Faculdade de Saúde Pública da USP (FSP-USP) e em Administração Hospitalar pelo Programa de Estudos Avançados em Administração Hospitalar e de Sistemas de Saúde da FGV (PROAHSA-FGV). Título de especialista em Administração em Saúde pela Associação Médica Brasileira (AMB), MBA em Gestão de Planos de Saúde e Certificação como Conselheiro do Instituto Brasileiro de Governança Corporativa (IBGC). Atualmente, presidente do Sindicato dos Hospitais, Clínicas e Laboratórios do Estado de São Paulo (SINDHOSP) e presidente do CBEXs, além de atuar como vice-presidente executivo e diretor médico corporativo do Grupo VITA. Membro do Conselho de Administração Instituto Coalizão Saúde e diretor-adjunto do Comitê da Cadeia Produtiva da Saúde e Biotecnologia da Federação das Indústrias do Estado de São Paulo (Fiesp – ComSaúde). Foi presidente do Conselho de Administração da Associação Nacional de Hospitais Privados (ANAHP). Foi presidente da Associação Mundial de Hospitais (IHF – Internacional Hospital Federation).

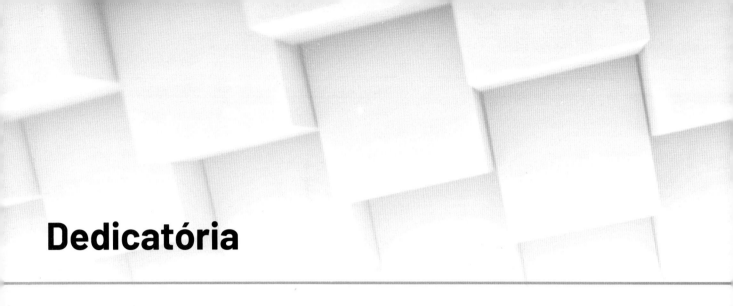

Dedicatória

Um livro para todos que lidam com a saúde, com a gestão deste setor grandioso, que precisa ser valorizado e desenvolvido, que movimenta quase 10% do PIB de nosso Brasil, e que atende, atendeu ou atenderá toda a população brasileira.

Dedicamos este livro a todos os profissionais de saúde que se entregaram para gestão da pandemia e para o cuidado na linha de frente no enfrentamento da emergência mundial da Covid-19. A vocês, ficam registrados aqui nossa reverência e agradecimentos. Aos que nos deixaram durante esta batalha, nos comprometemos, na memória de todos e de suas famílias, buscar sempre o aprimoramento da gestão e do cuidado através do ato de compartilhar experiência, aprimorando e desenvolvendo o sistema de saúde para uma entrega melhor para todos.

Agradecimentos

Deus, obrigado pelas bênçãos em nos permitir chegar até aqui, em prover esta devolução de conhecimento e experiência à sociedade.

Neste momento de agradecimentos, não poderíamos nunca deixar de reconhecer os líderes que contribuíram e colaboraram com este livro, que são profissionais que dedicam seu dia a dia para uma saúde melhor para todos os brasileiros, que se empenham com força e suor para o aprimoramento e desenvolvimento contínuo do sistema de saúde no Brasil. A vocês, essenciais para a reconstrução da saúde, nosso muito obrigado. Por meio deste livro, vocês deixam um legado para todos nós, pacientes, famílias, profissionais de saúde, e para as próximas gerações, pois só conseguimos transformar algo a partir do conhecimento, que aqui foi ricamente compartilhado.

Prefácio

A complexidade da gestão na saúde

Sempre fui aficionado pela leitura. Livros não servem "apenas" para estimular a criatividade, apurar nosso senso crítico ou melhorar a escrita. Eles são chaves para mundos ainda inexplorados ao desafiarem lugares-comuns, conexões com ideias e conceitos diferentes e divergentes e oportunidades para mudança de rota. Parafraseando Monteiro Lobato, o escritor brasileiro criador do sítio que marcou o universo infantil nacional por décadas, "um país se faz com homens e livros".

Esta obra vem recheada de motivações por trazer para discussão tema tão importante e complexo, como a gestão na saúde. Da direção de uma unidade do setor até uma visão global, ou seja, a gestão do sistema de saúde que compreende, além do usuário, todos os agentes participantes desse complexo produtivo econômico e industrial, esta obra certamente abre novas perspectivas para gestores, estudantes, agentes políticos ou simples amantes do assunto.

Saúde é um setor peculiar. Os serviços de saúde, por exemplo, têm, entre outros objetivos, a manutenção da vida, a cura, a busca de diagnósticos precisos, tratamentos muitas vezes longos, a reabilitação, o conforto do retorno ao lar ou mesmo a busca pela finitude da vida sem dor, ou com o melhor bem-estar possível. Esse círculo de cuidados mexe com o emocional e até com o espiritual das pessoas, pois envolve dor, amor, perdas, medo, emoções de familiares e amigos – além do paciente, enfim, uma gama de sentimentos que exige de gestores e profissionais não só conhecimento e capacidade técnica, mas uma boa dose de inteligência emocional para conciliar melhor a vida profissional com a pessoal.

Por transitar por todo esse caminho, o hospital é considerado uma das empresas mais difíceis para gerir. Para que a assistência médico-hospitalar funcione com padrões e protocolos de qualidade preestabelecidos, é fundamental a integração com outros setores da administração, como recepção, contabilidade, financeiro, jurídico (só para citar alguns), mais a área conhecida como *facilities* (cozinha, esterilização, farmácia, manutenção, lavanderia, faturamento, compras, entre outros). Laboratórios ou clínicas de grande porte também vivenciam essa realidade, ainda que com diferentes graus de dificuldade. Os resultados operacionais de empresas tão complexas só serão positivos, portanto, se contarem com lideranças capazes de reger times multiprofissionais, diversificados e coesos. Por isso, estilos e o papel da liderança nesse processo têm espaço garantido nesta obra.

Contudo, em um mercado em constante transformação, novos modelos de negócios e inovações que não cessam, não basta, hoje, almejar apenas resultados financeiros positivos. É preciso gerar valor ao cliente, ou usuário. A experiência do paciente dentro da organização de saúde é definida, pela *Joint Commission International*, como a maneira pela qual ele é afetado (física, emocional e psicologicamente) por sua visita ou permanência em um estabelecimento de saúde. Esses terrenos que extrapolam a assistência e namoram aspectos mais subjetivos da natureza humana exigem das empresas e profissionais condutas como respeito, dignidade, transparência, qualidade e segurança do paciente, temas aqui também retratados.

É inquestionável que saúde é algo precioso para o ser humano. Nesse sentido, ela não tem preço, porém tem custo. O valor da saúde é imensurável, mas o custo assistencial não. Essa equação de difícil desfecho enfrenta desafios que passam pelo financiamento e por modelos adequados de remuneração. A saúde movimenta por ano no Brasil, segundo dados de 2019 do Instituto Brasileiro de Geografia e Estatística (IBGE), 9,6% do Produto Interno Bruto (PIB). Em 2020, esse percentual atingiu a cifra de R$ 690 bilhões, incluindo investimentos públicos das três esferas de governo (União, Estados e Municípios), do setor privado e despesas diretas das famílias.

O sistema de saúde brasileiro, o Sistema Único de Saúde (SUS), está fundamentado nos pilares da universalização, equidade e integralidade. Em um país onde apenas 24% da população possui cobertura da saúde suplementar, por meio das operadoras de planos de saúde, era de se esperar que o investimento público fosse maior que o privado, para fazer valer os preceitos constitucionais do SUS. No entanto, não é o que ocorre. Dos 9,6% que a saúde movimenta do PIB, o setor público fica com a menor fatia: 3,8% do PIB (R$ 283,6 bilhões), contra 5,8% do setor privado e famílias (R$ 427,8 bi). Financiamento, portanto, é um tema que precisa ser abordado e revisitado com frequência.

Paralelamente, o atual modelo de remuneração vigente no setor suplementar, o *fee for service*, privilegia a produção, o volume, em detrimento da qualidade e do bom desfecho clínico. Em 2020, a receita das contraprestações pecuniárias das operadoras de planos de saúde atingiu R$ 217 bilhões (para 24% da população coberta), enquanto o orçamento do Ministério da Saúde foi de RS 187 bi para atender toda a população brasileira. Há discrepâncias nas duas pontas, obviamente, relatadas em artigo desta obra.

Os custos crescentes da saúde, somados ao avanço tecnológico, o envelhecimento populacional e a mudança no perfil epidemiológico, têm pressionado sistemas de todo o mundo – no Brasil, inclusive – a mudar a abordagem assistencial meramente curativa para outra, pautada pela promoção e prevenção. Neste livro, o papel da atenção primária, sua integração com outros níveis assistenciais e a ampliação da participação do setor privado na formulação e implantação das políticas nacionais de saúde também ganham destaque.

Essa mudança de foco assistencial ocorre em momento oportuno, pois o aumento da expectativa de vida sinaliza que maior número de pessoas está vivendo com uma ou mais doenças crônicas e isso exige, além de cuidados contínuos, uma mudança de comportamento. Viver mais é uma das maiores conquistas da humanidade e foi possível, principalmente, pela melhoria do saneamento básico, tratamento da água, educação e avanço científico, com antibióticos, vacinas e outros fármacos. É por isso que políticas públicas voltadas a esses setores, incluindo também segurança pública, moradia e crescimento econômico, impactam positivamente os indicadores de saúde.

Como tudo tem dois lados, ou mais, o aumento da expectativa de vida também traz enorme pressão sobre as contas públicas, pois, ao mesmo tempo que o mundo envelhece, as taxas de natalidade caem. Isso é um verdadeiro pesadelo para os sistemas de previdência. Segundo a ONU, há 60 anos, casais brasileiros tinham, em média, 6,3 filhos. Hoje, a média é de 1,7. A França levou 115 anos para dobrar sua população de idosos. O Brasil levará apenas 19 anos. Se os orçamentos públicos, no entanto, são impactados pelo envelhecimento, a economia da longevidade, ou economia prateada, que nada mais é do que a soma de todas as atividades econômicas produzidas por quem tem mais de 50 anos, movimentou, só nos EUA, em 2018, cerca de 40% do PIB do país, ou US$ 8,3 trilhões. Isso, naturalmente, abre enormes perspectivas de negócios e iniciativas inovadoras, entre elas, a saúde digital.

Como doença crônica não tem cura, a saúde do idoso busca a estabilização do quadro, o monitoramento e a manutenção das habilidades funcionais, que garantem a qualidade de vida. Ferramentas de inovação e conectividade podem – e devem – ser usadas para esses fins. Contudo, obviamente, a digitalização da saúde tem capacidade de ir além, com ganhos expressivos para toda a cadeia econômica e produtiva. A incorporação de tecnologias digitais pode ajudar na tomada de decisão clínica, baseando as intervenções em evidências científicas; melhorar a qualidade assistencial é peça-chave para a gestão do sistema de saúde e do cuidado integral ao paciente.

Termos e conceitos que antes circulavam apenas entre profissionais e em áreas restritas ao setor de tecnologia da informação hoje são usuais, como 5G, inteligência artificial e internet das coisas. Iniciativas recentes no País dão sinais da dimensão de inovação e transformação que a saúde digital pode proporcionar a todo o segmento. É preciso estabelecer padrões de conexão entre os múltiplos sistemas existentes hoje no Brasil para que dados possam gerar informações; informações possam medir processos administrativos e assistenciais; e essas medições possam garantir as melhores decisões para o paciente, a organização e todo o sistema de saúde.

Atuamos em um setor pujante, que nos desafia diariamente. Muitos nos observam além de nossas fronteiras. Pelas dimensões territoriais, infraestrutura, qualidade dos profissionais, universidades e uma indústria com grande potencial inovador, o Brasil tem sido, há alguns anos, destino de investimentos externos – e internos – expressivos. Para mensurar esse fenômeno, de acordo com o Sindicato dos Hospitais, Clínicas e Laboratórios do estado de São Paulo (SINDHOSP), apenas nos anos de 2019 e 2020 foram realizadas 133 operações de fusão e aquisição na área da saúde em território nacional, que movimentaram bilhões de reais.

Esta obra percorre todos os temas abordados neste prefácio. Agradeço à editora Guanabara Koogan, ao meu parceiro, autor, Christiano Quinan, e aos autores dos artigos, profissionais renomados e extremamente comprometidos, por compartilharem suas experiências e visões. Que essas linhas possam apontar novos horizontes e um futuro mais promissor para a saúde brasileira. Boa leitura!

Francisco Balestrin

Colaboradores

Ana Elisa Siqueira

Médica, com especialização em Oftalmologia. Mestre em Economia e Gestão em Saúde pela Universidade Federal de São Paulo (Unifesp), com MBA em Gestão Estratégica pelo Instituto de Ensino e Pesquisa (Insper). Especialista em Implantação de Modelos de Gestão de Qualidade pelo Canadian Accreditation Health System, formação em Governança Corporativa pela Fundação Dom Cabral e Curso Avançado para Conselheiros pelo Instituto Brasileiro de Governança Corporativa (IBGC). Vencedora do Prêmio Empreendedor do Ano da Ernest Young (categoria Emerging, 2015) e finalista do 220 Prêmio Claudia na categoria Negócios (2017). Com mais de 20 anos de experiência em liderança e gestão, considerada uma das 100 personalidades mais influentes na saúde do País pela Health Management (2013 e 2017). Atuou como presidente do Conselho da Aliança para Gestão de Saúde Populacional (ASAP) entre 2016 e 2019. Foi gerente de Projetos da IQG – Health Services Accreditation. Foi sócia-fundadora da GSC Integradora de Saúde, que foi integrada à DASA. Foi diretora-geral de Cuidados Integrados e Inovações Assistenciais na DASA. Atualmente, é acionista e Adviser na DASA e co-founder Projeto Trevo.

André Ruggiero

Graduado em Administração de Empresas, pós-graduação em Administração Hospitalar e mestrado em Saúde Coletiva. Superintendente administrativo-financeiro da Organização Nacional de Acreditação (ONA).

Antonio Valerio Netto

Atualmente, é professor afiliado no Departamento de Informática em Saúde da Escola Paulista de Medicina (EPM/Unifesp). Desde 2011, é pesquisador-bolsista do Conselho Nacional de Desenvolvimento Científico e Tecnológico (CNPq) em Desenvolvimento Tecnológico e Extensão Inovadora (DT). Pós-doutor na área de biotelemetria e telemonitoramento pelo Instituto de Ensino e Pesquisa do Hospital Sírio-Libanês. Doutor em computação e matemática computacional pela Universidade de São Paulo (USP). Especialista em informática em saúde pela Unifesp. Possui MBA em marketing pela Fundação para Pesquisa e Desenvolvimento da Administração, Contabilidade e Economia da Faculdade de Economia e Administração da Universidade de São Paulo, em Ribeirão Preto (FUNDACE – FEA-RP/USP). É técnico em informática industrial pela Escola Técnica Everardo Passos (ETEP), bacharel em ciência da computação pela Universidade Federal de São Carlos (UFSCar) e mestre em engenharia na área de simulação virtual pela USP. Em 2001, foi pesquisador visitante na School of Optometry at Indiana University (EUA). Entre 2019 e 2021, foi professor visitante em health data science e telemedicina na Escola Paulista de Medicina (Unifesp). Trabalhou cinco anos na área de PeD da Opto Eletrônica S.A. e, posteriormente, três anos como consultor de novas tecnologias da T-Systems. Em 2003, fundou a Cientistas Desenvolvimento Tecnológico, empresa focada no desenvolvimento de sistemas computacionais para as áreas de Energia e Utilities e Segurança, que, em 2009, foi considerada pelo Sebrae-SP uma das pequenas empresas mais inovadoras do estado de São Paulo. Em 2007, fundou a XBot, primeira empresa de robótica móvel do País para as áreas de educação, pesquisa e edutainment, que, em 2011, foi uma das vencedoras do prêmio nacional de empreendedorismo e, em 2012, recebeu o Prêmio MPE Brasil Estadual São Paulo de destaque em boas práticas de responsabilidade social. É avaliador *ad hoc* do CNPq, da Fundação de Amparo à Ciência e Tecnologia do Estado de Pernambuco (FACEPE), da Fundação de Amparo à Pesquisa do Estado da Bahia (FAPESB) e assessor científico do Fundo Mackenzie de Pesquisa. Possui mais de 100 publicações entre livros, capítulos de livros, revistas e congressos internacionais e nacionais nas áreas de computação e engenharia. Possui oito pedidos de patentes e seis registros de marcas. Coordenou em torno de 15 projetos tecnológicos financiados pela Financiadora de Estudos e Projetos (FINEP), pelo CNPq, pela Fundação de Amparo à Pesquisa do Estado de São Paulo (FAPESP) e empresas privadas nos últimos cinco anos. Recebeu diversos prêmios e menções honrosas, como a do Society of Automotive Engineer (SAE) Brasil 2001 - melhor artigo na categoria "Projetos" e melhor aluno do MBA em Marketing da FUNDACE, em 2006. Em 2008, foi finalista do prêmio Empreendedor de Sucesso promovido pela revista PEGN e pela Fundação Getulio Vargas (FGV). Em 2009, tornou-se professor honorário da Universidade Abierta Interamericana (Buenos Aires/

ARG). Em 2013, ganhou o Prêmio Alexandrino Garcia do Grupo Algar, na categoria Empreendedorismo, pelo trabalho realizado na área de tecnologia educacional. Em 2016, recebeu o prêmio ABSEG da Associação Brasileira de Profissionais de Segurança. Em 2019, foi vencedor do Concurso de Tecnologias Policiais (StartPol).

Bento Costa Filho

Cursou graduação (1986), mestrado (1996) e doutorado (2002) em Administração na FEA/USP. Professor, coordenador e pesquisador de mestrado profissional em Administração. Leciona em cursos de pós-graduação no programa FGV Management-Brasília, nas áreas de estratégia e marketing. Editor científico de revistas acadêmicas nacionais e internacionais, avaliador do Scientific Electronic Library Online (SciELO) e avaliador em congressos e eventos acadêmicos nacionais e internacionais da Associação Nacional de Pós-graduação em Administração (ANPAD), dos Seminários em Administração da USP (Semead/USP) e da Academia Europeia de Administração (EURAM). Desenvolve pesquisas nas áreas de adoção e difusão de inovação, marketing de serviços de saúde, marketing sustentável, gestão ambiental e estratégia.

Bruno Kunzler Roriz Pontes

Gestor do In.Lab, o laboratório de inteligência artificial do Hospital das Clínicas da Faculdade de Medicina da Universidade de São Paulo (InovaHC - HCFMUSP). É responsável pela gestão do portfólio de produtos e projetos do laboratório, onde desenvolve iniciativas para fomento ao ecossistema de inteligência artificial brasileiro em contato com as áreas de pesquisa e inovação do Hospital das Clínicas. É economista formado pela USP e membro afiliado da The Future Society. Tem como foco de atuação as temáticas de dados, inovação e políticas públicas. Nessas áreas, tem trabalhado diretamente com organizações nacionais e internacionais variadas, como Fórum Econômico Mundial, Armasuisse, Fundação Novartis, World Government Summit, Secretaria de Desenvolvimento Econômico do Estado de São Paulo e Instituto Tellus. Conduz iniciativas na área de Human Computer Interface (HCI), com foco no impacto do uso de algoritmos para tomada de decisão e no desenvolvimento responsável de inteligência artificial (IA).

Carlos Grabois Gadelha

Coordenador do Centro de Estudos Estratégicos da Fundação Oswaldo Cruz – Antônio Ivo de Carvalho (CEE/Fiocruz). Líder do Grupo de Pesquisa Desenvolvimento, Complexo Econômico-industrial e Inovação em Saúde (GIS/ENSP/Fiocruz). Foi vice-presidente de Produção e Inovação em Saúde da Fiocruz, secretário de Ciência e Tecnologia e Produtos Estratégicos do Ministério da Saúde e secretário de Desenvolvimento Industrial e Competitividade do Ministério do Desenvolvimento Industrial e Comércio Exterior. É doutor em Economia pelo Instituto de Economia da Universidade Federal do Rio de Janeiro (IE-UFRJ).

Christiano Quinan

Mestre em Administração, com ênfase em Saúde. Graduado em Direito. Pós-graduado em Direito Público, MBA em Gestão Empresarial pela FGV e Extensão Internacional pela University of California Irvine – EUA. É certificado Disney's Approach to Building a Culture of Healthcare Excellence e Disney's Approach to Creativity & Innovation. Fellow do American College of Healthcare Executives (ACHE). Fellow do Colégio Brasileiro de Executivos da Saúde (CBEXs). É sócio-fundador e CEO do Grupo The1, com destaque à The Health Experience, empresa com sede nos EUA que promove intercâmbio e imersão de executivos da saúde nos EUA, à The1 Concierge, o primeiro e único Concierge em Saúde independente no Brasil, e ao Observatório Saúde, uma plataforma de conhecimento, informação e educação em gestão na saúde. Membro independente do Conselho de Administração de Empresas. Ocupa ainda a Presidência do Chapter Goiás do CBEXs. É professor do MBA da Pontifícia Universidade Católica de Goiás (PUC-GO) e da Faculdade Sul-americana (FASAM). É idealizador, professor e coordenador do Master

Business Health do Ensino Agir. Tem título de Comendador, pela condecoração máxima e de maior relevância concedida pelo Poder Legislativo do Estado de Goiás, destinada às pessoas que reconhecidamente prestam ou prestaram serviços relevantes à sociedade goiana. Tem várias publicações científicas internacionais, com destaque pelo seu fator de impacto: no ano de 2021, no The Beryl Institute, com o título: "Health Concierge Services: Impact on Patient Experience"; no ano de 2020, no *Journal of Hospitality and Tourism Insights*, com o Título: "Hospitality as differentiated services in Brazilian private hospitals". Foi professor-assistente da disciplina Microeconomics of Competitiveness – MOC (Harvard Business School) e coordenador executivo da linha de pesquisa de gestão das cadeias globais de valor em saúde do mestrado profissional em Administração da Universidade Alves Faria (UniAlfa) em parceria com o CBEXs. Foi controller e gerente de Projetos de Transferência de Tecnologia da HMD BIOMEDICAL INC, com sede em Twain, no IQUE-GO-Laboratório Farmacêutico Oficial do Estado de Goiás. Foi diretor executivo da Amil em Goiás. Foi presidente do Instituto Brasileiro de Executivos de Finanças do Distrito Federal. Foi presidente do Comitê de Assuntos Empresariais e do Comitê de Saúde da Câmara Americana de Comércio Brasil (AMCHAM). Foi professor das disciplinas de Maturidade Estratégica em Saúde, Gestão de Projetos, Governança Corporativa, Ética e Bioética no MBA de Gestão em Saúde na FGV.

Claudia Cohn

Eleita uma das mais admiradas líderes da saúde no Brasil por 3 vezes. Atualmente, CEO da rede de diagnósticos Alta Excelência Diagnóstica, do grupo DASA, e diretora executiva na DASA, numa jornada de transformação da saúde, acumula a gestão de operações diagnósticas de laboratórios em mais de 150 hospitais no território nacional. Membro de alguns conselhos relevantes em instituições da cadeia de saúde: Conselheira de administração da Associação Brasileira de Medicina Diagnóstica (ABRAMED), Coordenadora do Conselho de Diagnóstico da Confederação Nacional de Saúde (CNSaúde), Diretora Adjunta do Comitê de Saúde (COMSAÚDE) da Federação da Indústria do Estado de SP (FIESP), membro de conselhos de administração, como o Instituto Coalizão Saúde (ICOS), Conselheira de administração também do Colégio Brasileiro de Executivos em Saúde (CBEXS), Conselheira da Federação Brasileira de Administradores Hospitalares, Conselheira no Programa Winning Women da EY e do grupo de mulheres para Startups. Conselho consultivo do Instituto Ética Saúde.

Daniel Greca

Graduado em Ciências Biológicas. Pós-graduado em Gestão de Negócios. Certificado pela Harvard em segurança e qualidade em serviços de saúde. Healthcare Leadership pela Cornell. Fellow do Colégio Brasileiro de Executivos de Saúde. É o executivo do Hospital Sírio Libanês responsável pela Unidade de Negócio Saúde Populacional. Previamente, liderou a prática de saúde na consultoria KPMG no Brasil, onde era responsável por produtos e projetos orientados a *Value Based Care*, *Patient Experience* e Redesenhos de Sistemas de Saúde. Com formação em saúde, pós-graduação em Negócios e MBA em Healthcare pela USP, trabalha no mercado de saúde há 13 anos. Iniciou sua carreira no Hospital de Clínicas do Paraná, dentro do Banco de Ossos e Imunopatologia, onde publicou alguns trabalhos científicos em revista internacional. Após trabalhar 8 anos em cargos de liderança, provendo soluções para a medicina diagnóstica, ingressou, em 2013, no ramo de consultoria para o mercado Healthcare e Life Sciences, prestando serviços no Brasil e nos EUA. Atualmente, no Hospital Sírio-Libanês, ele é membro do Comitê Executivo, Inovação e de Estratégia, além de Diretor da Unidade de Negócio de Saúde Populacional. Iniciou as divisões de Healthcare e Life Sciences em consultoria em São Paulo e Los Angeles. Responsável pela tropicalização e *Go to Market* das proposições de valor do Centro de Excelência de Healthcare da KPMG no Brasil.

Eduardo H. Paoliello Jr.

Sócio de Pinheiro Neto Advogados desde 2016. Bacharel em Direito pela Universidade Paulista, em 2002 (UNIP). Especialização em Administração pela Escola de Administração de Empresas de São Paulo (EAESP) da FGV, em 2007. *Queen Mary LLM (Master of Laws)* – Direito pela University of London, em 2009. Experiência Internacional na Davis Polk & Wardwell LLP EUA, em 2009-2010.

Evandro Tinoco Mesquita

Médico cardiologista com doutorado em cardiologia pela Universidade de São Paulo, em 1995. Atualmente, é educador médico UnitedHealth Group no Brasil, professor da Universidade Federal Fluminense (UFF) e professor titular do mestrado profissional em Administração com ênfase em Saúde da UniAlfa em parceria com o CBEXs. É presidente do Chapter Rio de Janeiro do CBEXs. Foi diretor clínico do Hospital Pró-Cardíaco por mais de 30 anos. Publicou 74 artigos em periódicos especializados e 28 trabalhos em anais de eventos. Possui 24 capítulos de livros e três livros publicados. Possui 394 itens de produção técnica. Participou de quatro eventos no exterior e 89 no Brasil. Orientou 24 dissertações de mestrado, além de ter orientado nove trabalhos de iniciação científica e dois trabalhos de conclusão de curso na área de medicina. Recebeu oito prêmios e/ou homenagens. Atua na área de medicina, com ênfase em cardiologia. Em suas atividades profissionais, interagiu com 256 colaboradores em coautorias de trabalhos científicos.

Fábio Leite Gastal

Médico, PhD, FellowISQua, ExpertISQua, diretor acadêmico da Faculdade Unimed. Superintendente de Novos Negócios Seguros Unimed, membro do Board of Directors da ISQua e presidente do Conselho e diretor-geral da Organização Nacional de Acreditação (ONA).

Francisco Balestrin

Médico, com residência médica em Administração em Saúde no Hospital das Clínicas, da Faculdade de Medicina da USP. São mais de 40 anos dedicados à área de saúde, tendo realizado especializações em Saúde Pública pela Faculdade de Saúde Pública da USP (FSP-USP) e em Administração Hospitalar pelo Programa de Estudos Avançados em Administração Hospitalar e de Sistemas de Saúde da FGV (PROAH-SA-FGV). Título de especialista em Administração em Saúde pela Associação Médica Brasileira (AMB), MBA em Gestão de Planos de Saúde e Certificação como Conselheiro do Instituto Brasileiro de Governança Corporativa (IBGC). Atualmente, presidente do Sindicato dos Hospitais, Clínicas e Laboratórios do Estado de São Paulo (SINDHOSP) e presidente do CBEXs, além de atuar como vice-presidente executivo e diretor médico corporativo do Grupo VITA. Membro do Conselho de Administração Instituto Coalizão Saúde e diretor-adjunto do Comitê da Cadeia Produtiva da Saúde e Biotecnologia da Federação das Indústrias do Estado de São Paulo (Fiesp – ComSaúde). Foi presidente do Conselho de Administração da Associação Nacional de Hospitais Privados (ANAHP). Foi presidente da Associação Mundial de Hospitais (IHF – Internacional Hospital Federation).

Gilvane Lolato

Graduada em Administração de Empresas, MBA Gestão em Saúde, Controle de Infecção e especialista em Qualidade e Segurança do Paciente. Mestranda em Gestão e Metodologias da Qualidade e Segurança da Atenção em Saúde. Coordenadora de cursos de curta duração, MBA e pós-graduação com foco em Qualidade, Segurança do Paciente e Acreditação. Membro da Sociedade Brasileira para a Qualidade do Cuidado e Segurança do Paciente (SOBRASP). FellowISQua. Gerente de Operacional (ONA).

Giovanni Guido Cerri

Médico formado pela Faculdade de Medicina da USP (FMUSP), em 1976. Fez doutorado e livre-do-

cência na mesma Instituição. Presidiu a Sociedade Paulista de Radiologia, o Colégio Brasileiro de Radiologia e o World Federation of Ultrasound in Medicine and Biology. Foi diretor científico da Associação Médica Brasileira, presidente do Conselho e diretor-geral do Instituto do Câncer do Estado de São Paulo (ICESP) e presidiu os Conselhos do Hospital das Clínicas da FMUSP e da Fundação Faculdade de Medicina. Também atuou como diretor da FMUSP por dois mandatos. É professor titular de Radiologia da FMUSP, presidente dos Conselhos dos Institutos de Radiologia (InRad) e de Inovação (InovaHC), do HCFMUSP. Membro titular e da diretoria da Academia Nacional de Medicina e da Academia Paulista de Medicina. É também presidente do Instituto Coalizão Saúde e membro do Fórum Nacional de Saúde do Conselho Nacional de Justiça (CNJ). Participou de Conselhos de diversas outras entidades, entre elas: Agência Nacional de Vigilância Sanitária (Anvisa), Associação Brasileira da Indústria de Alta Tecnologia de Produtos para a Saúde (Abimed), Fundação de Amparo à Pesquisa do Estado de São Paulo (FAPESP), Hospital Sírio-Libanês, DASA e da Fundação Zerbini. Foi secretário da Saúde do Estado de São Paulo de 2011 a 2013.

Helidea Lima

Médica, mestre em Gestão de Serviços de Saúde pelo Instituto Universitário Lisboa e especialista em Melhoria pelo Institute for Healthcare Improvement (IHI). Professora convidada do MBA Executivo em Gestão de Saúde na FGV. Membro da Câmara Técnica de Segurança do Paciente do Conselho Federal de Medicina (CFM). Membro do Conselho Consultivo do Instituto Brasileiro de Valor em Saúde (IBRAVS). Diretora de Qualidade Assistencial da Rede D'Or São Luiz.

Jeane Tsutsui

No Grupo Fleury desde 2001, é atualmente a CEO. Também é membro do Programa de pós-graduação em Cardiologia do Instituto do Coração da Faculdade de Medicina da Universidade de São Paulo e vice--presidente da Comissão de Saúde da AMCHAM. No

Fleury, foi Diretora Executiva de Desenvolvimento de Negócios (2018-2021), Diretora Executiva Médica e Técnica (2012-2017) e líder de P&D e Planejamento Estratégico de Especialidades Médicas (2007-2012). Formada em Medicina pela Faculdade de Medicina de Ribeirão Preto da Universidade de São Paulo (USP), com residência médica em Clínica Médica e Cardiologia no Hospital Universitário da Faculdade de Medicina da Universidade de São Paulo. Doutora em Cardiologia pela Faculdade de Medicina da Universidade de São Paulo, realizou estágio de pós-doutorado na Universidade de Nebraska (EUA) e obteve o título de Livre-Docente de Medicina na Universidade de São Paulo, em 2007. Em 2008, concluiu MBA em Conhecimento, Inovação e Tecnologia pela FIA/USP. Realizou o Program for Leadership Development na Harvard Business School (2016-2017), Finance for Executives na Wharton Business School (2018), Advanced Management Program na Sloan School of Management – MIT (2019) e Merger and Acquisitions na Wharton Business School (2020).

José Henrique Germann

Médico formado pela USP, com residência em Administração Hospitalar e Saúde, mestrado em Administração Hospitalar e Saúde, doutorado em Administração Hospitalar pela FSP-USP (Alianças Estratégicas em Saúde – Grupo de Compras, 2000). Possui MBA pelo Insead (Business School for the World), em 2005. Atuou como diretor superintendente do Instituto Israelita de Consultoria e Gestão do Hospital Albert Einstein, acumulou também o cargo de diretor-superintendente do Hospital Albert Einstein. Exerceu o cargo de diretor-adjunto do Hospital Sírio Libanês e o cargo de supervisor do programa de residência médica com ênfase em Administração Hospitalar da Sociedade Beneficente Israelita Brasileira Hospital Albert Einstein. Em janeiro de 2019, assumiu a Secretaria de Estado da Saúde de São Paulo e, no cargo, implantou em todo o Estado programas como o "Corujão da Saúde", além de inovações digitais e de tecnologias, como o aplicativo "Hora Marcada" e o programa de teleconsultoria a distância "Multissaúde". É professor titular do mestrado profissional em Administração com ênfase em Saúde da UniAlfa em parceria com o Colégio Brasileiro de Executivos em Saúde (CBEXs).

Leandro Pinheiro Safatle

Pesquisador do Centro de Estudos Estratégicos da Fiocruz Antônio Ivo de Carvalho (CEE/Fiocruz). É especialista em políticas públicas e gestão governamental do Governo Federal e membro do Grupo de Pesquisa sobre Desenvolvimento, Complexo Econômico-industrial e Inovação em Saúde (GIS/ENSP/Fiocruz). Foi secretário-executivo da Câmara de Regulação do Mercado de Medicamentos. É economista pela Universidade de Brasília (UnB) e mestrando em Saúde Coletiva pela mesma instituição.

Leandro Reis Tavares

Médico, com especialização em cardiologia pela UFF. Mestre pela UFF e doutor pela USP em medicina. MBA Executivo pela Fundação Dom Cabral. Vice-presidente Médico e de Serviços externos da Rede D'Or São Luiz.

Marcelo de Maria Felix

Médico neurorradiologista com 12 anos de atuação executiva em tecnologia da informação e inovação no segmento da saúde, tem liderado a estratégia digital, de TI e de inteligência de dados em empresas como o Hospital Israelita Albert Einstein, o HCFMUSP e a Sociedade Paulista de Radiologia. Atualmente, lidera a iniciativa de inteligência de dados do complexo HCFMUSP e InovaHC. É gestor do módulo de Tendências em Saúde do MBA executivo do Hospital Albert Einstein, criador e coordenador do curso de Certificação em Transformação Digital do Albert Einstein e sócio-fundador da Boss Health – engajamento em saúde. Oferece assessoria na nacionalização de produtos de tecnologia para empresas internacionais e consultoria em engajamento de médicos e pacientes, pela Boss Health. Formado pela FMUSP, com graduação prévia em Física pela Universidade Estadual de Campinas (Unicamp), com pós-graduação em IA pela USP e Executive MBA pela fundação DOM Cabral.

Marcio Biczyk Amaral

De 1984 a 1986, estudou no curso de Processamento de Dados e Tecnologia da Informação em TI da Universidade Estadual Paulista (UNESP). Em 1982, ingressa na FMUSP. Graduou-se como médico em 1988. Foi bolsista da disciplina de Informática Médica (DIM/FMUSP) em 1989-1990. Em 1992, recebe uma bolsa do Ministério da Ciência e Tecnologia do Brasil, CNPq, para estudar como bolsista de doutorado. Trabalhou no Japão na área de Inteligência Artificial, Linguística Computacional, Sistemas de Informação, grandes Bancos de Dados. Concluiu o Doutorado (PhD) em 1995. De 1995 a 1999, foi gerente e consultor de Sistemas de Informação. Trabalhou em projetos para Hewlett Packard (HP), Schering Plough Indústrias Farmacêuticas, Hospital Albert Einstein SP, entre outros. Em 1999-2000, trabalhou com o tema "Web Semântica" como Post-Doctoral Research Fellow em Engenharia de Computação, no Departamento de Ciência da Computação, Faculdade de Engenharia, Universidade de Manchester, Inglaterra, Reino Unido. A partir de 2000, trabalhou no Hospital da HCFMUSP, em diferentes funções: diretor de arquivo médico e estatística (2000-2003), diretor da seção de saúde privada da diretoria executiva (2001-2002), diretor-executivo suplente do Instituto Central (2001-2003), diretor do departamento de TI NETi (2003-2011). Em 2006, recebeu o "Prêmio Profissional de TI do Ano" da Informatica Today Publications. Eleito, em um contexto nacional, pela PWC Price WaterHouse Coopers, como o "Líder de TI de Tecnologia da Informação" do ano 2007. Presidente do SAIP, Instituto Central do Comitê de Informações e Registros de Pacientes (2000-2010). Vice-presidente do Diretório Clínico da Comissão de Informação (2005-2010). Em 2005, morou na Filadélfia, EUA, trabalhando com desenvolvimento de *software*, aplicações de tecnologia para comunicação social, incluindo internet e websites. Em 2008, ingressa na Faculdade de Direito. Em 2012, graduou-se como bacharel em Ciências Jurídicas, pela Faculdade Autônoma de Direito de São Paulo (Fadisp). Atuou como assistente técnico no Gabinete da Secretaria de Estado da Saúde do Governo de São Paulo, onde foi diretor do Departamento de Tecnologia da Informação (2011-2018). De 2006 a 2018, foi professor-adjunto do Departamento de Informática em Saúde da Unifesp. Trabalhou na AS Superitendence, Administração HCFMUSP, 2019. Trabalha no In.Lab iNOVA, InRad Institute of Radiology, HCFMUSP, desde maio de 2020. Ministrou cursos de graduação e pós-graduação, ou palestras específicas, na USP, Unifesp, Unicamp, entre outras universidades. Possui 10 artigos científicos indexados publicados em periódicos, cinco capítulos em livros e dois livros. Tem cerca de 70 publicações e/ou apresentações em congressos, conferências e seminários, nacionais e internacionais.

Marco Antonio Bego

Diretor-executivo do Instituto de Radiologia do HCFMUSP. Diretor de Inovação (InovaHC). É mestre em Otimização e Automação de Processos pela Escola Politécnica da Universidade de São Paulo (POLI-USP). Graduado em Engenharia Elétrica. Realizou o desenho e a implantação do In.Lab do HC-SP, o projeto e a implantação do Centro de Inovação do HC – Inova HC, desenhou e implementou um Modelo Inovador de Gestão da Cadeia de Abastecimento Corporativo e Compras em um Setor Público.

Maria Stella Gregori

Mestre em Direito das Relações Sociais e graduada em Direito pela PUC-SP. Professora-assistente mestre de Direito do Consumidor, nos cursos de graduação e especialização da mesma universidade. Leciona em diversas instituições de ensino superior e de pós-graduação. Diretora do Instituto Brasileiro de Política e Direito do Consumidor (Brasilcon). Foi diretora da Agência Nacional de Saúde Suplementar (ANS) e do Hospital Samaritano, em São Paulo, assistente de direção da Fundação de Proteção e Defesa do Consumidor (PROCON – SP), secretária executiva da Comissão Teotônio Vilela de Direitos Humanos e pesquisadora do Núcleo de Estudos da Violência da Universidade de São Paulo. Palestrante em diversos congressos e simpósios de temas de Direito do Consumidor, Direito Regulatório, Saúde Suplementar e Direitos Humanos. Advogada. Sócia-fundadora de Gregori Sociedade de Advogados.

Marisa Riscalla Madi

Médica com especialização em Administração Hospitalar e de Sistemas de Saúde pelo HCFMUSP e pela Escola de Administração de Empresas da FGV (1997). Mestre em Saúde Coletiva pela Unesp (2005) e doutora pela FMUSP. Foi diretora do PROAHSA e do Centro de Atenção ao Colaborador do HCFMUSP (CeAC). Atualmente, é diretora executiva do Instituto do Coração do HCFMUSP.

Martha Oliveira

Médica especialista em Saúde Suplementar. Mestre em Saúde Pública e Epidemiologia pela Universidade Federal do Rio de Janeiro (UFRJ). Doutora em envelhecimento pela Universidade Estadual do Rio de Janeiro (UERJ). Ao longo de uma carreira de quase 20 anos na saúde, 12 deles foram vivenciados na ANS, onde foi especialista em regulação, diretora de desenvolvimento setorial e presidente substituta. Atuou ainda como diretora-executiva da ANAHP e como diretora de Inovação e Negócios Estratégicos da Qualirede. Atualmente, é CEO da Laços Saúde.

Péricles Góes da Cruz

Médico, pós-graduado em Administração Hospitalar e em Gerência Hospitalar. Um dos Fundadores da ONA. Coautor da primeira edição do *Manual Brasileiro de Acreditação Hospitalar*, em 1998, e dos demais *Manuais de Acreditação* desenvolvidos na ONA até os dias atuais. Atualmente, é o superintendente técnico da ONA.

Renato Peixoto Veras

Médico, professor titular UERJ. Diretor da Universidade Aberta da Terceira Idade (UnATI/UERJ). Formado pela UFRJ. Entre os anos de 1976 e 1978, fez residência médica e especialização. Concluiu o mestrado, em 1982, no Instituto de Medicina Social da UERJ. Na Inglaterra, em 1984, concluiu seu segundo mestrado em Saúde Coletiva (Community Medicine), na London School of Hygiene and Tropical Medicine (LSHTM). Concluiu o doutorado (PhD) no Guys Hospital da Universidade de Londres, em 1992. Sua área de pesquisa é "Epidemiologia e Doenças Crônicas na Terceira Idade" e "Modelos de Cuidado para o Idoso", na qual tem vários artigos publicados nas principais revistas científicas e capítulos em livros. É consultor de algumas agências e órgãos nacionais e internacionais. Nos últimos anos, tem se dedicado à criação de modelos preventivos e de cuidado integral para o grupo etário dos idosos. Atualmente, é o diretor da UnATI/UERJ, professor da pós-graduação na UERJ, editor da *Revista Brasileira de Geriatria e Gerontologia* (membro do SciELO), consultor da Organização Panamericana da Saúde (OPAS/ANS) para a produção de estudos e documentos relativos à criação de programas de promoção e prevenção em saúde, participa como coordenador do grupo de pesquisa Envelhecimento e Saúde UnATI-UERJ. Publicou mais de 100 artigos em periódicos especializados, inúmeros trabalhos em anais de congressos, além de prefácio de livros, jornais de notícias, entre outros. Possui mais de 30 capítulos de livros e em torno de 20 livros publicados/organizados. Possui centenas de itens de produção técnica. Participou de inúmeros eventos no exterior e no Brasil. Orientou dissertações de mestrado, teses de doutorado e monografias de conclusão de curso de especialização. Recebeu prêmios e/ou homenagens. Atualmente, coordena alguns projetos de pesquisa. Atua nas áreas de Saúde Coletiva e Gerontologia. Em suas atividades profissionais, interagiu com muitos colaboradores em coautorias de trabalhos científicos.

Ricardo Coelho

Sócio de Pinheiro Neto Advogados desde 1996. Bacharel em Direito pela Faculdade de Direito Candido Mendes no Rio de Janeiro (1988). Experiência Internacional na Simpson, Thacher & Bartlett – Nova Iorque – 1995/1996. Presidente do Conselho do Instituto Brasileiro de Executivos em Finanças (IBEF). Conselheiro Nato e Ex-Presidente da Câmara Portuguesa de Comércio e Indústria do Rio de Janeiro. Diretor Executivo da Associação dos Amigos do Jardim Botânico (AAJB). Conselheiro da Associação Luis de Camões, do Real Gabinete Português de Leitura e do Liceu Literário Português. Membro do

Comitê de Desenvolvimento da PUC/RJ. Comendador da Ordem do Mérito da República Portuguesa. Áreas de Atuação no Direito: Empresarial, Project Finance, Fusões e Aquisições (M&A), Direito Bancário e Direito Internacional.

Sidney Klajner

Presidente da Sociedade Beneficente Israelita Brasileira Albert Einstein. Médico, mestre em Cirurgia do Aparelho Digestivo pela Faculdade de Medicina da Universidade de São Paulo. Residência em cirurgia geral e cirurgia do aparelho digestivo pelo Hospital das Clínicas da Faculdade de Medicina da USP. Médico Preceptor da disciplina de Cirurgia do Aparelho Digestivo do HC-FMUSP, responsável pela graduação e pela formação dos residentes. Fellow pelo American College of Surgeons, qualificado em Art and Science of Surgery, 2006. Autor de inúmeros trabalhos em cirurgia digestiva publicados em revistas internacionais e coautor de vários livros. Titular da Sociedade Paulista de Videocirurgia (SOCIPAV) e da Sociedade Brasileira de Cirurgia Laparoscópica (SOBRACIL), desde 1999. Titular do Colégio Brasileiro de Cirurgia Digestiva, desde 2000. Titular do Colégio Brasileiro de Cirurgiões, desde 2001. Membro Cirurgião Associado da Sociedade Brasileira de Cirurgia Bariátrica e Metabólica, desde 2017. Vice-presidente da Sociedade Beneficente Israelita Brasileira Albert Einstein – Chairman do Comitê da Qualidade e Assistência no período de 2011 a 2017. Membro convidado do Conselho de Administração do Instituto Coalização Saúde, desde 2016. Membro do Conselho Consultivo da Confederação Israelita do Brasil (CONIB), desde maio de 2018. Membro do Conselho Consultivo da Fundação Faculdade de Medicina – FMUSP, no período de 2018 a 2022. Membro do Conselho Consultivo da Janssen Brasil, desde 2018. Executivo mais influente da Saúde, na opinião dos jornalistas do Setor, da revista Healthcare Management do Grupo Mídia, 2018. Linkedin Top Voice Saúde 2020.

Thiago Inocêncio Constancio

Médico pela UFF Doutor em Ciências, Políticas Públicas, Estratégias e Desenvolvimento pelo Instituto de Economia da Universidade Federal do Rio de Janeiro (IE/UFRJ) em parceria com o Centro de Desenvolvimento Tecnológico em Saúde (CDTS) da Fiocruz. Mestre em Saúde Coletiva pelo Instituto de Saúde Coletiva (ISC) da UFF. Especialista em Gestão de Organizações de Ciência & Tecnologia em Saúde pela Fiocruz. Residência médica em Medicina Preventiva e Social e em Administração em Saúde pelo ISC/HUAP/UFF. Experiência internacional no Programa de Healthcare Management da Universidade de Tubingen (Alemanha) e em Clinical Economics na Universidade de Ulm (Alemanha). Liderou missões e programas de cooperação técnico-científica para a Alemanha, Irlanda e Portugal. Atua na área de estratégia do Instituto Fernandes Figueiras da Fiocruz (IFF/Fiocruz) nos temas: ensino a distância, transformação digital e saúde digital. Assessor pedagógico para a área de Educação do IFF/Fiocruz. Diretor do Medportal – Educação Corporativa em Saúde. Coordenador-geral do Programa de Certificação em Healthcare E-Leadership CBEXs Medportal.

Tiago Eler Silva

Membro da Equipe de Pinheiro Neto Advogados desde 2015. Bacharel em Direito pela Universidade Federal de Minas Gerais, em 2010 (UFMG). *LLM (Master of Laws)* em Direito pela London School of Economics and Political Science, em 2010. Experiência Internacional na Willkie Farr & Gallagher LLP EUA, em 2019-2020.

Vagner Lacerda

Graduado em Administração de Empresas pela Associação de Ensino Unificado do Distrito Federal, em 1994. Pós-graduado pelo Instituto Brasileiro de Mercado de Capitais (IBMEC), em 1997. Mestre em Economia de Empresas pela Universidade Católica de Brasília (UCB), em 2010. Certificação profissional AMBIMA CPA-20, em 2016, Certificação de Dirigentes, Conselheiro pelo Instituto de Certificação de Profissionais de Seguridade (ICSS), em

2016. Doutor em Gerontologia pela UCB, em 2021. Foi diretor-executivo e conselheiro na Fundação Banco do Brasil (FBB), diretor administrativo e financeiro da BB Previdência, conselheiro fiscal da Previ, conselheiro deliberativo da CASSI, presidente do Conselho Deliberativo do Economus, conselheiro fiscal da Associação Brasileira das Entidades de Previdência Privada (ABRAPP) e conselheiro fiscal do Sindicato Nacional das Entidades de Previdência Privada (SINDAPP). Foi professor de pós-graduação na Faculdade de Tecnologia da Confederação Nacional da Agricultura. Atuou como executivo em diversas áreas no BB, como Gestão de Riscos, Microfinanças, Gestão Previdenciária (Estados e Municípios) e atendimento ao Governo. Atualmente, é vice-presidente do Conselho Diretor Nacional do Instituto Brasileiro de Executivos de Finanças (IBEF), conselheiro consultivo do IBEF-DF, diretor da ADCE-DF e embaixador do Aging 2.0 Brasília/DF.

Conteúdo online

Este livro conta com vídeos de entrevistas realizadas com conceituados profissionais da Gestão em Saúde, sobre os seguintes temas:

- Diversidade e ESG para o desenvolvimento das empresas de saúde no Brasil
- O futuro dos hospitais
- Gestão de saúde populacional na prática
- Gestão compartilhada pública e privada. Sonho, possibilidade ou necessidade?
- Ecossistema da Saúde.

O acesso ao conteúdo online é gratuito. Basta que o leitor se cadastre e faça seu *login* em nosso *site* (www.grupogen.com.br), clique no menu superior do lado direito e, após, em Ambiente de aprendizagem. Em seguida, clique no menu retrátil (≡) e insira o código (PIN) de acesso localizado na segunda orelha deste livro.

O acesso ao conteúdo online fica disponível até seis meses após a edição do livro ser retirada do mercado.

Caso haja alguma mudança no sistema ou dificuldade de acesso, entre em contato conosco (gendigital@grupogen.com.br).

Sumário

Capítulo 1
Atendimento Primário à Saúde e Medicina da Família, *1*
Ana Elisa Siqueira

Capítulo 2
Iniciativas e Boas Práticas de Transição de Cuidados em Diferentes Níveis Assistenciais, *15*
Marisa Riscalla Madi

Capítulo 3
Complexo Econômico-Industrial da Saúde e os Desafios da Gestão das Políticas de Desenvolvimento do Setor de Saúde no País, *33*
Carlos Grabois Gadelha • Leandro Pinheiro Safatle

Capítulo 4
Financiamento da Saúde, *47*
Maria Stella Gregori

Capítulo 5
Modelos de Remuneração, *61*
Martha Oliveira

Capítulo 6
Desafios da Qualidade na Prestação de Serviços de Saúde, *71*
Fábio Leite Gastal • André Ruggiero
Gilvane Lolato • Péricles Góes da Cruz

Capítulo 7
Experiência do Paciente, *87*
Leandro Reis Tavares • Helidea Lima

Capítulo 8
Modelo Assistencial Contemporâneo para Idosos: Impactos e Soluções, *101*
Renato Peixoto Veras

Capítulo 9
A Economia da Longevidade e as Oportunidades na Saúde, *115*
Vagner Lacerda

Capítulo 10
Marketing em Saúde: Evolução e Diferenciação de Serviços, *129*
Christiano Quinan • Bento Alves Costa Filho

Capítulo 11
Liderança e Saúde, *141*
Evandro Tinoco Mesquita • Thiago Inocêncio Constancio

Capítulo 12
Tecnologia, Sistemas de Informação e Inovações Disruptivas, *151*
Giovanni Guido Cerri • Marco Antonio Bego
Antonio Valerio Netto • Marcio Biczyk Amaral
Bruno Kunzler Roriz Pontes

Capítulo 13
Fusões e Aquisições no Mercado de Saúde Brasileiro, *165*
Ricardo Coelho • Eduardo H. Paoliello Jr.
Tiago Eler Silva

Posfácio, *173*
Christiano Quinan

Índice alfabético, *179*

Conteúdo online

 Diversidade e ESG para o desenvolvimento das empresas de saúde no Brasil
Jeane Tsutsui

 O futuro dos hospitais
Sidney Klajner

 Gestão de saúde populacional na prática
Daniel Greca

 Gestão compartilhada pública e privada. Sonho, possibilidade ou necessidade?
José Henrique Germann

 Ecossistema da Saúde
Claudia Cohn

Capítulo 1

Atendimento Primário à Saúde e Medicina da Família

Ana Elisa Siqueira

"E parte da cura o desejo de ser curado." (Seneca)

"A cidadania não é atitude passiva, mas ação permanente, em favor da comunidade." (Tancredo Neves)

- SUS, coordenação do cuidado e integração entre os setores público e privado 3
- O volume e a eficiência na aplicação de recursos públicos para a saúde 5
- Ampliação da participação do setor privado na formulação e implantação das Políticas Nacionais de Saúde 7
- Um modelo assistencial integrado com foco no paciente e na continuidade dos cuidados 10
- Referências bibliográficas 13

SUS, coordenação do cuidado e integração entre os setores público e privado

A complementaridade público-privada que caracteriza o modelo institucional do sistema de saúde brasileiro é inexorável a todos os sistemas de saúde, pois, aparentemente, nenhum deles é capaz de oferecer todo e qualquer procedimento ou serviço diante das diferentes políticas públicas institucionais.

Segundo Oliveira e Kornis (2017), temos no País um "sistema de saúde duplicado", em que os arranjos entre o público e o privado coexistem no provimento, no financiamento, na demanda e na utilização dos serviços de saúde.

As desigualdades observadas na oferta e no consumo dos serviços entre sistemas público e privado permitem afirmar a existência de espaço para a ampliação da oferta dos serviços de forma privada que, em contrapartida, são deficitários e mal avaliados. Precisamos pensar na gestão de sistemas de saúde integrados e sinérgicos com a incorporação de contratos com provedores de saúde em busca de melhor aproveitamento dos recursos e do acesso.

No Brasil, o setor privado da saúde antecede historicamente a constituição do SUS, que existe há mais de 70 anos. Inicialmente, a assistência médica foi incorporada como benefício a grupos de trabalhadores brasileiros a partir da década de 1930, com a criação das Caixas de Aposentadorias e Pensões (CAPs) e dos Institutos de Aposentadorias e Pensões (IAPs).

Neste contexto histórico, o ideário de um novo modelo assistencial surgiu sob forte influência da experiência de outros sistemas públicos universais, principalmente da Europa Ocidental, como a Conferência Internacional sobre Atenção Primária à Saúde (APS), realizada em Alma-Ata no ano de 1978, representando um marco histórico mundial.

Diante disso, foi criada uma declaração que afirma a responsabilidade dos governos sobre a saúde de seus povos por meio de medidas sanitárias e sociais, apontando para a necessidade de sistemas de saúde universais. Esses fundamentos encontraram um solo fértil nos anseios de democracia, participação popular e direitos sociais, que mobilizaram o Brasil na década de 1980.

Nesse período, iniciou-se o movimento da Reforma Sanitária do setor de saúde no Brasil, culminando com a promulgação da Lei Orgânica da Saúde n. 8.080, de 1990, que cria o Sistema Único de Saúde (SUS), configurando um marco na história da saúde pública brasileira, orientado por um conjunto de princípios e diretrizes norteadoras para seu funcionamento. Entre eles, destacam-se o acesso universal, a atenção integral, a descentralização administrativa, a corresponsabilização e o controle social.

Essa mesma lei estabelece que o SUS pode celebrar convênios ou contratos de direito público com a iniciativa privada, a fim de garantir a cobertura assistencial à população de determinada área, quando as disponibilidades do SUS são consideradas insuficientes.

Em razão disso, sabe-se que, durante a década de 1990, o mercado de planos privados de assistência à saúde no Brasil expandiu-se em um contexto de dificuldades de acesso, problemas de infraestrutura e de baixa regulação institucional, o que levou à aprovação da Lei n. 9.656/1998, que dispõe sobre regras dos planos e seguros privados de assistência à saúde e, posteriormente, da Lei n. 9.961/2000, criando uma agência reguladora, a Agência Nacional de Saúde Suplementar (ANS).

Em linhas gerais, a regulação da atenção à saúde tem como principais funções a definição de normas, o monitoramento, a fiscalização, o controle e a avaliação dos serviços de saúde e está direcionada aos prestadores de serviços de saúde públicos e privados, de modo que possa propiciar eficiência econômica. Deve atuar como ferramenta promotora de equidade, de acessibilidade e de integralidade aos serviços de saúde, permitindo ajustar a oferta assistencial disponível às necessidades imediatas do cidadão, de forma equânime, ordenada, oportuna e racional, pautada pelos princípios norteadores do SUS (VILARINS *et al.*, 2012).

A realidade mostra que, atualmente, embora exista uma jornada bem delimitada do usuário no sistema público de saúde, de acordo com as necessidades de saúde do indivíduo, este será regulado e inserido nos princípios e nas diretrizes da organização do SUS, muito embora, às vezes, por barreiras de acesso, ele acabe migrando para outro local de atendimento à saúde, ou seja, existe jornada definida, mas nem sempre é executada com sucesso.

No serviço privado acontece de maneira diferente, já que o paciente desconhece a porta de entrada do sistema ou, quando conhece, na maioria das vezes busca por serviços especializados e/ou de apoio diagnóstico terapêutico, pois está culturalmente alicerçado em um modelo de cuidado e atenção à saúde focado no evento agudo, fragmentado, não integrado, de hiperutilização dos serviços e sem uma construção conjunta.

Paralelamente, surgem iniciativas coordenadas pela ANS, como a Resolução Normativa n. 94, do ano de 2005, e a divulgação do Projeto de Atenção Primária à Saúde em abril de 2018, ambas com o intuito de estimular e fortalecer essa transformação do modelo de atenção à saúde, no setor privado, com a implantação de ações de promoção da saúde e prevenção de riscos e doenças para seus beneficiários, por meio das operadoras de saúde.

No setor privado, tem-se observado, nos últimos anos, que a Atenção Primária à Saúde (APS) vem ocupando lugar de destaque na agenda do modelo de atenção à saúde como estratégia abrangente, representando mudanças na lógica da organização assistencial, até então estruturada de forma fragmentada. Estamos caminhando de um modelo de assistência médica especializada, com abordagem curativista nas doenças agudizadas, ou agudizações de condições crônicas, para uma lógica de práticas de saúde preventiva e de promoção da saúde.

Outro motivo que contribuiu fortemente para a mudança do modelo de atenção à saúde foi originado pelos custos crescentes da atenção, decorrentes do envelhecimento populacional, da fragmentação e do avanço de tecnologias, configurando uma convergência de interesses sobre os princípios da APS (acesso, longitudinalidade, integralidade e coordenação) e seu papel dentro dos sistemas de saúde.

A Reforma Sanitária, orientada pelos princípios da APS, representou um grande desafio por pro-porcionar rupturas de um modelo influenciado pela prática médica hegemônica, assentada na assistência ao indivíduo doente, para a construção de uma nova prática focada no cuidado integral e contínuo.

De acordo com Starfield (2004), a APS representa, ainda, a entrada no sistema de saúde, que forma a base e endereça o trabalho de todos os outros níveis desse sistema. É a atenção que organiza e racionaliza o uso dos recursos, básicos ou especializados, focando o usuário no centro do cuidado e incrementando os resultados assistenciais.

Apesar dos inegáveis avanços no SUS, com mais de três décadas de existência, este também enfrenta grandes desafios. Enquanto as diretrizes na APS, no sistema público de saúde, alinham-se com os princípios do sistema de saúde, com a função de acesso para iniciar a jornada do cuidado, ainda é frágil o acesso aos demais níveis de atenção. Como consequência, há baixa resolutividade e capacidade de integração entre todos os serviços.

Dados mais recentes da pesquisa Assistência Médico-sanitária do Instituto Brasileiro de Geografia e Estatística (IBGE) mostram que, apesar de o sistema público ser responsável pelo atendimento exclusivo de mais de 70% da população, apenas uma pequena parcela de equipamentos de Serviço de Apoio Diagnóstico Terapêutico, importantes para a assistência à saúde populacional, está disponível para os pacientes do SUS (IPEA, 2016).

Pode-se afirmar que a promoção da equidade em saúde é fundamental ao desenvolvimento sustentável e à melhor qualidade de vida, mas as dificuldades de acesso aos cuidados de saúde são recorrentes e ainda há muito a ser feito para melhorá-lo. Encontramos dificuldades associadas à oferta e à demanda, sobretudo à atenção ambulatorial – consultas com especialistas, assistência hospitalar e serviços de apoio diagnóstico e terapêutico, por exemplo, são áreas em que ainda há importantes barreiras de acesso no SUS, com coexistência de cobertura dos mesmos serviços pelos planos e seguros privados.

Outra importante fragilidade tem sido a insuficiência e má gestão de recursos financeiros para desenvolver um sistema universal complexo e abrangente. Ainda que o SUS seja de acesso universal e de atendimento integral, o Brasil é um dos países com menor gasto público, como proporção do produto interno bruto (PIB) e *per capita*, comparativamente aos demais países da América Latina, aos países de renda média alta e aos países da Organização para a Cooperação e Desenvolvimento Econômico (OPAS, 2018).

Quando falamos de financiamento do sistema de saúde no Brasil, explicamos a sua escassez por diferentes fatores. Primeiro, é preciso ressaltar que os recursos destinados à saúde no Brasil, embora não ideais, não diferem de países que lograram obter melhor assistência à população do que aquela que hoje, em média, é fornecida aos brasileiros. Nos últimos anos, o financiamento à saúde no Brasil vem oscilando ao redor de 8% do PIB. Em termos comparativos, países que oferecem acesso universal à saúde de boa qualidade despendem recursos pouco superiores aos do Brasil, como o Canadá (10,4% do PIB) e o Reino Unido (9,9% do PIB). Uma leitura simples pode indicar ineficiência dos gastos, e não um problema de subfinanciamento no caso brasileiro (SALDIVA, 2018).

O financiamento deve ser majoritariamente público e o serviço pode ser majoritariamente privado, desde que regulado por meio, principalmente, da compra de grande quantidade de serviços e da adequada contratualização (por via de regra, nos países nos quais o sistema de saúde foi bem-sucedido, este foi o caminho), por exemplo, a rede de serviços de atenção primária à saúde (consultórios) pertencente aos próprios médicos, que fazem contratos direto com o governo (GUSSO, 2015).

Ainda que exista um movimento de reconfiguração da lógica da jornada do paciente na saúde suplementar, o caminho a ser percorrido é desafiador, já que, na prática, persiste uma trajetória histórica de iniquidades no acesso, cuidado focado no agravo e pouca articulação entre os demais níveis assistenciais de saúde.

Investimentos financeiros e fontes de financiamento que garantam possibilidades de parcerias com provedores de saúde são fundamentais em uma política de saúde reorientada em prol da integração, da coordenação e da continuidade do cuidado, que são processos inter-relacionados e interdependentes que se expressam no sistema, na atuação do profissional e na experiência do paciente ao ser cuidado.

Em um horizonte mais amplo, temos de pensar em estratégias que possam potencializar os interesses públicos, pautadas por princípios que respondam às necessidades da população, com sistemas mais eficientes, equânimes, solidários e que garantam o direito universal à saúde e à vida.

O volume e a eficiência na aplicação de recursos públicos para a saúde

Nos últimos anos, sistemas de informação tornaram-se um tema imprescindível na organização dos sistemas de saúde nas diversas partes do mundo. São estes que permitem a coleta, o armazenamento, o processamento, a recuperação e a disseminação de informações, e que apoiam as funções operacionais, gerenciais e de tomada de decisão de interesse da saúde (CARVALHO, 2000).

As transformações do mundo globalizado apontam para a necessidade de um cenário homogêneo, mais racional e eficiente dentro do sistema de saúde brasileiro. Hoje, existem ferramentas tecnológicas, como a telemedicina, sistemas e dados que podem responder e subsidiar diferentes realidades, podendo endereçar a resolutividade de pelo menos 80% das condições de saúde.

Por essa razão, é inegável afirmar a importância no incremento de recursos nos três níveis de atenção à saúde. Pensar em parcerias público-privadas que garantam mais volume de acesso organizando a demanda e, portanto, propor a criação de recursos necessários para que o acesso ao privado aconteça dentro da volumetria correta na jornada do paciente.

Temos alguns fatores principais que são indutores do crescimento contínuo dos gastos em saúde e que têm levado a necessidades diversificadas de atenção: as mudanças nos perfis epidemiológico e demográfico das populações ocorridas nas duas últimas décadas, o modelo e o incentivo de remuneração praticados no nosso sistema, a produção cada vez maior de novas tecnologias e o desperdício pela falta de tecnologia.

Diante desses altos custos, tornou-se imperativo para os gestores públicos e privados, com o intuito de subsidiar a tomada de decisões sobre a utilização de melhores recursos, conhecer a dimensão dos benefícios destas e seus os impactos no acesso e na melhoria na qualidade dos serviços e nas ações de saúde.

Informatizar se tornou sinônimo de "desburocratizar", agilizar e otimizar. Chega a ser lugar-comum falar da importância da transformação digital nos dias de hoje, já que ela impacta a vida de todos os cidadãos. Mesmo o cidadão comum, que não tenha computação como atividade-fim, não pode deixar de notar como sua vida foi afetada pelo chamado mundo digital.

O aporte de recursos em ferramentas tecnológicas, plataformas, interoperabilidade, telemedicina, uma gestão integrada de um sistema único que atenda às necessidades do serviço, são mecanismos que auxiliariam o SUS, assim como a Saúde Suplementar, focando principalmente o risco, e não o agravo, o que nos dias atuais gera um aumento do custo nos serviços em saúde prestados.

Entende-se que a intensificação e as constantes mudanças tecnológicas em saúde são induzidas por crescentes pressões para sua incorporação, principalmente em segmentos privilegiados da população, exigindo serviços de qualidade, devendo estes se adequar aos contextos, às realidades locais e às condições sociais e culturais, visando ao atendimento das necessidades de saúde.

Apesar da melhora em infraestrutura na saúde do Brasil nas últimas décadas, o País ainda não dispõe de um sistema de saúde moderno comparado ao dos países desenvolvidos. De modo semelhante, identifica-se, no SUS, um lastro de vulnerabilidade nas inovações tecnológicas e mecanismos insuficientes de monitoramento dos resultados para a saúde. Exemplo disso é a utilização do Tabnet/Tabwin como principal ferramenta de acesso e cruzamento dos dados de saúde nacionais, desenvolvido há quase 30 anos.

Para a garantia do princípio da integralidade, a discussão quanto à transformação digital do setor é imperativa entre os gestores públicos e privados. Em contrapartida, em tempos de *Big Data* e *Machine Learning*, em um estudo realizado em 2021 por Coelho e Chioro, foram identificados 54 sistemas de Informação em Saúde em funcionamento no Ministério da Saúde (MS) entre 2010 e 2018, revelando alta complexidade, frágil interoperabilidade e pouca transparência na condução da política de Tecnologia da Informação no MS.

Portanto, incluir e incrementar ferramentas tecnológicas deveria ser um assunto amplamente discutido e um objetivo a ser alcançado no setor público, visto que não é possível utilizar tais dados e informações porque o sistema não foi qualificado e integrado para gerar inteligência, como um prontuário unificado dos serviços ambulatorial e hospitalar do SUS e da Saúde Suplementar, que atenda às necessidades do paciente, do gestor e dos profissionais de saúde.

O processo de priorização na produção, na incorporação e na utilização de tecnologias nos sistemas de saúde deve envolver diferentes atores da sociedade, considerando aspectos da universalidade do acesso, da equidade, da efetividade, da segurança e da sustentabilidade das tecnologias. No entanto, constata-se que os recursos existentes nem sempre são utiizados da maneira mais efetiva para que esse objetivo seja alcançado.

Ademais, vale ressaltar que, com a redemocratização, surgiu o processo de descentralização no País de forma acelerada na década de 1990, e, segundo Levcovitz *et al.* (2001), do tipo político-administrativo, envolvendo não apenas a transferência de serviços, mas também de responsabilidade, de poder e de recursos de esfera federal para a estadual e municipal, gerando vantagens, mas também resultados contraditórios e desafios a serem superados no sistema de saúde brasileiro.

Entre os principais destaques positivos, os estudos de Barros (2019) apontam para governos mais acessíveis às demandas dos cidadãos, proporcionando aproximação e contemplando a participação da comunidade e dos setores antes excluídos do processo decisório nos sistemas e nos serviços de saúde, o que contribui para a consolidação do sistema público de saúde.

Outra vantagem foi a ampliação do acesso a ações e serviços de saúde. Foi nesse contexto que o País avançou na oferta dos serviços de saúde, como revelaram os dados da Pesquisa Nacional por Amostra de Domicílios (PNAD) realizada em 1981, em que o acesso aos serviços de saúde no Brasil melhorou consideravelmente após a criação do SUS, com um aumento de 450% no uso dos serviços da atenção básica entre 1981 e 2008.

Somado a isso, observa-se um avanço na mensuração de indicadores de saúde, bem como a sua melhoria contínua, sendo possível gerir um modelo de saúde que apresentava uma proposta descentralizada, atrelada ao avanço no acesso aos cuidados. Alguns indicadores como reduções na taxa de mortalidade neonatal e infantil, hospitalizações por complicações de diabetes ou doenças cerebrovasculares, aumento expressivo nas coberturas vacinais e cuidados de pré-natal representaram esse avanço.

Por outro lado, Barros (2019) apresenta, no campo das tensões e contradições desse processo, que a capacidade administrativa no nível municipal é muitas vezes insuficiente, porque os municípios são desprovidos de capacidade gerencial para o sistema local de saúde devido ao alto nível de politização e rotatividade dos gestores, ocasionando inúmeros prejuízos para a continuidade e o aprimoramento dos programas e dos serviços de saúde implantados.

A distribuição da responsabilidade pública do gasto em saúde entre as três esferas mostrou que a União reduziu fortemente a sua participação no incremento de recursos financeiros municipais e estaduais para a saúde, somando o aumento do custeio das ações e serviços e a limitação de investimento e consequente limitação de melhoria na prestação dos serviços em âmbito local e regional (BARROS, 2019).

As desigualdades inter-regionais e intrarregionais quanto à dimensão territorial, popula-

ção, capacidade econômica, disponibilidade de recursos humanos, características demográficas e epidemiológicas, entre outras, também foram limitações que se apresentaram nesse processo de municipalização.

É justamente para esse cenário – de recursos escassos, desigualdades sociais e regionais, e mudança no perfil da população – que se torna essencialmente necessária a melhor compreensão dos problemas identificados nos serviços de saúde, para tomada de decisão consciente de como otimizar o orçamento e alcançar os melhores resultados para os pacientes, pautados pelo sentido de privilegiar a incorporação de tecnologias eficazes e seguras, cujos danos ou riscos não superem os seus benefícios e que, beneficiando todos os que delas necessitem, não causem prejuízo para o atendimento de outros segmentos da população.

Em última análise, existem inúmeros desafios políticos e ideológicos nas políticas públicas de saúde enfrentados pelo SUS na estrutura da implantação de ferramentas tecnológicas avançadas. A adoção de ações voltadas para a construção de um sistema integrado e de monitoramento dos resultados, com base na negociação dos papéis público e privado, por meio de contratualizações de serviços tecnológicos capilarizados em todas as instâncias governamentais, são exemplos de iniciativas que podem ajudar nesse processo.

Ampliação da participação do setor privado na formulação e implantação das Políticas Nacionais de Saúde

O mundo mudou; hoje, há mais informações, e ideias e propostas novas são analisadas e experimentadas a todo instante. Não se pode viver de crenças e ideologias que ficaram no passado e que, paradoxalmente, em algumas situações, alimentam o perverso e o oposto.

Pressões progressivas pelo controle dos gastos públicos e privados com a saúde em nível mundial, em virtude da crescente demanda por serviços de saúde, contribuíram para uma corrida em inovações tecnológicas, revelando o quanto a adoção de um suporte digital e de comunicação automatizada pode reduzir custos com a saúde.

De forma concomitante, a transformação digital na saúde, principalmente acelerada com a pandemia da Covid-19, intensificou e apressou inúmeros processos, reforçando ainda mais o quanto a área necessita estar preparada para esse novo cenário.

O apoio da digitalização do cuidado, por exemplo, as plataformas de teleconsulta, o monitoramento remoto de pacientes e a comunicação a distância, contribui para a atenção primária manejar a assistência e a coordenação do cuidado das pessoas. Esses mesmos mecanismos, somados aos prontuários eletrônicos integrados e aos sistemas de informação, permitem e facilitam as referências, em âmbito hospitalar, dos pacientes com sinais e sintomas graves ou com fatores de risco, racionalizando o uso da rede assistencial, evitando a utilização excessiva de cuidados mais complexos, caros ou ineficazes.

Em razão disso, é possível automatizar processos, proporcionando ao profissional de saúde mais tempo para cuidar de quem mais importa nesse processo: o paciente. Além disso, torna possível que mais pessoas tenham acesso a consultas, exames e diagnósticos de forma eficiente, seja qual for sua distância dos grandes centros urbanos.

Inúmeros estudos demonstram que a maioria dos casos que chegam às unidades de urgência e emergência do Brasil não configuram efetivamente atendimentos emergenciais. A demanda excessiva nos serviços de alta complexidade representa uma das principais portas de entrada ao sistema de saúde e, provavelmente, revela, entre outras coisas, distribuição desigual da oferta de serviços, não apenas do ponto de vista quantitativo, mas, também, qualitativo.

Nesse sentido, inovações tecnológicas são essenciais para se superar em gargalos que acontecem no sistema, pois oferecem a possibilidade de se classificar risco e qualificar o acesso aos diferentes níveis de cuidado, representando forte capacidade de democratizar o acesso, qualificar fila de espera, incrementar ganho de escala e ser mais resolutivo.

Nos países em desenvolvimento, a telemedicina tem solucionado grandes desafios, ampliando acesso a serviços médicos especializados em locais que não os apresentam. Tem estimulado a melhoria da qualidade da atenção à saúde, a redução do tempo gasto entre diagnóstico e terapia e, como consequência, racionalizado recursos e otimizado custos, sempre com o apoio à vigilância epidemiológica, auxiliando na identificação e no rastreamento de problemas de saúde pública (WHO, 2009).

O Brasil é um país que oferece inúmeras oportunidades para o desenvolvimento e para a implantação da telemedicina. A grande extensão territorial, os inúmeros locais isolados e de difícil acesso, a distribuição extremamente desigual de força de trabalho de boa qualidade, entre outros aspectos que vêm desafiando a efetivação do direito à saúde – universal, integral e equânime –, permitem afirmar a existência de um fértil campo de expansão da telemedicina no País (MALDONADO; MARQUES, 2016).

De acordo com Mendes et al. (2010), no Sistema Único de Saúde não existem universalidade e integralidade sem equidade (e não há equidade sem regulação do acesso à assistência). A função de coordenar e ordenar uma rede assistencial é ter a capacidade de expandir cuidados e de aumentar a resolubilidade da APS, reduzindo risco de investigações e tratamentos excessivos. No entanto, é inefetivo aumentar o acesso pela ampliação isolada da oferta sem passar pela qualificação dela e pela organização da sua demanda.

Segundo a ANS (2021), 48,6 milhões de pessoas, o que corresponde a 25% da população residente do País, contavam com algum plano de saúde, médico ou odontológico, traduzindo uma forte dependência da população brasileira em relação aos serviços de saúde pública, uma vez que 75% das pessoas não têm acesso à saúde suplementar.

No País, a maior parcela das pessoas (46,8%) indicou a Unidade Básica de Saúde como o estabelecimento que costumavam procurar, mais frequentemente, quando precisavam de atendimento de saúde. Consultório particular ou clínica privada foram indicados por 22,9% das pessoas, e as Unidades de Pronto Atendimento Público (UPAs), pronto-socorro ou emergência de hospital público, por 14,1%. No entanto, quando há insuficiência na atenção primária, a emergência pode se tornar a única "porta de entrada" para o sistema. Se há uma rede estabelecida, contudo, o serviço de emergência pode ser buscado porque realmente há necessidade de atendimento imediato (IBGE, 2019).

Em 2019, das pessoas que ficaram internadas em hospitais por 24 horas ou mais, 64,6% (8,9 milhões) realizaram esse atendimento por meio do Sistema Único de Saúde (IBGE, 2019).

Nos últimos anos, o SUS apresentou tendência a diminuir seu foco na atenção hospitalar, dando maior ênfase à atenção básica. Essa prioridade reflete-se na alocação de recursos, em que os gastos com atenção básica aumentaram sua participação de 9,7% para 16%, entre 1995 e 2001, enquanto houve uma diminuição da participação dos gastos com Média e Alta Complexidade (MAC), sendo de 54% para 47,2%, segundo gastos do Ministério da Saúde. A maior parte dos gastos federais com ações e serviços públicos em saúde concentra-se na MAC, apesar de essa área vir perdendo espaço nos gastos do MS (PIOLA *et al*, 2011).

Dados da Subsecretaria de Planejamento e Orçamento revelaram que, entre os anos de 2001 e 2010, a gestão do financiamento de programas de atenção hospitalar e ambulatorial, que anteriormente tinha uma grande participação do gestor nacional, deslocou-se para as esferas estadual e municipal, com redução de 47% para 13% do gasto pela União (PIOLA *et al.*, 2011).

Diante desse contexto de hiperutilização dos serviços de média e alta complexidade, de sucessivas reduções de recursos nesse nível de atenção, somadas à desigualdade de acesso, às insatisfações da população e à baixa qualidade de atendimento, como importante resposta a esse desafio deveríamos pensar nas contratualizações com funções de financiamento e prestação de serviços, entre entes públicos e setor privado.

No campo da saúde, em vários países, há discussões sobre alternativas para a administração pública e políticas reformistas, como resposta, a contratualização de serviços por meio de parcerias público-privadas tem sido uma das estratégias de modernização da gestão. Um modelo que pode contribuir para superar a administração burocrática e os traços de patrimonialismo existentes no setor público brasileiro, além de estimular a utilização de recursos de forma eficiente, aumentar a autonomia, descentralizar tomadas de decisões e potencializar a concorrência fomentando a eficácia e a eficiência.

Tais arranjos contratuais são potencialmente atrativos, pois estão estruturados em um plano de atividades orientado por resultados, com estimativa de recursos para sua execução, mecanismos de acompanhamento e avaliação do desempenho; satisfação do usuário, com incentivos atrelados à produtividade e à eficiência, moldando os aspectos necessários à responsabilização dos gestores (ARAÚJO, 2010).

Além disso, Mendes (2009) destaca que é preciso um efetivo processo de negociação entre gestores para viabilizar o funcionamento dos serviços em redes de atenção à saúde. Quando olhamos para as "organizações poliárquicas", conjuntos de serviços de saúde, vinculados entre si por uma missão única, objetivos comuns, uma ação cooperativa e interdependente, observamos que eles permitem ofertar uma atenção contínua e coordenada, tendo como grande pilar a atuação da APS.

Um estudo de revisão de práticas internacionais de contratualização em cuidados de saúde primários, realizado em 2010 por Escoval, evidenciou a existência de numerosos exemplos de contratualização de serviços em cuidados primários de saúde, gerando a melhora efetiva dos cuidados e um aumento da eficiência na utilização dos recursos, reforçando o modelo como um instrumento para promover melhorias em relação à articulação e aos cuidados.

A mesma autora também afirma que, em geral, os sistemas de saúde apontam os processos contratuais como instrumento indispensável para alcançar maior eficiência dos recursos utilizados, acesso ampliado e facilitado aos serviços de saúde, qualidade elevada na prestação de cuidados e melhoria na abordagem assistencial com foco na promoção da saúde e prevenção da doença.

A partir dessa visão, podemos citar também a experiência da Cleveland Clinic, uma das mais tradicionais instituições de saúde dos Estados Unidos, estruturada na prestação de serviços público e privado, que usa tecnologia como ferramenta de apoio para sua excelência na gestão. A Cleveland tem como objetivo estratégico cinco pontos principais: transformar o cuidado, engajar os profissionais de saúde, expandir limites, abraçar o digital e otimizar recursos. No entanto, seu principal atributo é a abordagem Patient-centered Medical Home (PCMH), na qual os pacientes têm relação direta e contínua com quem coordena a equipe de saúde multidisciplinar responsável por eles, independentemente se eles estão no consultório médico, no hospital ou em casa.

A equipe se concentra no desenvolvimento de relacionamentos médico-paciente a longo prazo, em vez de cuidados episódicos, assume a responsabilidade coletiva pelo cuidado e incentiva que o paciente tenha autonomia e que suas decisões sejam respeitadas. Providencia cuidados adequados com outros médicos, sempre que necessário, tanto para utilização de serviços da Cleveland Clinic como de parceiros da rede. O líder do time coordena o atendimento entre todos os seus provedores e os facilitadores podem atuar como navegadores.

As estratégias de engajamento dos pacientes no programa de saúde se dão por meio de três pilares: as plataformas digitais *My Chart* (ferramenta de gerenciamento de saúde) e *Healthy Choice* (ferramenta de *tracking* de hábitos saudáveis), os incentivos financeiros e reembolsos, e a disponibilização de *wearables* para monitoramento dos saudáveis.

Alguns resultados publicados pela Coordenação do Cuidado da Cleveland Clinic em um comparativo dos anos 2019 e 2018 revelaram reduções de custos totais de cuidados com a saúde em relação à taxa de pacientes fora do programa e de visitas à emergência e internações hospitalares, aumento de exames de rastreio, melhoria das condições clínicas de pacientes crônicos etc.

Em face do exposto, a introdução da contratualização dos cuidados ambulatoriais em saúde na rede privada, somada a modernas ferramentas tecnológicas, é uma importante estratégia de melhoria para

efetividade dos serviços por meio da otimização dos recursos, direcionando esforços em funções que mereçam enfoque.

Por fim, outra iniciativa estaria na parceria entre as instâncias gestoras públicas e privadas por meio de seguros de saúde com financiamento público dos cuidados de atenção à saúde primário e secundário, de forma parcial ou integral, de acordo com a renda dos empregados. No caso das pessoas sem vínculo empregatício, outra sugestão seria um plano de saúde custeado pelo governo por meio de tributos recolhidos pela União, sendo revertidos para um fundo com garantia de prestação de serviços básicos de saúde pelas empresas aos desempregados. Tais medidas estariam na direção de fortalecer e qualificar a gestão dos serviços públicos estatais e privados, especificamente, a rede hospitalar sob gestão plena do SUS e os serviços de baixa e média complexidade por meio de parcerias.

Um modelo assistencial integrado com foco no paciente e na continuidade dos cuidados

Pensar em sustentabilidade do sistema de saúde e experiência do paciente e seus familiares é considerar os atributos que têm como pilares: acesso, longitudinalidade do cuidado, integralidade (paciente como ser biopsicossocial) e coordenação das diversas ações e serviços indispensáveis para resolver necessidades menos frequentes, com maior ou menor complexidade, evitando duplicação e interrupção das intervenções (GIOVANELLA; MENDONÇA, 2008).

Para existir coordenação do cuidado, é preciso garantir a continuidade da atenção dentro da rede de serviços. Deve ocorrer, portanto, a disponibilidade de informação acerca dos problemas de saúde do paciente, mecanismos adequados de comunicação entre os profissionais dos diferentes níveis de atenção (referência) e seu retorno ao médico (contrarreferência) após o encaminhamento ao especialista, para apoio na decisão e manejo terapêutico.

Contextualizar a organização do sistema de saúde canadense é relevante pois, guardadas algumas particularidades, muitos princípios são semelhantes aos do sistema de saúde brasileiro e representam forte influência na sua construção.

Segundo dados da Organização Mundial da Saúde (2015), o sistema de saúde canadense é referência em qualidade na prestação de serviços, alcançando alguns dos melhores indicadores do continente americano.

Desde a década de 1970, a população do Canadá tem acesso gratuito aos serviços de saúde, recebendo cobertura universal e abrangente. O entendimento legal existente é de que o Estado deve ser o provedor. Praticamente *não* há um modelo privado de saúde nos moldes como conhecemos no Brasil.

Dentro da estrutura federativa canadense, as dez províncias e os três territórios do país têm jurisdição sobre a provisão de serviços de saúde e, desse modo, o sistema de saúde consiste em 13 "sistemas" diferentes. Tudo é financiado publicamente por meio de uma combinação de recursos das províncias, de tributos específicos para a saúde e de transferência de recursos do governo federal para as províncias, mas entrelaçados pelos princípios norteadores ditados pelo governo federal, garantindo, assim, mais semelhanças do que diferenças entre os planos (CONILL, 2000).

As províncias e os territórios canadenses devem respeitar os cinco princípios (em matéria administrativa, de cobertura e de organização) a fim de se qualificarem para receber recursos federais para a área da saúde: administração pública, abrangência, universalidade, portabilidade e acessibilidade (HEALTH SYSTEM AND POLICY DIVISION, 1999).

A participação da iniciativa privada na prestação dos serviços difere do Brasil. No Canadá, é mais restrita, uma vez que este só pode concorrer na faixa de serviços não cobertos pelo governo, podendo competir no mercado dos benefícios suplementares para quartos privados, despesas com medicamentos, cirurgias estéticas, cuidados domiciliares e tratamentos dentários. Portanto, não existe sistema de saúde "duplicado", e o Estado deve ser o provedor.

Os serviços fornecidos principalmente pelo setor privado são custeados pela população. Os indivíduos podem optar pelo seguro privado ou beneficiar-se de um plano de seguro empresarial (vinculado ao emprego), que lhes paga determinada parcela das despesas dos serviços de saúde suplementares.

A rede de atenção primária é a base do modelo. Os médicos de assistência primária (que representam cerca de 51% dos médicos ativos no país) estabelecem, na maioria das vezes, o contato inicial com o sistema de assistência médica convencional e responsável pelo seguimento horizontal da pessoa e encaminha para especialistas conforme a necessidade. A função de *gatekeeper* do médico de família leva as pessoas a não acessarem de modo direto os especialistas, característica de racionalidade aceita em quase todos os sistemas de saúde universais do mundo.

A grande maioria dos médicos exerce a sua profissão exclusivamente no sistema de saúde pública da província. Atuam de forma autônoma, sendo considerados profissionais liberais. São remunerados majoritariamente pelo modelo *fee for service*. Sua atuação é altamente centrada na clínica e focada no indivíduo e na família.

O fato de o SUS propor uma cobertura mais ampla de serviços de saúde não o define como um serviço de saúde melhor que o canadense, já que o acesso e a infraestrutura ofertada entre os dois países estão em patamares totalmente distintos.

Outro aspecto interessante para ser destacado é a participação ativa da comunidade. O país tem tradição em planejar e pensar políticas públicas para melhorar o seu sistema de saúde. São comunidades conscientes de sua cidadania e estão sempre buscando melhorá-la.

Existe a conscientização de que todos são parte do mesmo mundo, com os mesmos direitos e deveres e que a mudança se inicia individualmente. O poder local, descentralizado e com autonomia, implica responsabilidade local.

Uma das grandes diferenças entre a organização dos sistemas de saúde canadense e brasileiro está exatamente nesse espírito coletivo com a participação da sociedade. No Brasil, vivenciamos uma cultura oposta, influenciada pelo paternalismo, na qual se espera que alguém faça por ele, e para ele, ou seja, o cidadão deposita a responsabilidade no outro, seja ele o Estado, o SUS ou outra pessoa.

É preciso compreendermos o papel do Estado e da sociedade em que todos podem contribuir, apoiando e estabelecendo prioridades de investimentos e melhorias, de acordo com a evolução do conhecimento e de tendências mundiais.

Por essa razão, a saúde não é vista como "Direito de todos e um dever do Estado". O direito se origina de uma organização de recursos públicos e coletivos capazes de potencializar o sistema. Manter a própria saúde é um dever de todo cidadão. Fazer um sistema de saúde funcionar exige participação regular daqueles que financiam e utilizam os serviços.

O setor privado brasileiro poderia assumir um papel estratégico na nossa "saúde universal" ao estabelecer parcerias público-privadas, na competência de cobrir os agravos mais comuns, garantindo a resolução dos problemas de saúde da população em que a oferta fosse escassa.

Ao assumir os serviços ambulatoriais da rede de atenção à saúde como porta de entrada preferencial, proporcionar um acompanhamento mais próximo ao paciente pelo médico generalista, com o cuidado coordenado e integrado com a assistência hospitalar do setor público e amparado por ferramentas tecnológicas modernas, esperam-se resultados de desempenho mais positivos, como redução de hospitalizações por condições sensíveis à atenção primária e, consequentemente, redução de custos no sistema de saúde.

Ainda que se possam cumprir com efetividade e resolutividade a coordenação e a integração dos serviços de saúde, é indissociável pensar no cuidar da saúde, entendendo o contexto em que o paciente está inserido e promovendo saúde, em vez de cuidar de doença. A multiplicidade e a complexidade das situações econômicas, sociais, culturais e físicas, e crenças culturais interferem significativamente na concepção de saúde e, com isso, na demanda pelos serviços (VIANA; DAL POZ, 2005).

Nesse cenário, é válido afirmar que não apenas o setor de saúde deve estar envolvido, já que muitas questões estão imbricadas nos determinantes sociais da saúde e precisam da atuação e do diálogo com os demais setores e atores. A articulação do setor de saúde com a educação, a segurança pública, a cultura, o trabalho e emprego, a assistência social, a habitação, obras e meio ambiente e outros é fundamental para que qualquer estratégia, que vise à melhoria da qualidade de vida da população, seja fundamentada, visto que o desempenho destes gera impactos significativos sobre a saúde (SILVA, 2013).

Ações políticas coordenadas e intersetoriais são comprovadamente eficazes. A estratégia de saúde em todas as políticas, com a cooperação e ações intersetoriais, constitui um enfoque promissor para ampliar a responsabilização de outros setores em relação à saúde, além de promover a equidade em saúde e o desenvolvimento de sociedades mais inclusivas e produtivas (WHO, 2011).

Fica evidente a necessidade de fomento à participação comunitária e de uma efetiva articulação intersetorial com corresponsabilidade entre a saúde e os outros setores, possibilitando troca de saberes, planejamento de novas ações e intervenções compartilhadas, constituindo-se em um desafio para as políticas públicas de saúde, em direção à defesa da vida.

O envolvimento dos usuários nesse processo de exercício da cidadania tem sido reduzido no Brasil. Estimular uma cultura na qual o cidadão participe mais ativamente das decisões que envolvam cuidados com sua saúde, tornando-o menos suscetível a aceitar cuidados desnecessários ou muito custosos, é certamente difícil e desafiador, entretanto, não é impossível. É primordial uma relação de corresponsabilidade entre o indivíduo que tem um direito, afirmado em sua responsabilidade, e o coletivo que expressa a soma das solidariedades de todos.

A obrigatoriedade de submeter todas as propostas à consulta pública abre, em tese, a possibilidade de participação da sociedade. No entanto, é pouco provável que essa iniciativa isolada eleve o engajamento da população, de modo que o desenvolvimento de estratégias voltadas para a comunicação com a sociedade e demais setores mereça a atenção dos gestores públicos e privados.

▌ Referências bibliográficas

ARAÚJO, M. A. D. Responsabilização pelo controle de resultados no Sistema Único de Saúde no Brasil. *Rev. Panam Salud Publica*, 2010.

BARROS, F. P. C. A municipalização da Saúde no Brasil: uma visão crítica. *Anais do IHMT*, Lisboa, Instituto de Higiene e Medicina Tropical, v. 17, 2019.

BRANDÃO, J. R. M. A atenção primária à saúde no Canadá: realidade e desafios atuais. *Cadernos de Saúde Pública*, v. 35, 2019.

BRASIL. Ministério da Saúde. Secretaria de Ciência, Tecnologia e Insumos Estratégicos. Departamento de Ciência e Tecnologia. *Política Nacional de Gestão de Tecnologias em Saúde.* Brasília, 2010. (Série B. Textos Básicos em Saúde.)

BRASIL. Agência Nacional de Saúde Suplementar – ANS. *Atenção à saúde no setor suplementar*: evolução e avanços do processo regulatório. Rio de Janeiro, 2009.

BRASIL. Agência Nacional de Saúde Suplementar – ANS. Disponível em: https://www.gov.br/ans/pt-br/acesso-a--informacao/perfil-do-setor/dados-gerais. Acesso em: 4 jan. 2022.

BRASIL. Agência Nacional de Saúde Suplementar – ANS. *Caderno de Informações*. Disponível em: http://www.ans.gov.br/portal/site/. Acesso em: 23 mar. 2022.

CARVALHO, M. S. Informação: da produção à utilização. *In*: ROZENFELD, R. (org.). *Fundamentos da vigilância sanitária*. 20. ed. Rio de Janeiro: Fiocruz, 2000. p. 233-256.

COELHO NETO, G. C.; CHIORO, A. Afinal, quantos Sistemas de Informação em Saúde de base nacional existem no Brasil? *Cadernos de Saúde Pública*, v. 37, n. 7, 2021.

CONILL, E. M. A recente reforma dos serviços de saúde na província do Québec, Canadá: as fronteiras da preservação de um sistema público. *Cadernos de Saúde Pública*, v. 16, n. 4, p. 963-971, 2000. Disponível em: https://doi.org/10.1590/S0102-311X2000000400015.

ESCOVAL, A. *et al.* A contratualização em cuidados de saúde primários: o contexto internacional. *Revista Portuguesa de Saúde Pública*, jan. 2010.

FERTONANI, H. P.; PIRES, D. Concepção de saúde de usuários da Estratégia Saúde da Família e novo modelo assistencial. *Enfermagem Foco*, v. 1, n. 2, p. 51-54, 2010.

GIOVANELLA, L.; MENDONÇA, M. H. M. Atenção primária à saúde. *In*: GIOVANELLA, L. *et al. Políticas e Sistemas de Saúde no Brasil*. Rio de Janeiro: Editora Fiocruz, 2008. p. 575-626.

GUSSO, G.D.F. et all. Bases para um Novo Sanitarismo. *Rev. Brasileira de Medicina Familiar*, n. 10, v. 36, set. 2015, Disponível em: https://rbmfc.emnuvens.com.br/rbmfc/article/view/1056.

HORTALE, V. A. *et al.* Desafios na construção de um modelo para análise comparada da organização de serviços de saúde. *Cadernos de Saúde Pública*, Rio de Janeiro, v. 15, n. 1, p. 79-88, 1999.

IPEA – INSTITUTO DE PESQUISA ECONÔMICA APLICADA. *Políticas sociais*: acompanhamento e análise Brasília: Ipea, 2016. n. 24.

IPEA – INSTITUTO DE PESQUISA ECONÔMICA APLICADA. *Políticas sociais*: acompanhamento e análise. Brasília: Ipea, 2019. n. 26.

IPEA – INSTITUTO DE PESQUISA ECONÔMICA APLICADA. Nota Técnica. *O público e o privado no sistema de saúde*: uma apreciação do projeto de plano de saúde acessível Brasília: Ipea, 2018. n. 46.

LEVCOVITZ, E. *et al.* Política de saúde nos anos 90: relações intergovernamentais e o papel das Normas Operacionais Básicas. *Ciência & Saúde Coletiva*, Rio de Janeiro, v. 6, n. 2, p. 269-291, 2001.

MALDONADO, J. M. S. V.; MARQUES, A. B.; CRUZ, A. Telemedicina: desafios à sua difusão no Brasil. *Cadernos de Saúde Pública*, Rio de Janeiro, v. 32, supl. 2, 2016.

MENDES, E. V. *As redes de atenção à saúde.* Belo Horizonte: ESPMG, 2009.

MENDES, E. V. *As redes de atenção à saúde*: revisão bibliográfica, fundamentos, conceito e elementos constitutivos. Brasília: OPAS, 2011.

NORONHA, J. C. *et al.* O Sistema Único de Saúde – SUS. *In*: GIOVANELLA, L. *et al. Políticas e Sistemas de Saúde no Brasil*. Rio de Janeiro: Editora Fiocruz, 2008.

OLIVEIRA, D. F.; KORNIS, G. E. M. A política de qualificação da saúde suplementar no Brasil: uma revisão crítica do índice de desempenho da saúde suplementar. *Revista de Saúde Coletiva*, Rio de Janeiro, v. 27, n. 2, p. 207-231, 2017.

OPAS – ORGANIZAÇÃO PAN-AMERICANA DA SAÚDE. *Relatório 30 anos de SUS*: que SUS para 2030? Brasília: OPAS, 2018.

PAIM, J. S. Modelos de atenção e vigilância da saúde. *In*: ROUQUAYROL, M. Z.; ALMEIDA FILHO, N. *Epidemiologia e saúde*. 6. ed. São Paulo: Medsi, 2003.

PIOLA, S. F. *et al.* Estruturas de financiamento e gasto do sistema público de saúde. Fundação Oswaldo Cruz. *A saúde no Brasil em 2030*: prospecção estratégica do sistema de saúde brasileiro: estrutura do financiamento e do gasto setorial [*on-line*]. Rio de Janeiro: Fiocruz, 2013.

SALDIVA, P. H. N.; VERAS, M. Gastos públicos com saúde: breve histórico, situação atual e perspectivas futuras. *Estudos Avançados*, v. 32, n. 92, 2018.

SANTOS, J. C.; MELO, W. Estudo de saúde comparada: os modelos de atenção primária em saúde no Brasil, Canadá e Cuba. *Gerais: Revista Interinstitucional de Psicologia*, v. 11, n. 1, p. 79-98, 2018.

SILVA, D. A. J. *Ação intersetorial*: potencialidades e dificuldades do processo de trabalho em equipe na Estratégia Saúde da Família. 2013. 141 f. Dissertação (Mestrado em

Saúde Pública) – Escola Nacional de Saúde Pública Sergio Arouca, Rio de Janeiro, 2013.

SILVA, H. P. *et al.* Avanços e desafios da política nacional de gestão de tecnologias em saúde. *Rev. Saúde Pública*, São Paulo, v. 46, 2012.

STARFIELD, B. *Atenção Primária*: equilíbrio entre necessidades de saúde, serviços e tecnologia. 2. ed. Brasília: Ministério da Saúde/Unesco/DFID, 2004.

VIANA, A. L. D.; DAL POZ, M. R. A reforma do sistema de saúde no Brasil e o Programa de Saúde da Família. *Physis*, v. 15 (Suplemento), p. 225-264, 2005.

VILARINS, G. C. M. *et al.* A regulação em saúde: aspectos conceituais e operacionais. *Saúde em Debate*, Rio de Janeiro, v. 36, n. 95, p. 640-647, out./dez. 2012.

WHO – WORLD HEALTH ORGANIZATION. *Telemedicine*: opportunities and developments in Member States: report on the second global survey on eHealth. Geneva: World Health Organization, 2009 (Global Observatory for eHealth Series, 2.)

WHO – WORLD HEALTH ORGANIZATION. *World Conference on Social Determinants of Health*. Declaração Política do Rio sobre Determinantes Sociais da Saúde. Rio de Janeiro, 2011.

Capítulo 2

Iniciativas e Boas Práticas de Transição de Cuidados em Diferentes Níveis Assistenciais

Marisa Riscalla Madi

- Longevidade com mais incapacidade 17
- Sustentabilidade do sistema 19
- Níveis assistenciais 22
- Regulação assistencial 24
- Transição do cuidado 27
- Considerações finais 30
- Referências bibliográficas 30

A pandemia provocada pelo SARS-coV-2 iniciou em 2020 um grande teste para o mundo em todas as áreas imagináveis das relações humanas e organizacionais. Expôs, sem filtros ou maquiagens, a eficiência e/ou deficiências dos sistemas de saúde. Foi uma grande prova para a qual grande parte dos países não estava preparada, especialmente o Brasil. Algumas necessidades de mudanças, adaptações ou incorporações que vinham sendo exaustivamente discutidas em fóruns de gestores em saúde tiveram de ser introduzidas rapidamente na realidade assistencial para responder a uma necessidade urgente de manutenção do cuidado, como foi a telemedicina. No entanto, outros inúmeros aspectos da organização dos sistemas de saúde ganharam mais espaço para o debate, principalmente no que se passou a chamar de pós-pandemia e toda a carga de condições e atrasos em tratamentos que teremos de recuperar.

Nossa missão como gestores de saúde no Brasil é dupla, pois não fizemos a lição de casa quando podíamos. Por um período de quase 20 anos, vivemos certa estabilidade política e econômica que nos possibilitou ver o SUS completar 30 anos e os dados demográficos e epidemiológicos nos "gritar" o envelhecimento e as condições crônicas chegarem rapidamente à nossa realidade. Poderíamos, como país, ter nos preparado para essa nova realidade, como outros países com sistemas universais já fizeram e têm feito de tempos em tempos. Contudo, pelo contrário, vimos um sistema cada vez mais subfinanciado e perdendo suas características mais preciosas. Algumas delas sendo descobertas, implantadas e aprimoradas pelo sistema privado suplementar, motivado principalmente pela necessidade de sustentabilidade econômico-financeira.

▌ Longevidade com mais incapacidade

Dados da Organização Mundial da Saúde (OMS) mostram que, na última década (2000 a 2019), as pessoas viveram seis anos a mais – expectativa média de vida global saiu de 66,8 anos para 73,4. Entretanto, cinco desses seis anos ganhos têm sido vividos com boa saúde. Em média, esse um ano de vida com incapacidades corresponde a quase 100 milhões de anos de vidas saudáveis adicionais perdidos (Figura 2.1). Os principais responsáveis têm sido as doenças cardíacas, o diabetes, o Acidente Vascular Cerebral (AVC), o câncer de pulmão e a Doença Pulmonar Obstrutiva Crônica (DPOC).

No Brasil, a situação não é muito diferente, e existem alguns agravantes (Figura 2.2):

- As doenças cardíacas e o câncer são as principais causas de morte, mas temos entre as cinco primeiras as infecções respiratórias e as causas externas. As mortes por transtornos causados pelo uso de drogas aumentaram em três vezes nos últimos dez anos na América Latina, estando entre as dez causas de anos de vida saudável perdidos por morte prematura ou incapacidades (nas outras regiões do mundo não fica entre as 25 causas)

- Diferentemente de outros países, nossa transição epidemiológica, ou seja, a mudança de um quadro de doenças de condições agudas, mais associadas à pobreza e ao baixo desenvolvimento econômico e social, para as condições crônicas – ligadas a hábitos de vida de países mais desenvolvidos (as pessoas passam a viver mais, ter melhores condições socioeconômicas e passam a ter hábitos de vida que levam às condições crônicas, como sedentarismo, tabagismo, obesidade, entre outras) –, vem ocorrendo acompanhada de uma alta carga de doenças ligadas a causas externas, principalmente a violência, o que caracteriza a tripla carga de doenças

- Quanto à longevidade, chegaremos a um cenário em 2050, ou seja, daqui a 30 anos, de um número maior de idosos do que de jovens, características de uma transição demográfica acelerada. Por que isso é importante para a gestão em saúde? Hoje, 80% dos idosos apresenta pelo menos uma doença ou condição crônica. Doença crônica é caracterizada por uma condição que afeta a saúde da pessoa por um longo período, podendo ter cura ou necessidade de controle. Diabetes e hipertensão são exemplos comuns, mas a maior parte dos cânceres podem ser considerados condições crônicas, assim como algumas doenças infecciosas, como HIV/AIDS, tuberculose e hanseníase. Entram ainda nesse grupo as condições de vida (puericultura, segmento de idosos), as deficiências físicas e estruturais contínuas, como cegueira e amputações e as doenças mentais.

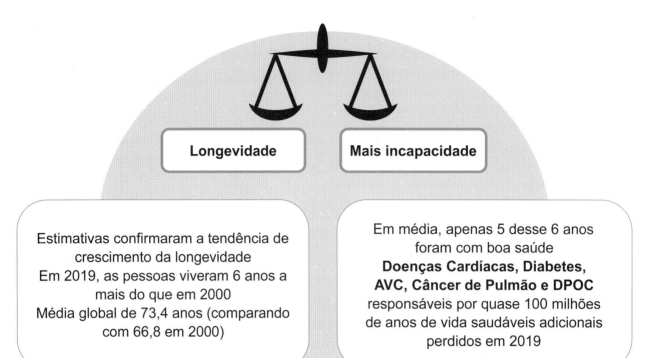

Figura 2.1 Estimativas globais de saúde, 2019. Fonte: WHO, 2021.

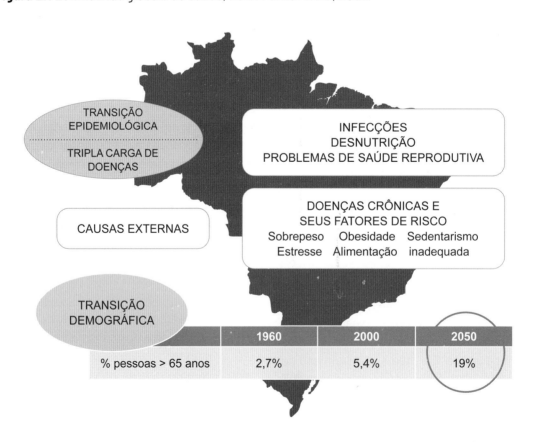

Figura 2.2 Cenário epidemiológico e demográfico, Brasil. Fonte: Mendes, 2010.

Sustentabilidade do sistema

As condições crônicas já representam a maior carga global das doenças no mundo, segundo a OMS. Longevidade e condições crônicas, em si, já estressam a sustentabilidade do sistema; são pessoas vivendo mais e usando mais os recursos do sistema de saúde. O que se vê é um aumento progressivo do percentual do PIB investido em saúde, mesmo nos países que revisam periodicamente seus modelos e serviços. Podemos dizer que, por si só, a longevidade impactaria um aumento de gastos progressivos, mesmo em um sistema de saúde bem estruturado e organizado com base em resultados, eficiência e efetividade. Cabe ressaltar ainda que, segundo a Rede Europeia, erros e corrupção representam mais de 300 bilhões de dólares perdidos na saúde.

Seguem alguns dados do Brasil para esclarecer o tamanho dos desafios dos gestores de saúde e a necessidade de formação:

- No SUS, para cada R$ 100,00 gastos, R$ 65,00 são remunerados, segundo um trabalho desenvolvido entre a Planisa – especializada em custos hospitalares e a FEHOSP – entidade que representa as Santas Casas e os hospitais filantrópicos

- No setor privado, dados da ANAHP – associação que representa os hospitais privados de excelência – mostram que a variação dos custos médico-hospitalares mais que dobrou em dez anos

- A judicialização vem crescendo, principalmente, mas não só, na área pública de saúde. Estados, municípios e União gastam 7 bilhões de reais por ano para cumprir ações judiciais, número que aumentou mais de 1000% nos últimos seis anos.

Esse contexto continua contando com um sistema de saúde organizado no modelo assistencial de outro cenário epidemiológico. Um cenário de maior carga de condições agudas, população mais jovem e acesso restrito. O SUS tem início no final dos anos 1980. Em um cenário, na época, de governança centralizada no nível federal com o Instituto Nacional de Previdência Social (INPS), com foco na assistência hospitalar – hospitalocêntrica – individualizada e valorização dos indicadores que demonstrassem volume de produção – número de internações e cirurgias, taxa de ocupação hospitalar. Com dificuldades de financiamento e de gestão, vêm se desenvolvendo dentro de seus princípios de acesso universal a descentralização (as decisões ocorrendo próximas da vida das pessoas e com a participação delas), a integralidade da assistência e a hierarquização. Este último é um direcionador importante para a organização da assistência em níveis assistenciais – primário, secundário e terciário.

A Figura 2.3 expõe a comparação entre modelos de organização da assistência – tradicional x organizações integradas de saúde.

MODELO TRADICIONAL

- Casos agudos
- Foco na doença
- Atenção planejada para indivíduo
- Objetivo – preencher leitos hospitalares
- Organização departamentalizada
- Funcionamento das instituições de forma isolada

MODELO IHCO

INTEGRATED HEALTH CARE ORGANIZATIONS

- Condições crônicas
- Foco na manutenção da saúde
- Prevenção de doenças em uma população definida
- Objetivo – condições de saúde desta população
- Conjunto de instituições organizadas em rede

Figura 2.3 Comparação entre modelos de organização da assistência – tradicional x organizações integradas de saúde. Fonte: Shortell, 1993.

São da década de 1990 os estudos que levaram ao desenvolvimento de novos princípios e modelos para o enfrentamento de novos cenários epidemiológicos, com maior carga de condições crônicas. Shortell, em 1993, ao estudar 12 organizações integradas de assistência à saúde (*Integrated Health Care Organizations – IHCOs*), propôs o conceito de redes (*Organized Delivery Systems*) "como sistemas organizados de prestação de serviços de saúde que configurem um *continuum* coordenado de serviços para uma população definida e que se responsabilizem pelos resultados sanitários e econômicos em relação à população-alvo do sistema". Nesse trabalho, além de caracterizar as diferenças entre esse modelo e o tradicional, identifica os principais desafios para sua implantação. O modelo tradicional é voltado para o caso agudo, com foco na doença, e a atenção é planejada para o indivíduo; o objetivo principal é preencher os leitos hospitalares e a organização é departamentalizada e focada no funcionamento das instituições de forma isolada. O modelo das *IHCOs* é voltado para o *continuum* do cuidado, com foco na manutenção da saúde e na prevenção da doença de uma população definida; a ênfase é nas condições crônicas e os resultados esperados são as condições de saúde dessa população, que passa a ser cuidada por um conjunto de instituições organizadas em redes. Define sete elementos necessários para que ocorra a integração do cuidado (Figura 2.4).

Entre as barreiras para a integração apresentadas por Shortell (1996), baseadas nos comportamentos exibidos no estudo das 12 *IHCOs*, destaca-se a incapacidade de compreender o novo modelo de negócio no qual a atenção primária ganha o centro do cuidado, o bem-estar da população-alvo passa a ser o foco dos resultados esperados e, para isso, há a necessidade de inclusão de todos os profissionais de saúde atuando de forma integrada. No contexto do *Managed Care*, os sistemas acadêmicos de saúde tiveram que deixar de atuar sozinhos e estabelecer alianças com outros hospitais e clínicas da comunidade, além de desenvolver uma estratégia específica para a atenção primária. A maior barreira foi a cultural, visto que os Sistemas Acadêmicos de Saúde se caracterizam pela forte fragmentação do cuidado e pelo alto conhecimento no tratamento de alta complexidade (e alto uso da tecnologia) do paciente internado. E as novas demandas requeriam conhecimento para atuar na baixa complexidade (e baixo uso de tecnologias) da atenção primária.

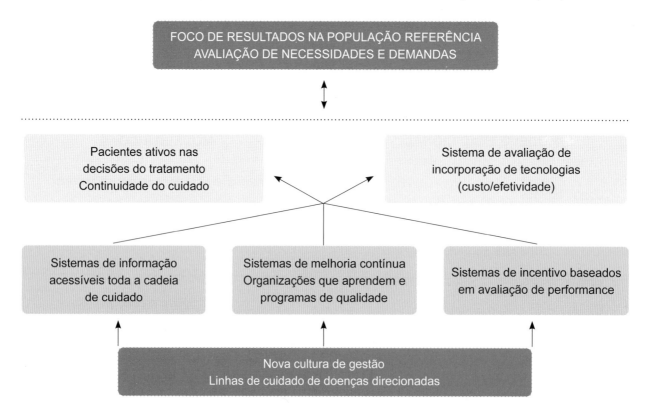

Figura 2.4 Os sete elementos da integração dos cuidados em saúde. Fonte: Shortell, 1993.

O primeiro modelo de atenção à saúde com foco nas condições crônicas e que considera os determinantes sociais foi apresentado por Wagner *et al.* em 1998. Denominado *Chronic Care Model*, traduzido como Modelo de Atenção às Condições Crônicas (Figura 2.5), teve seus componentes definidos com base em evidências, a saber: recursos comunitários, sistemas de prestação de serviços de saúde, autogestão dos pacientes, sistemas de apoio à decisão, redesenho de sistema de prestação de serviços de saúde e sistemas de informação clínica. Os atributos desse modelo são:

- Mobilização dos recursos comunitários para atender às necessidades da população
- Instituição de cultura, instrumentos e organização que promovam uma atenção à saúde de qualidade e segurança
- Empoderamento e desenvolvimento das pessoas para gerenciar o autocuidado
- Prestação de serviços eficientes, efetivos e a garantia de apoio para a gestão do autocuidado
- Oferta de cuidados que sejam coerentes com as evidências provindas das pesquisas científicas e com as preferências das pessoas
- Organização de informações dos pacientes e da população.

Após o teste desse modelo em um projeto-piloto, foram acrescentados mais quatro componentes, a saber: competência cultural, segurança dos pacientes, políticas comunitárias e gestão de casos.

Em uma revisão bibliográfica de 82 artigos do período de 2000 a 2009, Coleman *et al.* (2009) evidenciaram os quatro componentes do modelo que promoveram impacto na melhoria das condições de saúde da população e na redução dos custos da assistência, como no caso de uma população de diabéticos que apresentaram redução de risco de doenças cardiovasculares, redução de casos de cegueira e de insuficiência renal. Os quatro componentes identificados são a base do modelo, a saber (Figura 2.5):

- Melhoria do conhecimento e habilidades dos profissionais da assistência
- Suporte e educação para os pacientes
- Assistência planejada e baseada em trabalho de equipe
- Melhor utilização das informações dos pacientes (acesso aos sistemas de registros dos pacientes).

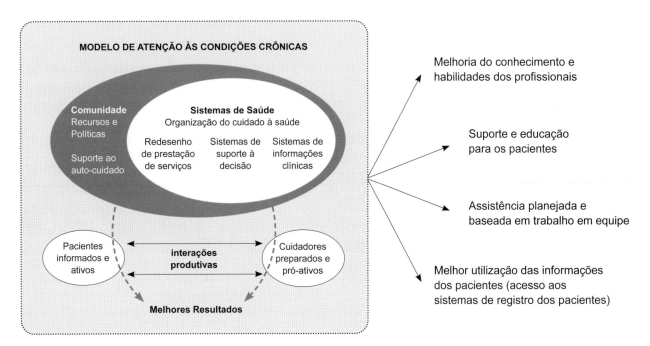

Figura 2.5 Elementos-chave do modelo de atenção às condições crônicas. Fonte: Wagner, 1998 e Coleman *et al.*, 2009.

Alguns desses conceitos começam a ser discutidos e algumas experiências interessantes vêm sendo implantadas no setor privado de saúde no Brasil, um setor que está em um movimento forte de concentração e verticalização. E agora, com a sobrecarga imposta pela pandemia de Covid e a pressão das despesas com assistência médica, esse movimento de busca por novos modelos de assistência, mais sustentáveis e com maior entrega de valor, tem sido acelerado. Um exemplo disso é a atenção primária à saúde, conceito desenvolvido desde o final dos anos 1970, desencadeado pelo Saúde Para Todos no ano 2000 em Alma-Ata, mas que tem como principal referência os trabalhos de Barbara Starfield. É conceitualmente a base da organização da assistência do SUS.

Como exemplo, a utilização do modelo de atenção primária como coordenador do cuidado aliado ao Programa de Saúde do Trabalhador. Alguns hospitais privados desenvolveram o modelo para atender às suas necessidades e de seus colaboradores. Os resultados foram tão expressivos que acabou se tornando um produto comercializado pelo hospital para grandes empresas.

Ainda nessa linha, a telemedicina é um excelente exemplo de aceleração pela pandemia. O setor vivia uma árdua luta de regulamentação, principalmente pela resistência das entidades representativas dos médicos, até que, por pura necessidade, uma regulamentação provisória da teleconsulta com a Lei n. 13.989/2020 criou o ambiente para o desenvolvimento de inúmeras iniciativas bem-sucedidas para as empresas e para os seus clientes. A Associação Brasileira de Empresas de Telemedicina e Saúde Digital estima que mais de 7,5 milhões de consultas foram realizadas em 2020 e 2021 no Brasil.

Em um hospital de referência em cardiologia e pneumologia do Estado de São Paulo, por exemplo, foi desenvolvida uma plataforma de teleconsulta que contribuiu na formação e no acompanhamento dos casos de Covid nas UTIs dos hospitais do Estado de São Paulo – um projeto desenvolvido em parceria com áreas dos Governos Federal e Estadual, além de apoio de empresas de tecnologia, e que se expandiu tanto territorialmente como para outras especialidades. Na cirurgia cardíaca pediátrica, por exemplo, como um projeto de acompanhamento do paciente no seu local de origem, preparação do paciente para a cirurgia até a transferência para a cirurgia, e, assim que possível, a contrarreferência ao serviço de origem. Dessa forma, as equipes do hospital de referência (no nível terciário) e do hospital de origem (em geral da atenção secundária) ficam seguras nas transições de cuidado do paciente, pois foi criado um fluxo contínuo e organizado de troca de informações, incluindo a visualização de prontuário e de exames. Melhora a assistência do paciente, mas também ajuda na melhoria do acesso ao liberar mais rapidamente leitos de alta complexidade para o encaminhamento de novos pacientes.

Estas experiências demonstram, pelo menos, dois elementos estratégicos da agenda de valor proposta por Porter:

- Plataforma de tecnologia de informação proporcionando acesso às informações do paciente por todos os profissionais envolvidos no cuidado e ao próprio paciente, tornando possível a criação de uma base de dados de saúde populacional e sistemas de apoio à decisão
- Organizações em rede, promovendo a troca de conhecimentos e de tecnologias entre os diferentes níveis de assistência em distintos espaços geográficos. Não é possível ter um centro de alta complexidade em cada esquina: é caro, não garante volume de atendimento, preceito básico para manutenção da excelência e existem tecnologias leves que esse nível não domina, que são da atenção primária.

Níveis assistenciais

A partir de uma Portaria Ministerial de 2010, o Sistema Único de Saúde apresenta um referencial para o enfrentamento das condições crônicas, estabelecendo o conceito de Redes de Atenção à Saúde

(Box 2.1). Para a sua composição nos diferentes territórios de saúde, a população e suas necessidades passam a determinar a oferta de serviços e a prestação de serviços especializados, que devem ocorrer em locais adequados. A coordenação das Redes deve ficar sob a responsabilidade da Atenção Primária e os hospitais, como centros de média e alta densidades tecnológicas, são pontos de atenção de várias redes temáticas, atuando nas condições agudas e nos momentos de agudização das condições crônicas. Passam a ter um papel de estabelecer diretrizes clínicas a atuar na gestão da clínica e nos processos de substituição.

Box 2.1 Conceito de redes de atenção à saúde.

Redes de Atenção à Saúde

Organizações poliárquicas de conjuntos de **serviços de saúde**, vinculados entre si por uma **missão única**, por objetivos comuns e por uma ação cooperativa e interdependente, que permitem ofertar uma **atenção contínua e integral** a determinada população, coordenada pela atenção primária à saúde – prestada no tempo certo, no **local certo** e de forma humanizada – e com responsabilidades sanitárias e econômicas por esta **população**.

Fonte: Mendes, 2007.

Nesse modelo, a definição de papéis de cada nível de atenção torna-se fundamental para o funcionamento do sistema e para o direcionamento dos pacientes nas respectivas linhas de cuidado (Box 2.2 e Figura 2.6):

- **Atenção Primária:** é o primeiro nível de contato dos indivíduos, da família e da comunidade com o sistema de saúde, constituindo o primeiro elemento de um processo de atenção continuada, exercendo o papel de coordenador e integrador da assistência nos outros níveis
- **Atenção Secundária:** formada pelos serviços especializados em nível ambulatorial e hospitalar, com densidade tecnológica intermediária entre a atenção primária e a terciária, historicamente interpretada como procedimentos de média complexidade

- **Atenção Terciária:** formada pelos serviços especializados em nível ambulatorial e hospitalar que envolve alta densidade tecnológica, alto custo e grau de especialização, também chamado de alta complexidade.

Box 2.2 Conceito de Linha de Cuidado Integral em Saúde.

Linha de cuidado integral em saúde

"É a imagem pensada para expressar os fluxos assistenciais seguros e garantidos ao usuário, no sentido de atender às suas necessidades"

· Orienta o percurso dos usuários pelo sistema e dentro dos próprios serviços

· Inclui relações oriundas desse percurso

· Fluxos de referência e contrarreferência

· Pactuação entre os fluxos

· Projeto terapêutico

· Tratar e cuidar

· Processos de trabalho

· Equipes: agrupamento x integração

Fonte: Franco, 2011.

Um dos principais desafios para os sistemas de saúde no enfrentamento das condições crônicas é a garantia da continuidade do cuidado. Se pensarmos na linha de cuidado do paciente oncológico, por exemplo, como demonstrado na Figura 2.7: a suspeita do câncer ocorre com maior frequência no nível primário, por meio de programas de rastreamento ou em uma consulta de um médico generalista. Ou, ainda, no nível secundário, por alguma condição aguda, como um atendimento de emergência, cirurgia ou achado de exame. Para confirmar o diagnóstico com o exame anatomopatológico – biópsia –, o paciente precisa mudar de nível de atenção, com procedimentos e exames de média complexidade. Nesse momento da jornada, pode enfrentar filas de espera que, dependendo do tempo e do tipo de câncer, pode ser fator de piora de prognóstico. Com o diagnóstico em mãos, inicia outro desafio: conseguir uma vaga em um serviço especializado de oncologia, no nível terciário.

Contudo, o jogo não acaba quando finalmente consegue um lugar para estadiamento e tratamento. Como condição crônica, o tratamento e o acompanhamento dos pacientes oncológicos têm longa duração e intercorrências. Estas últimas, em geral, ocorrem longe do centro especializado e geram demanda para as atenções primária e secundária, que precisam ter acesso aos dados do paciente e treinamento no manejo desse tipo de paciente. Ainda podem surgir necessidades de procedimentos de reabilitação, manejo da dor e de cuidados paliativos.

Como, então, estabelecer ligações nessa rede de atenção que envolve diferentes serviços com diferentes competências e tecnologias, de forma que o paciente não se sinta em um jogo de *videogame*, tendo que vencer cada etapa com muito esforço e incertezas?

Regulação assistencial

Em um primeiro nível de organização dessa rede, a regulação assistencial pode ser um instrumento de gestão importante para a garantia do acesso de qualidade, promovendo o equilíbrio entre necessidade, oferta e demanda. É uma forma de garantir o atendimento certo, no local e no momento certos. Um conjunto articulado de estruturas organizacionais, chamadas de centrais de regulação, seja ambulatorial, de regulação hospitalar ou de urgência e emergência, compõe o que pode ser chamado de Complexo Regulador. Esse modelo é aplicável no Sistema Único de Saúde, nos diferentes níveis de gestão (municipal, estadual e federal), mas também é adotado nos sistemas privados de empresas de saúde verticalizadas.

O sucesso de um complexo regulador tem como base a identificação de duas realidades, a dos usuários e a dos serviços assistenciais. Por meio de um processo sistemático de identificação e classificação das necessidades dos usuários, pautado por critérios ou protocolos previamente estabelecidos, e ainda considerando o potencial de risco, agravos à saúde, grau de sofrimento e vulnerabilidade, obtém-se uma classificação de riscos da população a ser atendida. Por outro lado, o mapeamento das estruturas e competências da rede assistencial permite o estabelecimento dos protocolos e dos critérios de encaminhamento.

Esses dois elementos constituem a base objetiva para um processo contínuo de negociação e acompanhamento, por meio de indicadores e fóruns e/ou sistemas de avaliação. É essencial considerar a existência de filas de espera, mesmo em cenários de recursos abundantes. Assim como há procedimentos que demandam alto nível de especialização e alta densidade tecnológica, alguns destes ainda em processo de implantação, há situações epidemiológicas que podem alterar o tipo de demanda de saúde, exigindo das estruturas já estabelecidas um período de adaptação. Nesses contextos, um processo ativo de organizar, priorizar e monitorar a relação dos usuários que necessitam de um mesmo atendimento, requer a utilização da classificação de riscos citada anteriormente.

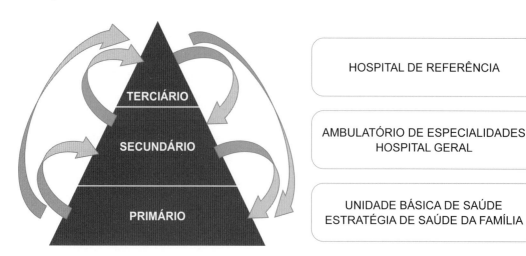

Figura 2.6 Níveis de Atenção à Saúde.

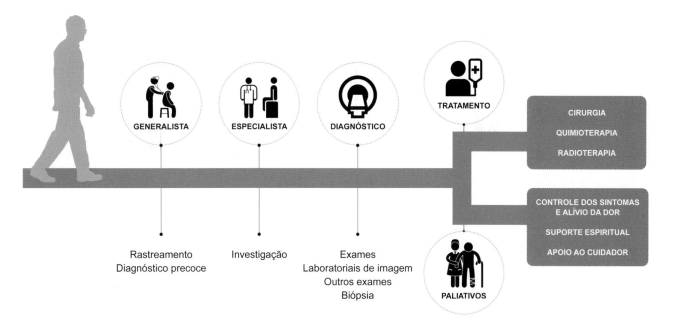

Figura 2.7 Linha de cuidado do paciente oncológico. Fonte: INCA, 2017.

Estabelecer critérios que garantam o tempo de encaminhamento de acordo com a gravidade e o tempo de progressão da doença é essencial para alguns tipos de doenças, principalmente as doenças crônicas. Por isso, algumas centrais adotam estruturas específicas de regulação para alguns conjuntos de doenças, como a oncologia, e para condições de saúde, como redes de apoio ao parto e nascimento.

A regulação também pode exercer o papel de garantir a máxima e melhor utilização dos recursos assistenciais ao esgotar todas as possibilidades nos níveis primário e secundário, racionalizando o máximo possível a estrutura cara e complexa do nível terciário. Se é possível fazer o diagnóstico de um câncer em um serviço secundário, a estrutura terciária poderá dedicar-se ao tratamento de mais pacientes já diagnosticados. Ou, no caso da rede obstétrica, uma gestante de risco quer ter a garantia de um leito especializado, com todo o suporte neonatal, no momento de seu parto. E, ainda, mais um exemplo, para alguns casos de cirurgia cardíaca, o preparo do paciente pode ocorrer em um hospital secundário.

Segundo a agenda de valor de Porter e Lee, o caminho para que as organizações trabalhem de forma integrada e mantenham o foco na jornada do paciente passa por quatro elementos (Figura 2.8):

- Definição do escopo de cada serviço – quem vai fazer o quê?
- Concentração de volume em poucos serviços, principalmente para procedimentos de alta complexidade
- Escolha do melhor local para cada linha de serviço – não necessariamente o mais próximo de sua casa, mas o de melhor qualidade e excelência
- Integração do cuidado entre os locais de atendimento – daí a importância de uma central de regulação eficiente.

Nesse modelo, as unidades de maior complexidade têm também o papel de expandir o conhecimento para as unidades mais afastadas geograficamente delas, mas mais próximas da vida do paciente. No chamado modelo *Hub-and-Spoke*, a unidade central e as unidades afastadas geograficamente funcionam sob a mesma gestão, contemplando alguns procedimentos como parte do processo. Já no modelo de Afiliação Clínica, as unidades se relacionam em parcerias, encaminhando casos mais complexos e recebendo os mais simples. Para ambos, a base do relacionamento é o estabelecimento de protocolos que são disseminados para a toda a cadeia, com sistemas de treinamento e acompanhamento de sua execução. Um hospital oncológico, por exemplo, pode ter uma unidade afastada de quimioterapia e radioterapia ou de cuidados paliativos. A Figura 2.9 ilustra os sistemas integrados de atendimento.

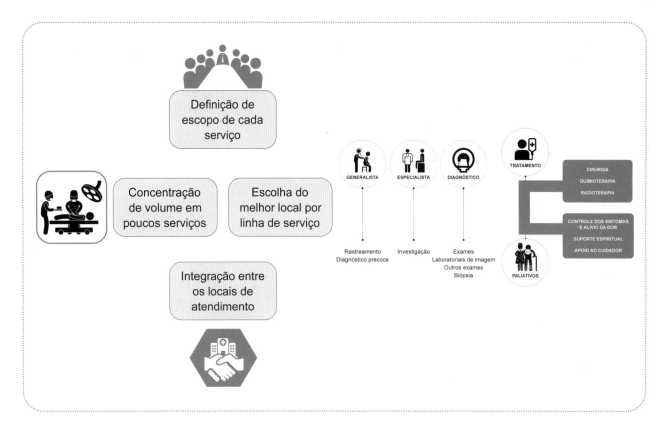

Figura 2.8 Sistemas integrados de atendimento. Fonte: Porter e Lee, 2013.

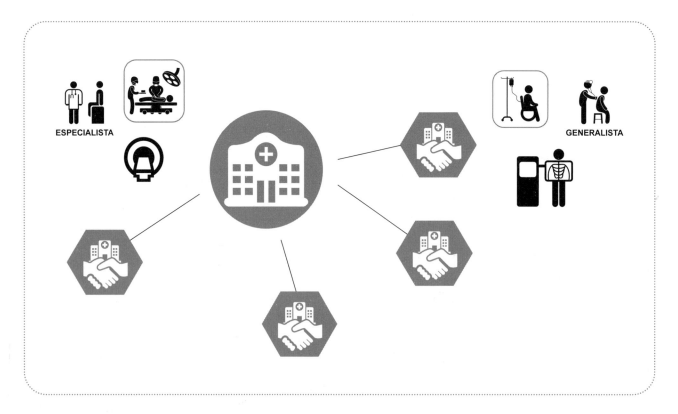

Figura 2.9 Sistemas integrados de atendimento. Hub-and-spoke e afiliação clínica. Fonte: Porter e Lee, 2013.

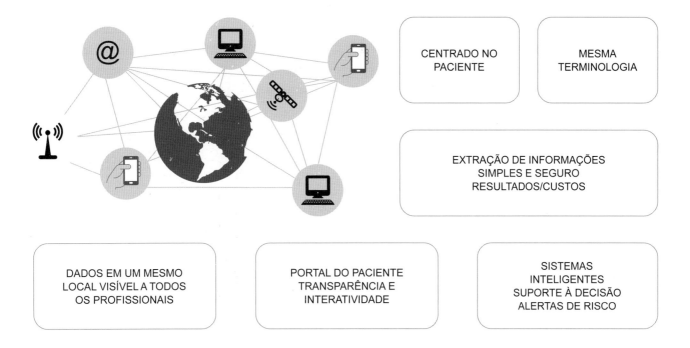

Figura 2.10 Plataforma de tecnologia de informação de paciente. Fonte: Porter e Lee, 2013.

Outro fator que constitui a base para sistemas de atenção integrados é a troca de informações dos pacientes. Os dados do paciente devem estar em um local visível a todos os que participam do cuidado. O prontuário em papel não permite isso, mas a tecnologia atual, sim. Entretanto, alguns elementos, inclusive conceituais, de manejo dos dados de prontuário do paciente, precisam ser considerados, como um sistema centrado no paciente que preveja transparência e interatividade, ou seja, um portal do paciente para que ele também possa ter acesso às informações e interagir (Figura 2.10).

Transição do cuidado

Estabelecidos os papéis e as regras da rede assistencial, é preciso ampliar e aprofundar o olhar no nível processual e entender quais elementos permitem que todas essas mudanças de níveis assistenciais e/ou unidades aconteçam de forma segura para o paciente. A transição do cuidado é o momento de passagem de responsabilidades e cuidados que, realizado de forma segura, garantirá a continuidade da assistência e a participação do paciente no autocuidado.

Inúmeros estudos têm comprovado a melhoria da qualidade assistencial, a redução de custos e de reinternações e a adesão melhor ao tratamento quando os processos de transição do cuidado são realizados de forma adequada, considerando as necessidades dos pacientes.

A mudança de um nível assistencial menos complexo para o mais complexo requer alguns cuidados, principalmente um diagnóstico de acordo com os protocolos estabelecidos. Quanto mais informações sobre o estado do paciente e exames comprobatórios sobre a hipótese diagnóstica ou diagnóstico, mais rapidamente se dará a absorção do paciente no nível mais complexo. Em processos de internação, atrasos nessa transição podem ocorrer, em grande parte, pela falta de leitos, mas também pela baixa qualidade das informações que chegam ao sistema regulador. O aprimoramento dos critérios de encaminhamento aumenta as chances de coordenar o acesso do paciente no local certo e no tempo adequado. Quando se trata de exames ou procedimentos, a gestão da fila também passa pela definição de procedimentos ou condições e o tempo de desenvolvimento das doenças. Por exemplo, entre os cânceres, há os de evolução mais lenta e os mais rápidos. Para estes, a definição de critérios de priorização em filas de procedimentos de biópsias pode ser o fator de melhor prognóstico. Para isso, ter à disposição comitês de especialistas pode ser um diferencial para qualificar o processo e apoiar as decisões dos gestores.

No Estado de São Paulo, por exemplo, foi instituído em 2012 o Comitê de Referência em Oncologia com o objetivo de assessorar o gestor estadual de saúde nos temas que envolvem a assistência e a prevenção do câncer. Formado por representantes dos serviços de referência para SUS, foi realizado um diagnóstico situacional por meio do entendimento da situação epidemiológica, da assistência prestada e da capacidade da rede instalada e estabelecido um Plano de Atenção Oncológica com ações estratégicas nas perspectivas de prevenção, detecção precoce, assistência e cuidados paliativos.

Entre as ações executadas pela Secretaria Estadual de Saúde com apoio do Comitê, a implantação de uma Central de Regulação Oncológica na estrutura de regulação do Estado tem sido um instrumento de melhoria da transição do cuidado e, mais ainda, de gestão da assistência oncológica. O Comitê teve um papel importante no estabelecimento de parâmetros técnicos de encaminhamento, num processo constante de revisão de acordo com a demanda. Por exemplo, no início do funcionamento dessa Central, o maior problema eram as filas cirúrgicas. Muitas ações e investimentos foram feitos para melhorar esse acesso, trazendo resultados, o que deslocou a demanda para a necessidade de encaminhamentos para a oncologia clínica. Esse processo de identificação das necessidades é contínuo e ter um instrumento de gestão que auxilie na identificação e na tomada de decisão aumenta as chances de redução de danos e de atraso no acesso.

Outra ação desenvolvida pelo grupo técnico com o gestor é a definição de critérios que determinem uma situação de alta suspeita de câncer e, com isso, o paciente utiliza uma das vagas reservadas exclusivamente para tal fim, por exemplo, para biópsia de lesões na pele ou colonoscopia. O protocolo define os sinais e sintomas que devem ser considerados para que o paciente receba uma priorização na fila. Com essa definição, as redes assistenciais primária e secundária são capacitadas na identificação e no encaminhamento prioritário, aumentando as chances dos pacientes na briga contra o tempo.

Outro momento crítico para a transição do cuidado é a alta hospitalar. Estudos qualitativos já demonstraram que os pacientes, na sua maioria, não estão preparados para o autocuidado e/ou não têm acesso a um bom cuidador e/ou, quando têm esse cuidador, ele não tem acesso às informações do plano terapêutico. Para completar, muitos pacientes relatam situações em que recebem, de familiares e amigos, conselhos inadequados para o manejo de sua condição, principalmente das crônicas.

Nesse contexto, a qualidade e a segurança do paciente ficam comprometidas, podendo levar à piora do quadro clínico por erros de medicação ou não identificação de sinais e sintomas de piora. A consequência principal, já relatada em diversos estudos, é o risco de reinternações em alta complexidade, o que reduz as opções da equipe assistencial e aumenta os custos do tratamento.

Em uma publicação de 2006, Coleman *et al.* comprovaram que um profissional de enfermagem com a função de *coach* de transição de cuidados, com as ferramentas e suporte adequados, reduziu as reinternações de forma estatisticamente significante em 30 dias e, com menos diferença, mas ainda assim significativa, em 90 e 180 dias. A redução de custos foi comprovada pela relação entre o custo do programa implementado e o custo das reinternações, deixando clara a vantagem em investir nesse tipo de intervenção.

O modelo foi desenvolvido e acompanhado em uma instituição não lucrativa que cuidava de uma população de mais de 60.000 pessoas com mais de 65 anos. Para dar esse suporte, a rede assistencial contou com um hospital, oito agências de cuidados de enfermagem e uma agência de atenção domiciliar. O modelo foi baseado em quatro pilares:

- Assistência para manejo dos medicamentos

- Registro de dados centrado no paciente – mantido pelo próprio paciente, facilitando a transferência de informações entre serviços

- Acompanhamento com atenção primária ou serviço especializado

- Lista de sinais e sintomas que demonstrem condições de piora e/ou agudização e as instruções de como proceder e para onde levar o paciente.

Para fornecer segurança aos pacientes e cuidadores, dois suportes demonstraram ser fundamentais: o registro pessoal de saúde e as visitas e telefonemas do *coach* de transição. Como foi citado anteriormente, o registro de dados deve estar centrado e mantido pelo próprio paciente. Para isso, deve conter dados essenciais que facilitem a continuidade do cuidado, como lista de problemas ativos, medicações e alergias, diretivas antecipadas de cuidado, lista de sinais e sintomas de piora, além de um espaço para o paciente incluir suas dúvidas e preocupações para levar na próxima consulta com o médico ou esclarecer com o *coach* na próxima visita.

O *coach* de transição foi traduzido, aqui no Brasil, para enfermeiro navegador. Deve ser um facilitador do paciente e de seu cuidador, estimulando-os e capacitando-os ao autocuidado. Entre os processos a que precisam ficar atentos estão a revisão dos medicamentos e reconciliação, auxílio ao paciente para comunicar ou traduzir suas necessidades aos diferentes profissionais de saúde e estímulo do paciente a fazer o que é necessário, trilhando um caminho de independência. Esse profissional inicia seu atendimento ainda no hospital e deve ter um procedimento estabelecido de contatos pós-alta. No modelo descrito por Coleman, pelo menos uma visita domiciliar entre 48 e 72 horas após a alta e um contato (pode ser presencial ou telefônico) uma vez por semana.

No momento da visita domiciliar, a presença do cuidador com o paciente é essencial. É nesse contexto que se faz a revisão de cada medicamento, verificando se o paciente entende a indicação, as instruções de como utilizar e os possíveis efeitos colaterais. Também são identificados sinais e sintomas de alerta que podem piorar a condição do paciente. Quando algum problema que possa afetar o cuidado é identificado, traçam um plano para resolver. Se urgente, já podem ligar para o médico. Se não, podem anotar no Registro de Paciente para esclarecer na próxima consulta.

Entre os profissionais envolvidos no processo de transição do cuidado, a enfermagem tem papel de destaque. Weber *et al.* (2017) identificaram as atividades dos enfermeiros na transição do cuidado do hospital para o domicílio numa revisão integrativa de 2005 a 2015 e as agruparam em cinco categorias, descritas a seguir.

Planejamento de cuidado de alta

Ainda durante a internação são levantadas informações a respeito das condições clínicas do paciente (atual e pregressa), avaliação das condições psicossociais, como identificação de rede de apoio e de cuidadores e as condições de moradia, além das necessidades previstas no pós-alta para garantir a adesão ao tratamento e aos cuidados prescritos. Esses elementos compõem o plano de alta entregue ao paciente no momento da alta hospitalar. São estabelecidos objetivos de curto e longo prazo, com os quais procura-se envolver, além do paciente, sua família.

Auxílio na reabilitação social

Conjunto de ações que visam auxiliar o paciente e a sua família na retomada das atividades diárias, na sua rotina do cotidiano. O enfermeiro tem um papel importante na identificação de elementos psicológicos e cognitivos que possam influenciar a compreensão do cuidado.

Educação em saúde

Mais frequentes e de fácil reconhecimento, as atividades de orientação em relação a dieta, exercícios físicos, uso correto das medicações, interações medicamentosas, reconhecimento de sinais e sintomas de piora do quadro clínico e autocuidado têm como resultados a adesão ao tratamento e a redução de reinternações e mortalidade.

Articulação com os demais serviços

Ainda pouco praticada, a ação de transmitir as informações do paciente para as equipes de atenção primária referência do paciente pode ser realizada de forma muito simples: por meio de uma notificação ao serviço referência sobre a alta do paciente para o domicílio, o envio do plano de alta e um acompanhamento (por telefone ou por sistema informatizado, quando houver) pelo enfermeiro hospitalar das visitas domiciliares da equipe de saúde local.

Acompanhamento pós-alta

Por meio de telefonemas pós-alta, os enfermeiros hospitalares podem avaliar a execução do plano de alta, esclarecer possíveis dificuldades e dúvidas e identificar condições clínicas que requeiram intervenções.

Considerações finais

No contexto brasileiro, os principais desafios estão na adaptação dos modelos assistenciais às mudanças no cenário epidemiológico, contando que ainda temos atrasos na formação de profissionais para a gestão dos sistemas de saúde, seja público ou privado. De positivo, observa-se que todos esses conceitos têm sido presentes nas discussões e nos fóruns de gestão em saúde há algum tempo. Conceitualmente muito se discutia, mas poucas inciativas, e isoladas, eram colocadas em prática. O cenário epidemiológico e econômico não foi tão convincente como a pandemia, que conseguiu acelerar a implantação de alguns modelos. A necessidade se fez presente e ajudou a quebrar barreiras de resistência.

Não precisamos aguardar outro cenário catastrófico para avançar um pouco mais. A formação de bons gestores é um caminho estratégico para tornar o sistema de saúde e seus serviços menos reativos e dar consistência e segurança às devidas mudanças e adaptações regulares para que se continue atendendo às necessidades das pessoas que são sua razão de ser, os pacientes e seus familiares.

Referências bibliográficas

ANAHP. *Livro Branco Brasil Saúde 2019*: saúde e cuidados do amanhã. Caderno Conceitual. ANAHP, 2018.

BRASIL. *Constituição da República Federativa do Brasil*. Texto constitucional promulgado em 5 de outubro de 1988, com as alterações adotadas pelas Emendas Constitucionais n. 1/92 a 44/2004 e pelas Emendas Constitucionais de Revisão n. 1 a 6/94. Brasília: Senado Federal.

BRASIL. Ministério da Saúde. Secretaria Executiva. Departamento de Apoio à Descentralização. *Diretrizes operacionais dos Pactos pela Vida, em Defesa do SUS e de Gestão*. Brasília: Ministério da Saúde, 2006.

BRASIL. Ministério da Saúde. Agência Nacional de Saúde Suplementar. *Regulação & Saúde*: estrutura, evolução e perspectivas da assistência médica suplementar. Rio de Janeiro: ANS, 2002.

BRASIL. Ministério da Saúde. Secretaria de Vigilância em Saúde. Departamento de Análise em Saúde e Vigilância de Doenças não Transmissíveis. *Saúde Brasil 2019*: uma análise da situação de saúde com enfoque nas doenças imunopreveníveis e na imunização/MS. Brasília, MS, 2019.

COHN, A.; ELIAS, P. E. *Saúde no Brasil*: políticas e organização de serviços. 5. ed. São Paulo: Cortez/Cedec, 2003.

COLEMAN, E. A. *et al*. The care transitions intervention – results of a randomized controlled trial. *Archives of Internal Medicine*, v. 166, p. 1822-1828, 2006.

COLEMAN, K.; AUSTIN, B. T.; BRACH, C.; WAGNER, E. H. Evidence on the chronic care model in the new millennium. *Health Affairs*, v. 28, n. 1, p. 75-85, 2009.

DEVER, G. E. A. *A epidemiologia na administração dos serviços de saúde*. Com a especial assistência de François Champagne. Tradução de Luis Galvão Cesar *et al*. São Paulo: Pioneira, 1988.

FRANCO, T. B.; MAGALHÃES JUNIOR, H. M. Integralidade na assistência à saúde: a organização das linhas de cuidado. *O trabalho em saúde*: olhando e experienciando o SUS no cotidiano. 2. ed. São Paulo: Hucitec, 2004.

INCA – INSTITUTO NACIONAL DO CÂNCER. Disponível em: www.inca.gov.br/situação/arquivos/acoes_linha_cuidado.pdf. Acesso em: 4 mar. 2017.

MADI, M. R. *O estabelecimento de uma rede de atenção oncológica*: análise da estrutura de serviços habilitados. 2017. Tese (Doutorado) – Faculdade de Medicina, Universidade de São Paulo, São Paulo, 2017.

MENDES, E. V. *As redes de atenção à saúde*. 2. ed. Brasília: Organização Pan-Americana da Saúde, Organização Mundial da Saúde, Conselho Nacional de Secretários de Saúde, 2011.

MENDES, E. V. *Revisão bibliográfica sobre redes de atenção à saúde*. Belo Horizonte: Secretaria de Estado de Minas Gerais, 2007.

MONTAGNER, M. A.; MONTAGNER, M. I. (org.). *Manual de saúde coletiva*. Curitiba: CRV, 2018.

OMS – ORGANIZAÇÃO MUNDIAL DA SAÚDE. *Cuidados inovadores para condições crônicas*: componentes estruturais de ação: relatório mundial. Brasília, 2003.

PORTER, M. E.; LEE, T. H. The strategy that will fix health care. *Harvard Business Review*, Oct. 2013.

ROCHA, E. A carga global de doença: fonte de informação para a definição de políticas e avaliação de intervenções em saúde. *Revista Portuguesa de Cardiologia*, v. 36, n. 4, p. 283-285, 2017.

SHORTELL, S. M. *et al*. Remaking health care in America. *Hospitals & Health Networks*, v. 70, n. 6, p. 43-48, 1996.

SHORTELL, S. M. *et al*. *Hospital & Health Services Administration*, Chicago, v. 38, 1993.

SILVA, N. E. K. *et al*. Entre fluxos e projetos terapêuticos: revisitando as noções de linhas de cuidado em saúde e itinerários terapêuticos. *Ciência & Saúde Coletiva*, v. 21, n. 3, p. 843-851, 2016.

STARFIELD, Barbara. *Atenção primária*: equilíbrio entre necessidades de saúde, serviços e tecnologia. Brasília: Unesco, Ministério da Saúde, 2002.

WEBER, L. A. F. *et al*. Transição do cuidado do hospital para o domicílio: revisão integrativa. *Cogitare Enfermagem*, v. 22, n. 3, e47615, 2017.

WHO. Global Health Estimates 2020. Disponível em: https://www.who.int/data/global-health-estimates. Acesso em: fev. 2021.

Capítulo 3

Complexo Econômico- -Industrial da Saúde e os Desafios da Gestão das Políticas de Desenvolvimento do Setor de Saúde no País

Carlos Grabois Gadelha
Leandro Pinheiro Safatle

- Transformações econômicas, sociais e tecnológicas recentes e a necessidade de uma visão sistêmica da base produtiva, material e de conhecimento na saúde 35

- As dinâmicas de produção e inovação interdependentes na saúde e o Complexo Econômico-Industrial da Saúde 4.0 36

- Os condicionantes globais do CEIS, a Divisão Internacional do Trabalho e a dependência que vem de fora 39

- A ampliação do serviço de saúde no Brasil e suas vulnerabilidades estruturais 40

- A resposta articulada às vulnerabilidades do SUS e a gestão da política industrial e do Complexo Econômico-Industrial da Saúde 41

- Considerações finais 44

- Agradecimentos e apoio institucional 45

- Referências bibliográficas 45

O Brasil está inserido em um contexto nacional e global de profundas transformações sociais, tecnológicas e econômicas que tendem a impactar cada vez mais o sistema de bem-estar social nacional, e, em particular, o Sistema Único de Saúde (SUS). Junta-se a isso o quadro de crescente complexidade epidemiológica que está se aprofundando. As doenças transmissíveis e as emergências sanitárias tendem a ter uma presença central nas condições de saúde e na pauta do SUS, especialmente em um panorama de mudanças climáticas. O cenário em saúde vai se caracterizar cada vez mais por um contexto de alta complexidade e com um enorme desafio para que o SUS possa se consolidar como um sistema universal.

Trataremos em um primeiro momento das transformações econômicas, sociais e tecnológicas recentes e como elas impactam a saúde. Da mesma forma que o SUS é pensado como sistema, sua base produtiva, material e de conhecimento também precisa ser analisada de modo sistêmico para conseguir captar as interdependências e a interação com o sistema de saúde. Na sequência, serão apresentadas as dinâmicas de produção e inovação interdependentes na saúde e a visão sistêmica do Complexo Econômico-Industrial da Saúde 4.0 (CEIS 4.0), não apenas como uma cadeia produtiva de insumo-produto, mas como um espaço diferenciado e dinâmico de acumulação de capital, com forte participação do Estado na indução e no direcionamento, na regulação e na própria produção de bens e serviços.

Em item seguinte, discorreremos sobre a concentração do sistema produtivo e de inovação internacional na área da saúde, mostrando como não tem havido um processo de superação das reais assimetrias internacionais que historicamente distinguem os países, porque elas refletem a divisão internacional do trabalho, na qual alguns países se tornam meros consumidores de tecnologia, enquanto outros definem o padrão tecnológico vigente. O próximo item aborda a importância de uma série de políticas para o fortalecimento do sistema de saúde brasileiro e das vulnerabilidades que esse sistema sofre, principalmente na dependência externa. Como a base produtiva e tecnológica do Brasil não vem evoluindo à altura das necessidades do acesso universal, a vulnerabilidade aparece.

Por fim, apresentaremos algumas das respostas articuladas que amenizaram esse processo de vulnerabilidade do setor de saúde e as experiências de políticas mais estruturadas de gestão do Complexo Econômico-Industrial da Saúde para tentar articular a ampliação do acesso público a tecnologias em saúde que pressionam a demanda do país por produtos estratégicos.

Transformações econômicas, sociais e tecnológicas recentes e a necessidade de uma visão sistêmica da base produtiva, material e de conhecimento na saúde

As transformações econômicas em andamento nas últimas décadas e as novas tendências sociais e tecnológicas que estão emergindo têm ligações intrínsecas. O papel crescente dos mercados, agentes e instituições financeiras nos sistemas de saúde, em um fenômeno de "financeirização" da saúde (BRAGA, 1985; BAHIA *et al.*, 2016), mostra-se intenso e diferenciado entre os países e as regiões do mundo. O predomínio da lógica financeira reorganiza as forças produtivas e dá contornos ao seu desenvolvimento em várias regiões do globo, com impactos sobre o bem-estar de vários grupos, especialmente dos mais vulneráveis, que não têm acesso aos sistemas de proteção social.

Esse aprofundamento do movimento de internacionalização financeira e concentração do capital apresenta desafios para a articulação e para o desenvolvimento da base produtiva e tecnológica da saúde, particularmente ao esforço de construir capacidades locais. O panorama contemporâneo revela com clareza crescentes assimetrias econômicas e de poder que reiteram o padrão centro-periferia em múltiplos temas e escalas geográficas e afeta direta ou indiretamente o acesso à saúde. A pandemia de Covid-19 deixou isso muito claro, arrefecendo todas essas contradições existentes.

Como desdobramento desses pontos, é visível o vínculo entre os padrões nacionais de desenvolvimento possíveis e os limites estruturais para a concretização de um sistema universal de saúde no Brasil. O atual conjunto de transformações econômicas, sociais e tecnológicas impacta o acesso à saúde, sob o risco de se perpetuarem políticas públicas ineficazes e incompatíveis com o contexto atual que o País vive ou, até mesmo, forma, de modo geral, um bloco de inovações com enorme potencial de revolucionar as bases técnicas do capitalismo, com intenso movimento de automação baseado na utilização de redes de máquinas inteligentes, sem uma apropriação social dos ganhos de produtividade (BELLUZZO, 2014).

A saúde constitui um espaço privilegiado, cognitivo e político para visualizar toda essa dinâmica que se reproduz no campo econômico e social, transformando a base material da produção de bens e serviços e, simultaneamente, podendo gerar exclusão, desigualdade e risco social que abalam os objetivos humanistas de uma vida boa e saudável em âmbito coletivo e individual. A própria história do desenvolvimento do campo da saúde coletiva, da medicina social e da própria concepção do SUS, o maior sistema público universal de saúde do mundo, contou com contribuições marcantes nesse sentido da atuação teórico-prática de intelectuais orgânicos como Mario Magalhães da Silveira, Sérgio Arouca, Hésio Cordeiro, Cecília Donnangelo, Carlos Gentille de Mello, entre outros (HOCHMAN; LIMA, 2015).

Essa tradição da saúde coletiva e da medicina social aliou diagnóstico e inteligência estratégica, de modo a associar os problemas gerais do subdesenvolvimento brasileiro à questão democrática, ao acesso universal à saúde e à necessidade de políticas dirigidas à redução da dependência associadas aos "insumos em saúde". Essa abordagem mais ampla, que busca integrar os campos da economia política e da saúde coletiva, supera, de um lado, visões reducionistas, economicistas e "técnicas", que se centram apenas em cadeias produtivas e em setores de atividade isolados, e, de outro, visões insuladas do campo da proteção social e do bem-estar e da área da saúde (GADELHA, 2021).

O grande desafio, aqui, é captar, no campo da saúde, a relação entre o desenvolvimento da base produtiva e tecnológica com a sua contribuição para a sociedade de modo equânime, integral e universal. Essa perspectiva sistêmica de integração é uma decorrência natural da visão de saúde coletiva. Se o SUS é pensado como sistema, sua base produtiva, material e de conhecimento também tem que ser analisada de modo sistêmico para captar as interdependências e a interação com o sistema de saúde. Restringir o tema da base produtiva aos "insumos em saúde" significa, inadvertidamente, assumir uma inaceitável relação de que o "bem" industrial é o "insumo" e a saúde, ou mesmo os serviços, é o seu resultado natural, "o produto final" (GADELHA; TEMPORÃO, 2018).

As dinâmicas de produção e inovação interdependentes na saúde e o Complexo Econômico-Industrial da Saúde 4.0

As dinâmicas de produção e de inovação das atividades relacionadas ao campo da saúde são interdependentes e se caracterizam como um sistema que capta a interface entre os sistemas nacionais de saúde e os sistemas nacionais de inovação. O acesso à saúde e as suas relações monetárias de produção são condicionados pela organização do SUS, da Saúde Suplementar e pela relação direta dos usuários na compra de bens e serviços.

Esse ambiente institucional e monetário constitui o substrato social concreto no qual a dinâmica de produção e inovação em saúde se realiza. Assim, o que há é um espaço produtivo e de inovação, que constitui a arena central em que a tensão entre os interesses do capital e os objetivos sociais se concretiza na saúde.

Essa dinâmica produtiva da saúde envolve um espectro amplo de atividades industriais, com um conjunto de setores que adotam paradigmas de base química e biotecnológica; um conjunto de indústrias de base mecânica e eletrônica de materiais; e os serviços, que também se constituem em verdadeiras unidades industriais e tecnológicas, tendo em vista que a produção de um medicamento ou vacina demanda pesquisa clínica no âmbito do serviço de saúde, da atenção primária, dos hospitais, envolvendo a testagem no serviço de diagnóstico.

O conjunto de mudanças tecnológicas em marcha aprofunda ainda mais essa dinâmica interativa, que tende a transformar radicalmente a saúde, tanto em sua base social como produtiva. Esses efeitos do progresso tecnológico na saúde têm potencial de erodir as fronteiras entre campos do conhecimento, entre o mundo biológico e o material e entre os setores relacionados à produção de bens e aos serviços para a saúde, provocando uma radicalização do caráter sistêmico da saúde (GADELHA, 2021).

Além do mais, o avanço da Quarta Revolução Tecnológica e de suas tecnologias tem na saúde um espaço privilegiado de desenvolvimento e de interação, trazendo enormes ameaças e potencialidades (SCHWAB, 2017; WORLD ECONOMIC FORUM, 2019; GADELHA, 2019). O progresso tecnológico na saúde tem um potencial expressivo para aprimorar a qualidade de vida. As oportunidades que o progresso tecnológico pode proporcionar para a saúde são inúmeras, como o desenvolvimento de uma vigilância epidemiológica mais inteligente, uma atenção primária que aproveite as tecnologias digitais para ampliar as ferramentas dos profissionais de saúde na ponta, bem como para uma atenção de alta complexidade apoiada na genômica, entre outras.

Por outro lado, esse progresso também pode trazer o risco imenso da perda de uma visão coletiva da saúde e de solidariedade, baseada em uma hipertecnificação e maior segmentação do cuidado para com a saúde. Isto porque a ciência, a tecnologia e a inovação não são neutras. A direção da inovação é dada pela sociedade e, portanto, pode gerar benefícios, mas também aumentar a fragmentação, a exclusão e a desigualdade, de acordo com o padrão e a direção do progresso técnico e de seu uso social.

As transformações tecnológicas, produtivas e institucionais provocam também mudanças importantes e profundas no mundo do trabalho e do emprego. O surgimento de novas ocupações, competências, capacitações e formas de contratação afeta a questão do trabalho e do emprego de forma decisiva, ainda mais em atividades ligadas à saúde e ao cuidado, que se mantêm como uma das grandes geradoras de ocupações qualificadas no País.

A escala vertiginosa da interconectividade da informação entre pessoas e com o mundo produtivo real, físico e biológico, é outra das características decisivas que a Quarta Revolução Tecnológica traz para a saúde. Seu impacto nas formas de produção, inovação e consumo em saúde condiciona o cuidado e o acesso universal, mantendo uma perspectiva rigorosa da inovação como um processo de transformação política, econômica e social.

É por isso que, a esses três sistemas interdependentes, citados acima (sistema de base química e biotecnológica, mecânica e de materiais e de serviços), é preciso somar a principal característica recente: o subsistema de informação e conectividade, que é transversal aos demais sistemas, com inteligência artificial, *big data*, informação genômica, entre outros avanços totalmente integrados à saúde. Vivenciamos o momento em que nenhuma empresa e nenhuma política pública podem ser feitas sem as ferramentas de informação e de conectividade.

Como exemplo da importância do subsistema de informação e conectividade para população está a atenção básica. Não se pode prestar atenção básica de qualidade apenas com conhecimentos elementares. Atualmente, há a necessidade de indicadores e de dados que mostrem, por exemplo, que a população está sob risco ou se a variante de determinado vírus está se disseminando. É preciso ter inteligência preditiva e compreender que a saúde não é individual, e sim coletiva. Esse subsistema de informação envolve tanto as atividades das grandes empresas de saúde quanto as políticas nacionais de Estado.

A percepção de que a saúde faz parte de um complexo sistêmico fica muito clara na atual pandemia da Covid-19: se não conhecemos a população na atenção primária, se não temos vacina, ventilador, se não há teste para diagnóstico, tratamento ambulatorial, distribuição de produtos, profissionais especializados e treinados e todas essas atividades interconectadas em um sistema de informação inteligente, não há acesso à saúde. Isso mostra como a ciência e a tecnologia da Quarta Revolução Tecnológica estão presentes como um quarto subsistema, que está articulando e norteando as ações da saúde (GADELHA, 2021).

Esse espaço institucional, político, econômico e social, no qual se realizam a produção e a inovação em saúde com interação interdependente é o que define o Complexo Econômico-Industrial da Saúde (CEIS) e, com a erosão das fronteiras entre setores e campos do conhecimento advinda das transformações tecnológicas em curso decorrentes da Quarta Revolução Tecnológica complexificando e radicalizando o caráter sistêmico da saúde, tem-se o Complexo Econômico-Industrial da Saúde 4.0 (CEIS 4.0) (Figura 3.1).

A abordagem sistêmica do CEIS 4.0 lida, assim, simultaneamente, com a perspectiva da saúde como direito inerente à cidadania e como espaço estratégico de desenvolvimento da base produtiva e tecnológica, de criação de valor e de geração de investimento, renda, emprego, conhecimento e inovação. Desprovidas de políticas que garantam a soberania nacional na produção e inovação em saúde, a expansão do SUS caminha com a ampliação das restrições externas, gerando obstáculos à sustentação do crescimento econômico e à universalização do acesso à saúde. O papel do Estado, portanto, é central tanto nas políticas de promoção e regulação para garantir os objetivos da capacitação produtiva e tecnológica quanto no acesso universal, superando a oposição simplista entre Estado e mercado (GADELHA, 2021).

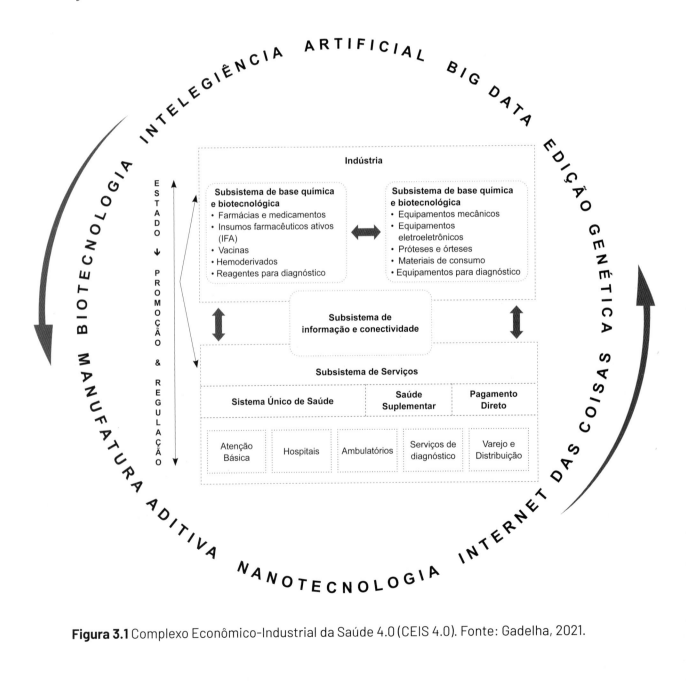

Figura 3.1 Complexo Econômico-Industrial da Saúde 4.0 (CEIS 4.0). Fonte: Gadelha, 2021.

Os condicionantes globais do CEIS, a Divisão Internacional do Trabalho e a dependência que vem de fora

O sistema produtivo e de inovação internacional na área da saúde é concentrado e segmentado. São poucos os países que produzem inovação e conhecimento. O próprio fenômeno recente da globalização ajudou nessa divisão internacional do trabalho ao se notabilizar por uma marcada aceleração na frequência e na intensidade das interações entre os países do mundo, envolvendo o setor financeiro, as comunicações e os transportes e a organização assimétrica das cadeias globais de valor (GADELHA et al., 2021).

Não tem havido um processo de superação das reais assimetrias internacionais que historicamente distinguem os países chamados desenvolvidos dos demais, sendo válida a tradicional percepção estruturalista da conformação de uma clara relação centro-periferia no âmbito do sistema global, notadamente no que toca à moeda, ao conhecimento, às tecnologias e às relações de poder, manifestadas na defesa e, também, em áreas estratégicas críticas como a saúde (GADELHA et al., 2021).

Isso ocorre porque a situação de assimetria global, que exclui estruturalmente países, regiões e populações do acesso à saúde, é um reflexo também de uma divisão internacional do trabalho na qual alguns países se tornam meros consumidores de tecnologia, enquanto outros definem o padrão tecnológico vigente, o que os leva a deter um domínio geopolítico que incide sobre as políticas públicas, inclusive as de saúde (GADELHA et al., 2018).

Nas palavras de Celso Furtado, "os países que começaram pelo caminho certo tenderam a uma diversificação na economia, enquanto outros se especializaram na produção de matérias-primas, absorvendo muito pouco progresso técnico" (FURTADO, 2003). A análise da divisão internacional do trabalho fornece fatores para ajudar a entender por que alguns países ficam para trás, enquanto outros podem avançar. Pode-se perceber que há uma relação muito próxima entre a estrutura produtiva, os menores níveis de desigualdade e o potencial para promoção do bem-estar.

A dependência não é só do presente, mas também do futuro. A crise pandêmica da Covid-19 tende, por exemplo, a acentuar o desequilíbrio estrutural de acesso e desenvolvimento de tecnologias. Isso porque o grande argumento da promoção das cadeias globais de valor e aprofundamento da divisão internacional do trabalho seria o da eficiência e da capacidade que os países têm para adaptar rapidamente a produção em casos de alterações na demanda.

Entretanto, envoltos em um ambiente de grande incerteza e de fragilização das dimensões coletivas em âmbito internacional e local, grande parte dos países promoveram exatamente o contrário das visões simplistas ou viesadas da globalização. Foram impostas restrições generalizadas às exportações de produtos essenciais para o combate à Covid-19, o que expôs e acentuou a vulnerabilidade social e econômica das populações e dos países menos desenvolvidos no âmbito das relações internacionais.

As assimetrias relativas à propriedade intelectual também podem reforçar esse caminho, com um padrão que fortalece e acelera seu caráter concentrador em apenas poucos países. Nesse sentido, as trajetórias tecnológicas "naturais" da Quarta Revolução Industrial, se não tiverem ações efetivas, podem amplificar as assimetrias globais no CEIS.

A perpetuação do padrão internacional vigente e a crescente monopolização da produção e da inovação em saúde colocam em xeque, em termos estruturais, essa face liberal da globalização. Uma agenda de desenvolvimento sustentável com padrão inclusivo e mais homogêneo exige considerar essas complexas dimensões geopolíticas e como elas afetam a inovação e o desenvolvimento de cada país, requerendo ações efetivas, e não apenas discursivas, para implementar, de fato, o objetivo meritório da Agenda 2030 de não deixar ninguém para trás (GADELHA et al., 2021).

A ampliação do serviço de saúde no Brasil e suas vulnerabilidades estruturais

A saúde no Brasil tem um forte dinamismo e um alto impacto social. A saúde responde por 9% do Produto Interno Bruto (PIB) do País; 35% dos esforços de ciência e tecnologia; 8 milhões de postos de trabalho direto, podendo chegar a impactar cerca de 20 milhões de empregos diretos e indiretos; 9,2% das remunerações (é um sistema altamente intensivo em empregos formais mais qualificados em bens e serviços); e tem papel decisivo para a entrada do Brasil na Quarta Revolução Tecnológica, que pode, se bem direcionado, proporcionar qualidade de vida, bem-estar e maior sustentabilidade ambiental.

Ao mesmo tempo, a saúde no Brasil tem de lidar com situações críticas e importantes. Nos próximos 20 anos, segundo o IBGE (IBGE, 2018), o Brasil terá um crescimento populacional de 9,5%, acompanhado de uma profunda mudança demográfica e epidemiológica. A população com mais de 60 anos aumentará de 30 milhões para 54 milhões de pessoas, representando mais de 23% dos habitantes. Dentro dessa faixa, as pessoas com mais de 80 anos chegarão a quase 11 milhões de pessoas.

O quadro de crescente complexidade epidemiológica está se aprofundando, com o predomínio das doenças crônicas na carga de doenças, mas sem haver um processo linear de transição (FRENK et al., 1991; ARAÚJO, 2012). As doenças transmissíveis e as emergências sanitárias tendem a ter uma presença central nas condições de saúde e na pauta do SUS, especialmente em um cenário de mudanças climáticas. A violência e outras causas externas, como os acidentes de trânsito, reforçam ainda mais as pressões sobre a gestão e o financiamento do SUS.

É importante destacar também algumas das evoluções na gestão pública. Nestes 20 anos, o SUS vem se fortalecendo, com uma diversidade enorme de políticas. O Marco Legal da Ciência, Tecnologia e Informação (Marco da CT&I) no Brasil propiciou, entre outras coisas, a clareza jurídica de que a inovação é

também papel do Estado. A Lei n. 13.243/2016 ampliou os mecanismos de contratação tecnológica e a transferência de tecnologia para inovação, e o Decreto n. 9.283/2018 regulamentou, em detalhes, os principais meios de contratação de risco tecnológico, entre eles a "Encomenda Tecnológica" (ETEC) utilizada como instrumento para contratação da compra da vacina Oxford/AstraZeneca antes mesmo de o novo produto estar finalizado (HOMMA et al., 2021).

Nesse sentido, o Sistema Único de Saúde (SUS), apesar de ser historicamente subfinanciado, vem de um período importante de ampliação e de diversificação do acesso. Com o avanço da atenção básica, tecnologias novas cada vez mais caras e específicas estão entrando em seu rol de fornecimento. A Comissão Nacional de Incorporação de Tecnologias no SUS (Conitec), criada em 2011, tem papel importante numa maior racionalização desse processo de incorporação e desincorporação de tecnologias. Mesmo assim, há um histórico de desnacionalização e desindustrialização vivido pelo País, que vulnerabiliza o fornecimento de produtos que garantiriam o compromisso constitucional de oferecer saúde integral, universal e gratuita no território brasileiro.

Como a base produtiva e tecnológica do Brasil não vem evoluindo à altura das necessidades do acesso universal, a progressiva expansão da universalidade do Sistema Único de Saúde foi acompanhada de penetração de importações, com a formação de crescentes déficits comerciais. O déficit alto e constante, com o subfinanciamento do SUS, põe em risco a integralidade do serviço de saúde, pois coloca-o à mercê de variáveis macroeconômicas instáveis e voláteis.

A balança comercial em saúde, assim, constitui o maior indicador dessa vulnerabilidade econômica e social. No período 2000/2020, as importações em termos reais saíram de um patamar de US 4 bilhões para um patamar de US$ 15 bilhões, envolvendo fármacos e medicamentos, vacinas, hemoderivados, equipamentos e materiais e reagentes e dispositivos para diagnóstico, sem qualquer aumento expressivo nas exportações. O que se observou nas últimas décadas foi o descompasso entre a ampliação da demanda interna em saúde e a capacidade produtiva local (GADELHA *et al.*, 2021).

O contexto da Covid-19 demonstrou de modo ainda mais cabal essa vulnerabilidade. A questão industrial brasileira apareceu de modo claro não apenas como um problema econômico, mas também como uma questão social que remete para a autonomia de garantir o próprio direito à vida. Também demonstra a perversidade de uma globalização assimétrica em que, para além do discurso benevolente, o que se assistiu foi uma luta mercantilista ferrenha dos países desenvolvidos (GADELHA *et al.*, 2021b).

É clara a importância do conhecimento endógeno para o desenvolvimento do País, apesar das restrições externas. A concentração da inovação em saúde em poucos países vem aumentando as assimetrias e as desigualdades. O economista Celso Furtado já citava que o desenvolvimento do País envolve dimensões múltiplas. Não há desenvolvimento que seja apenas científico, ou apenas econômico, ou apenas social, sem estar vinculado à própria geração de renda e de riqueza que atenda às necessidades da sociedade (FURTADO, 1964).

Ações foram feitas para mitigar o processo de vulnerabilidade do setor de saúde, o que pode explicar em parte a estabilidade da "curva da dependência", ainda que com um patamar elevado. Todavia, a reversão desse patamar apenas pode ser alcançada por uma ação abrangente e duradoura de política industrial articulada com o setor produtivo, uma vez que a ampliação do acesso público a tecnologias em saúde pressiona a demanda por produtos desse setor estratégico ao País.

A resposta articulada às vulnerabilidades do SUS e a gestão da política industrial e do Complexo Econômico-Industrial da Saúde

A diversificação produtiva e o avanço em setores mais dinâmicos, relacionados à demanda por atividades de maior conteúdo tecnológico, estão fortemente associados à demanda do Estado (MAZZUCATO, 2013). Nesse sentido, o uso do poder de compra do SUS de forma mais estruturada e conectada com o processo de desenvolvimento tecnológico para a aquisição mais qualificada de produtos e de tecnologias, podendo também envolver atividades regulatórias que estimulem a produção e a inovação local, além de mitigar parte da situação de vulnerabilidade em que o sistema de saúde brasileiro se encontra, pode ser um importante instrumento de diversificação e de avanço em setores mais dinâmicos da economia. A centralidade nas negociações de grandes volumes, a racionalização do processo de incorporação tecnológica e a capacidade de promoção de um desenvolvimento articulado e sistêmico são condições importantes que foram desenvolvidas para esse fim.

Múltiplas políticas públicas foram enraizadas nesse sentido, no conceito do CEIS, e executadas na última década, demonstrando que o Brasil tem capacidade institucional, científica e produtiva para almejar uma posição menos vulnerável em relação à garantia de acesso à saúde. O exemplo mais consistente, entre os mecanismos formulados nesse marco, é o das Parcerias para o Desenvolvimento Produtivo (PDP). Trata-se de uma colaboração entre instituições públicas geradoras de produtos estratégicos em saúde e de CT&I e empresas privadas destinadas a atender a demandas específicas do SUS e a conferir ao Estado brasileiro poder de barganha suficiente para mitigar parte da dependência tecnológica nacional (GADELHA *et al.*, 2021).

Para que isso fosse possível, foi necessário que o Ministério da Saúde exercesse sua prerrogativa de agente coordenador do SUS, centralizando as aquisições do insumo em questão, ou firmando PDP com produtos cujas compras já ocorriam de forma centralizada. O marco legal dessa medida, pouco enfatizado pela literatura, foi a mudança do artigo 24 da Lei n. 8.666, de 21 de junho de 1993, pela Lei n. 12.715, de 17 de setembro de 2012, que consideramos a "Lei das PDPs". Esta Lei forneceu a segurança jurídica necessária para o uso da contratação direta de produtos estratégicos para o SUS, envolvendo a articulação entre produtores públicos e privados no processo de transferência e desenvolvimento de tecnologia mediante a garantia de compras para atender ao Sistema Único de Saúde, contribuindo para viabilizar o acesso universal, equânime e integral previsto na Constituição Federal brasileira.

Note-se que, estritamente, a PDP é uma encomenda tecnológica de produtos com elevado conteúdo tecnológico e com risco no processo de absorção e desenvolvimento interno, tendo como característica voltar-se a reduzir o enorme hiato tecnológico existente em relação à produção global. Esse formato de articulação produtiva e tecnológica, pautado pelas necessidades sociais, pode ser visualizado na Figura 3.2.

A Figura 3.2 contempla, ainda, o recente avanço institucional de formalização do instrumento de encomenda tecnológica que se diferencia da PDP como voltado para inovações globais de tecnologias ainda não existentes no mercado mundial (BRASIL, 2018). Um exemplo da potência desse instrumento e de suas externalidades está nas vacinas para a Covid-19. O Brasil só estava preparado para produção dessas vacinas porque a Fiocruz e o Butantan tinham capacidade histórica acumulada para articular um projeto em parceria com o setor privado para apropriação tecnológica, desenvolvimento e produção em larga escala, vinculando simultaneamente o Estado, o setor empresarial e as instituições de CT&I em torno de um claro desafio nacional e global.

Sem dúvida, este constitui o exemplo contemporâneo mais importante que confirma a hipótese conceitual do CEIS de que o processo de desenvolvimento é, a um só tempo, um processo econômico e social articulado. No entanto, para esse tipo de processo e de política ocorrer, foi preciso um nível de maturidade institucional que veio de uma série de políticas desenvolvidas que foram evoluindo de forma incremental nas últimas duas décadas.

O Brasil passou por algumas experiências de políticas de desenvolvimento e promoção do setor de saúde nos anos 2000. Em um curto espaço de

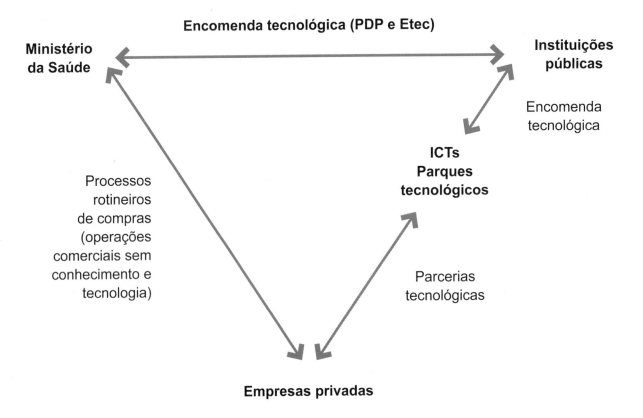

Figura 3.2 O Modelo de PDP e de ETEC. Fonte: GADELHA et al., 2021.

tempo, o País adotou diversas políticas de desenvolvimento industrial no setor de saúde, políticas de ciência, tecnologia e inovação e outras importantes políticas de saúde de garantia ao acesso e aos serviços de saúde. A regulação desse setor também foi bastante alterada, com a criação da Agência Nacional de Vigilância Sanitária (Anvisa) em 1999, a criação da Câmara de Regulação do Mercado de Medicamentos (CMED) em 2003 e por um conjunto de importantes normativos legais criados, como a Lei de Inovação, a Lei de Biossegurança, a Lei de Genéricos e outras.

Muito embora todas essas iniciativas tenham contribuído para o desenvolvimento do setor de saúde no País, faltava a elas um maior grau de articulação e conexão. Havia dificuldades de diálogo entre as políticas industriais, as políticas de inovação e as políticas sociais e de regulação do setor de saúde. Para gerir as diversas ações de desenvolvimento desse setor, foi desenvolvida toda uma estrutura de governança em torno do que ficou conhecido como Grupo Executivo do Complexo Industrial da Saúde (GECIS), que passou a ser o principal fórum de discussão e articulação das políticas industrial, de inovação e de saúde e talvez a principal experiência de articulação e gestão de políticas do CEIS que o País já teve.

O Grupo Executivo do Complexo Industrial da Saúde (GECIS) era a iniciativa mais abrangente e articulada de gestão da política industrial no Brasil. Reunia sete ministérios, o Banco Nacional de Desenvolvimento Econômico e Social (BNDES), agências reguladoras e outros órgãos na coordenação da interação das esferas pública e privada (BRASIL, 2008). Pela primeira vez na história, um ministério da área social coordenava uma política industrial, de inovação e reunia instâncias de política pública, reconhecendo que a saúde é uma área de alta sensibilidade, vulnerabilidade e oportunidade para o desenvolvimento produtivo e tecnológico do País.

Era um grupo interministerial para inovação, produção, desenvolvimento tecnológico em saúde em articulação com a iniciativa privada. O GECIS tinha a função de promover medidas e ações concretas visando à criação e à implementação do marco regulatório brasileiro, referente à estratégia de desenvolvimento do Governo Federal para a área da saúde, conforme apresentado na Figura 3.3.

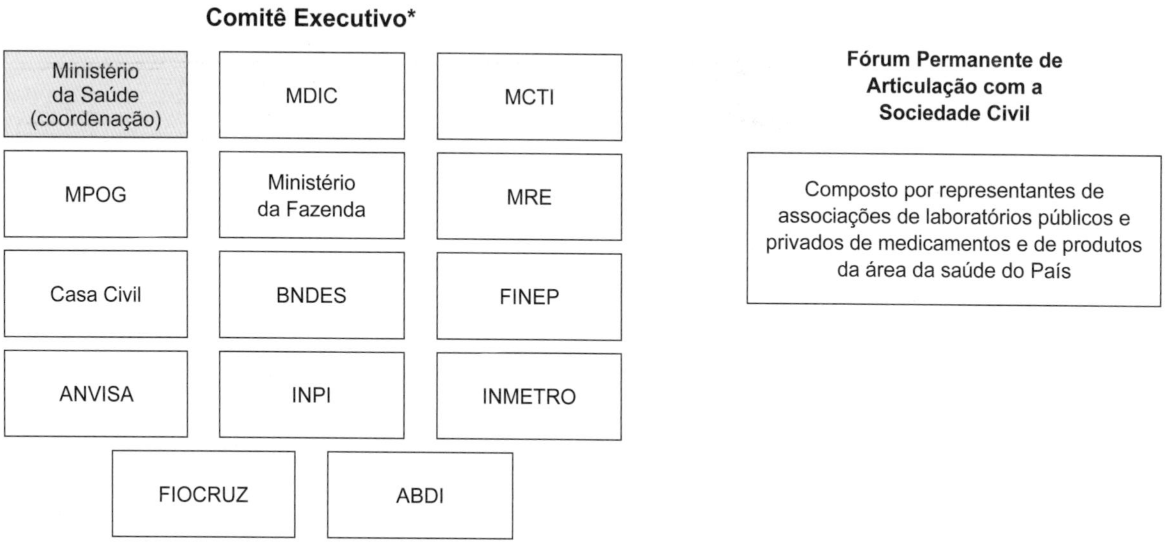

Comitê Executivo*

Ministério da Saúde (coordenação)	MDIC	MCTI
MPOG	Ministério da Fazenda	MRE
Casa Civil	BNDES	FINEP
ANVISA	INPI	INMETRO
FIOCRUZ	ABDI	

Fórum Permanente de Articulação com a Sociedade Civil

Composto por representantes de associações de laboratórios públicos e privados de medicamentos e de produtos da área da saúde do País

Figura 3.3 A governança do Grupo Executivo do Complexo Industrial da Saúde (GECIS). Observação: O Plano Brasil Maior absorveu o GECIS, manteve o Comitê Executivo e transformou o Fórum Permanente de Articulação com a Sociedade Civil em Conselho de Competitividade da Saúde. Fonte: Elaboração própria, a partir do Decreto de 12 de maio de 2008 da Presidência da República (BRASIL, 2008).

*Participavam do Comitê Executivo coordenado pelo Ministério da Saúde: Casa Civil da Presidência da República, Ministério de Ciência e Tecnologia, Ministério do Desenvolvimento, Indústria e Comércio Exterior, Ministério da Fazenda, Ministério do Planejamento, Ministério das Relações Exteriores, Agência Brasileira de Desenvolvimento Industrial (ABDI), Agência Nacional de Vigilância Sanitária (Anvisa), Banco Nacional de Desenvolvimento Econômico e Social (BNDES), Financiadora de Estudos e Projetos (Finep), Instituto Nacional de Propriedade Industrial (Inpi), Fundação Oswaldo Cruz (Fiocruz) e Instituto Nacional de Metrologia, Normalização e Qualidade Industrial (Inmetro).

O GECIS tornou-se o principal fórum de participação e articulação do setor de saúde do País e, consequentemente, também o *locus* onde se deu o redesenho do setor. No entanto, essa instância que ajudava na gestão de todo o CEIS foi desativada em 2017 e definitivamente extinta em 2019. No início de 2018, o próprio Departamento do Complexo Industrial e Inovação em Saúde do Ministério da Saúde foi rebaixado para uma coordenação. Nesse ínterim, veio a crise da Covid-19, que mostrou a fragilidade dessa decisão.

O País precisava desse nível de articulação que o GECIS tinha para lidar com a crise. Foi necessário que tanto órgãos públicos quanto empresas privadas atuassem de forma articulada com os governos para abastecer a enorme demanda de equipamentos de proteção individual (EPIs), medicamentos, testes e equipamentos médicos. Sem o GECIS não foi possível reunir os produtores, sinalizar compromissos plurianuais e colocar a questão da responsabilidade em relação ao SUS e à demanda pública, à semelhança do que países europeus, asiáticos e os Estados Unidos fizeram. A iniciativa de reunir os principais atores do CEIS em um fórum de governo e sociedade civil favorecia um ambiente de previsibilidade e de representação, e era possível ensaiar alguma coesão entre as partes a partir da redução das assimetrias de informação e da convergência das estratégicas públicas e privadas em torno de compromissos pactuados (GADELHA *et al.*, 2021).

▍ Considerações finais

A experiência brasileira mostra que é possível articular o mundo da economia e da inovação com o mundo da vida social e da sustentabilidade ambiental. Saúde é qualidade de vida e representa um padrão de inovação e de produção que pode ser sustentável e equânime. Ao mesmo tempo, fornece oportunidades de investimento e de geração de emprego e renda, permitindo superar falsas dicotomias.

Há um acúmulo de trabalhos e experiências concretas que permitiu a construção de instrumentos e políticas públicas para fomentar o desenvolvimento produtivo em atividades do CEIS, ao mesmo tempo que garantiu maior sustentabilidade ao SUS. Os desafios ainda são muitos. Dadas as transformações globais e as oportunidades que o progresso tecnológico aponta, torna-se essencial investigar quais devem ser as formas de atuação do Estado em uma nova geração de políticas públicas que permitam a coordenação e o desenvolvimento das atividades do CEIS de forma a assegurar o acesso universal à saúde no Brasil.

CEIS e SUS se apresentam como dois lados de uma mesma moeda no caminho da superação da condição de dependência estrutural para o desenvolvimento econômico e para a garantia dos direitos constitucionais. A visão do complexo da saúde como um sistema produtivo integrado é essencial para a concepção de novas políticas industriais que saiam da lógica simplesmente setorial para outra voltada ao atendimento das necessidades sociais que requerem uma abordagem sistêmica, por problemas e desafios nacionais (GADELHA, 2016; MAZZUCATO *et al.*, 2018; MAZZUCATO, 2019; MAZZUCATO, 2021).

O SUS pode, assim, afirmar-se como um poderoso polo de modernização tecnológica do País, com alto impacto no bem-estar. De certa forma, a abordagem adotada para pensar a saúde remete à necessidade de repensar e de avançar na concepção de um novo Estado que se atualize para enfrentar os desafios do futuro. A saúde se coloca como grande saída para o Brasil ter um padrão de desenvolvimento baseado na ciência, na tecnologia e na inovação para a população. E é uma área-chave para entrarmos de modo não dependente na Quarta Revolução Tecnológica e garantir o acesso universal à saúde para a nossa população.

▍ Agradecimentos e apoio institucional

Os autores agradecem o apoio dos pesquisadores Felipe Kamia, Gabriella Maretto, Juliana Moreira, Karla Montenegro e Marco Nascimento, do Centro de Estudos Estratégicos da Fiocruz Antônio Ivo de Carvalho (CEE/Fiocruz), nas discussões sobre o tema de políticas públicas para o Complexo Econômico-Industrial da Saúde.

Esta linha de trabalho conta com o apoio do projeto da Fiotec/Fiocruz: "Desafios para o Sistema Único de Saúde no contexto nacional e global de transformações sociais, econômicas e tecnológicas – CEIS 4.0".

▍ Referências bibliográficas

ARAÚJO, J. D. de. Polarização epidemiológica no Brasil. *Epidemiologia e Serviços de Saúde*, v. 21, n. 4, p. 533-538, dez. 2012.

BAHIA, L. *et al.* From health plan companies to international insurance companies: changes in the accumulation regime and repercussions on the healthcare system in Brazil. *Cadernos de Saúde Pública*, v. 32, p. e00154015, 3 nov. 2016.

BELLUZZO, L. G. A internacionalização recente do regime do capital. *Carta Social e do Trabalho*, Campinas, n. 27, p. 2-13, jul./set. 2014.

BRAGA, J. C. de S. *Temporalidade da riqueza:* teoria da dinâmica e financeirização do capitalismo: Campinas: Unicamp – Instituto de Economia, 1985 (Coleção Teses.)

BRASIL. Presidência da República. Lei n. 8.666/2012, de 21 de junho de 1993. Regulamenta o art. 37, inciso XXI, da Constituição Federal, institui normas para licitações e contratos da Administração Pública e dá outras providências. Disponível em: http://www.planalto.gov.br/ccivil_03/leis/l8666cons.htm. Acesso em: 12 jan. 2022.

BRASIL. Presidência da República. Decreto não numerado de 12 de maio de 2008. Cria, no âmbito do Ministério da Saúde, o Grupo Executivo do Complexo Industrial da Saúde – GECIS, e dá outras providências. Disponível em: http://www.planalto.gov.br/ccivil_03/_Ato2007-2010/2008/Dnn/Dnn11578.htm. Acesso em: 12 jan. 2022.

BRASIL. Presidência da República. Lei n. 12.715, de 17 de setembro de 2012. Institui o Programa Nacional de Apoio à Atenção Oncológica – Pronon e o Programa Nacional de Apoio à Atenção da Saúde da Pessoa com Deficiência – Pronas/PCD, promove alterações em diversas leis e dá outras providências. Disponível em: http://www.planalto.gov.br/ccivil_03/_Ato2007-2010/2008/Dnn/ Dnn11578.htm. Acesso em: 12 jan. 2022.

BRASIL. Ministério da Indústria, Comércio Exterior e Serviços. Comex Stat. (Portal eletrônico). Disponível em: http://comexstat.mdic.gov.br/pt/home. Acesso em: 18 dez. 2020.

FRENK, J. *et al.* La transición epidemiológica en América Latina. *Boletín de la Oficina Sanitaria Panamericana (OSP)*, v. 111, n. 6, p. 12, 1991.

GADELHA, C. A. G. Política industrial, desenvolvimento e os grandes desafios nacionais. *In:* LASTRES, H. M. M.; CASSIOLATO, J. E.; LAPLANE, G.; FERNANDO, S. (org.). *O futuro do desenvolvimento.* Campinas: Unicamp, 2016. p. 215-351.

GADELHA, C. A. G. Os desafios de uma tecnologia que sirva ao humano e não que se sirva do humano (Entrevista concedida a João Vitor Santos). *Revista do Instituto Humanitas Unisinos*, ano XIX, n. 544, p. 8-15, nov. 2019.

GADELHA, C. A. G. O Complexo Econômico Industrial da Saúde: por uma visão integrada do desenvolvimento econômico, social e ambiental. O Complexo Econômico-Industrial da Saúde 4.0 no contexto da Covid-19. *Cadernos do Desenvolvimento*, v. 16, n. 28, 2021.

GADELHA, C. A. G. *et al.* Dinâmica global, impasses do SUS e o CEIS como saída estruturante da crise. O Complexo Econômico-Industrial da Saúde 4.0 no contexto da Covid-19. *Cadernos do Desenvolvimento*, v. 16, n. 28, 2021a.

GADELHA, C. A. G. *et al.* O Complexo Econômico-Industrial da Saúde (CEIS): uma nova abordagem da política de desenvolvimento para o Brasil. *In:* RONCAGLIA, A.; BARBOSA, N. (org.). *Bidenomics nos trópicos*. São Paulo: FGV, 2021b.

GADELHA, C. A. G.; KAMIA, F. D.; MOREIRA, J. D. D.; MONTENEGRO, K. B. M.; SAFATLE, L. P.; NASCIMENTO, M. A. de C. Dinâmica global, impasses do SUS e o CEIS como saída estruturante da crise. *Cadernos do Desenvolvimento*, v. 16, n. 28, p. 281-302, 2021.

GADELHA, C. A. G.; TEMPORÃO, J. G. Desenvolvimento, inovação e saúde: a perspectiva teórica e política do Complexo Econômico-Industrial da Saúde. *Ciência & Saúde Coletiva*, v. 23, n. 6, p. 1891-1902, jun. 2018.

HOCHMAN, G.; LIMA, N. T. *Médicos intérpretes do Brasil.* São Paulo: Hucitec, 2015.

HOMMA, A.; FIALHO, B. C.; LEINEWEBER, F.; MONTENEGRO, K.; GADELHA, C. A. G.; BERMUDEZ, Jorge. A crise das vacinas e de insumos e a produção local para enfrentar a pandemia. *In:* BUSS, Paulo Marchiori; BURGER, Pedro (org.). *Diplomacia da saúde.* Respostas globais à pandemia. Rio de Janeiro: Fiocruz, 2021. p. 165-184.

IBGE. Instituto Brasileiro de Geografia e Estatística. *Projeções da população:* Brasil e unidades da Federação, revisão 2018. Rio de Janeiro: IBGE, 2018.

LOACH, K. *The Spirit of '45.* Fly Film Company, Sixteen Films, Film4, 15 mar. 2013.

MAZZUCATO, M. *The entrepreneurial state:* debunking public vs. private sector myths. London, New York, Delhi: Anthem Press, 2013.

MAZZUCATO, M. *The entrepreneurial state:* debunking public vs. private sector myths. Public Affairs, 2019.

MAZZUCATO, M. *Mission economy:* a moonshot guide to changing capitalism. Harper Collins, 2021.

MAZZUCATO, M.; ROY, V. Rethinking value in health innovation: from mystifications towards prescriptions. *Journal of Economic Policy Reform*, v. 22, n. 2, p. 101-119, 2019.

MEDEIROS, C. A. *Inserção externa, crescimento e padrões de consumo na economia brasileira.* Brasília: Ipea, 2015.

SANTOS, W. G. dos. Gênese dos novos partidos da ordem: o Brasil na dança mundial. 30 set. 2018. Disponível em: http://necon.iesp.uerj.br/wp-content/uploads/2018/10/Automação-erevolução-tecnológica.pdf. Acesso em: 20 nov. 2020.

WORLD ECONOMIC FORUM. Health and Healthcare in the Fourth Industrial Revolution: Insight Report. *Global Future Council on the Future of Health and Healthcare, World Economic Forum*, 2019. Disponível em: http://www3.weforum.org/docs/WEF__Shaping_the_Future_of_Health_Council_Report.pdf. Acesso em: 16 mar. 2020.

Capítulo 4

Financiamento da Saúde

Maria Stella Gregori

- Aspectos constitucionais do direito à saúde 49
- O sistema de saúde brasileiro 50
- O financiamento da saúde no Brasil 53
- O reaquecimento do debate da saúde suplementar 56
- Desafios 57
- Considerações finais 58
- Referências bibliográficas 59

Inicialmente, comentar-se-ão as inovações trazidas pela Constituição Federal de 1988 ao ordenamento jurídico, especialmente no que se refere às questões da saúde. Depois, breves palavras sobre como se organiza o sistema de saúde brasileiro. Posteriormente, tratar-se-á como se dá o financiamento da saúde no Brasil, tanto do setor público como do privado. Em seguida, abordar-se-á sobre o reaquecimento do debate referente ao aperfeiçoamento da regulação da saúde suplementar. Por fim, propõem-se alguns desafios para reflexão, que poderão contribuir para o debate, visando à almejada sustentabilidade do setor de saúde suplementar, que permita o acesso responsável aos cuidados da saúde, a melhoria da qualidade assistencial, bem como a racionalização de custos.

Aspectos constitucionais do direito à saúde

Preliminarmente, é importante conceituar o que vem a ser saúde que, para a Organização Mundial de Saúde, é "um estado de completo bem-estar físico, mental e social, e não apenas a ausência da doença ou enfermidade".

Fato humano decorrente da constituição e do funcionamento da biologia humana, a saúde se insere no regramento jurídico da sociedade como um direito social.

A Constituição Federal brasileira, de 5 de outubro de 1988, inaugura uma nova era, ao recolocar a sociedade no plano democrático. Conhecida como Constituição Cidadã, representa o marco jurídico da institucionalização da democracia e dos direitos humanos. Ela consagra as garantias, os direitos fundamentais e a proteção de setores vulneráveis da sociedade brasileira, ao asseverar os valores da dignidade da pessoa humana como imperativo de justiça social. Ao dispor sobre a ordem econômica, fixou o papel do Estado como agente normativo e regulador e como executor subsidiário de atividades econômicas.

A Constituição determina que a ordem econômica será regida pelos primados da livre concorrência, da função social da propriedade, da redução

de desigualdades, da defesa do meio ambiente e do consumidor. Destaca como princípio maior a dignidade da pessoa humana, postulado que norteia a interpretação de todos os direitos e garantias conferidos ao indivíduo e à coletividade.

No que tange à saúde, nossa Constituição é bastante moderna e de largo alcance social ao elencar o direito à saúde no rol dos direitos sociais em seu art. 6º, mas foi além ao ampliar os horizontes de cobertura dos riscos sociais, como forma de conquista do bem-estar coletivo. Ademais, a temática da saúde percorre diversos pontos do Texto Constitucional, como garantia no âmbito das relações de trabalho (art. 7º, XXII); também trata de estabelecer competências, comuns e concorrentes, para a União, os Estados e os Municípios, a fim de dar consecução às políticas públicas de saúde (arts. 23, II; 24, XII; e 30, VII), fixando sua forma de financiamento (arts. 165, III; 167, IV; 195; 198, §§ 1º a 3º; e 212, § 4º), bem como determinar a adoção de programas particularmente voltados para crianças e adolescentes, idosos e portadores de deficiência (arts. 208, VII; e 227, § 1º).

A saúde tomou parte da definição de seguridade social, em seu art. 194, como "um conjunto integrado de ações de iniciativa dos Poderes Públicos e da sociedade, destinadas a assegurar os direitos relativos à saúde, à previdência e à assistência social".

Saúde é, pois, um direito social básico, fundado nos princípios da universalidade, equidade e integralidade. Segundo o art. 196, "saúde é direito de todos e dever do Estado, garantido mediante políticas sociais e econômicas que visem à redução do risco de doença e de outros agravos e ao acesso universal e igualitário às ações e serviços para sua promoção, proteção e recuperação". Nesse sentido, a política estatal na área de saúde deve proporcionar o acesso a todos, propiciando a redução de desigualdades e não podendo criar quaisquer distinções entre os brasileiros e estrangeiros residentes no País.

A Constituição trata as ações e os serviços de saúde com o enfoque do bem-estar social, definindo claramente que o sistema que adotou envolve tanto a participação do setor público como da iniciativa privada na assistência à saúde. A prestação dos serviços pode se dar pelo Estado diretamente, prestado pelo Sistema Único de Saúde (SUS) ou por meio da atuação da iniciativa privada, conforme o seu art. 199, não havendo, portanto, monopólio estatal nesse setor, que poderá, no âmbito do SUS, participar de forma complementar, segundo diretrizes fixadas pelo Poder Público, mediante contrato de direito público ou convênio, tendo preferência, mas não exclusividade, as entidades filantrópicas e as sem fins lucrativos. No entanto, a CF veda, taxativamente, a destinação de recursos públicos para auxílios ou subvenções às instituições privadas com fins lucrativos. Essa proibição estende-se à participação, direta ou indireta, de empresas, ou capitais estrangeiros, na assistência à saúde no País, salvo nos casos previstos em lei. No entanto, dada a sua relevância pública, as ações e serviços de saúde devem ser regulamentados, fiscalizados e controlados pelo Poder Público, segundo o art. 197.

O art. 198 estabelece que as ações e os serviços públicos de saúde integram uma rede regionalizada e hierarquizada e constituem um sistema único, organizado de acordo com as seguintes diretrizes: (i) descentralização, com direção única em cada esfera de governo, devendo obedecer, na sua organização, a integração em nível nacional, conquanto atendidas as peculiaridades regionais; (ii) atendimento integral, com prioridade para as atividades preventivas, sem prejuízo dos serviços assistenciais; (iii) participação da comunidade na gestão do SUS; e (iv) financiamento do SUS por toda a sociedade, direta ou indiretamente, mediante os recursos da seguridade social, provenientes dos orçamentos da União, dos Estados, dos Municípios e do Distrito Federal, além de outras fontes.

Ao tratar do SUS, a Constituição enumera, em seu art. 200, as seguintes atribuições: (i) controlar e fiscalizar procedimentos, produtos e substâncias de interesse para saúde e participar da produção de medicamentos, equipamentos, imunobiológicos, hemoderivados e outros insumos; (ii) executar as ações de vigilância sanitária e epidemiológica, bem como as de saúde do trabalhador; (iii) ordenar a formação de recursos humanos na área de saúde; (iv) participar da formulação da política e da execução das ações de saneamento básico; (v)

incrementar em sua área de atuação o desenvolvimento científico e tecnológico; (vi) fiscalizar e inspecionar alimentos, compreendido o controle de seu teor nutricional, bem como bebidas e águas para consumo humano; (vii) participar do controle e fiscalização da produção, transporte, guarda e utilização de substâncias e produtos psicoativos, tóxicos e radioativos; (viii) colaborar na proteção do meio ambiente, nele compreendido o do trabalho.

Os serviços de assistência à saúde, a cargo do SUS, abrangem toda a área médica, ambulatorial e hospitalar, odontológica e os serviços auxiliares de apoio a diagnóstico e tratamento, prestados segundo as necessidades da população.

Como se denota, o legislador constituinte tratou as ações e os serviços de saúde com o enfoque bastante amplo ao instituir como obrigação do Estado prestá-los, bem como ao assegurar a coexistência dessas atividades à iniciativa privada.

O sistema de saúde brasileiro

O sistema de saúde brasileiro caracteriza-se por seu hibridismo, sendo marcante a interação entre os serviços públicos e a oferta privada na conformação da prestação de serviços de assistência à saúde, dando origem a dois subsistemas. De um lado, está o subsistema público, em que o acesso é disponível a todos os cidadãos brasileiros e estrangeiros residentes no País, que incorpora a rede própria e a conveniada/contratada do SUS, e, de outro, está o subsistema privado, que agrupa a rede privada de serviços de assistência à saúde, neles incluída a prestação direta dos serviços por profissionais e estabelecimentos de saúde, como os médicos, os odontólogos, os hospitais, as clínicas e os laboratórios, ou em caráter suplementar, que se estrutura por meio da intermediação dos serviços de assistência à saúde prestados pelas operadoras de planos de assistência à saúde aos seus consumidores.

O subsistema público

No Brasil, o subsistema público de saúde é prestado por meio do SUS, consolidado pela Constituição

Federal, de acordo com as diretrizes aprovadas na VIII Conferência Nacional de Saúde, realizada em 1986.

O SUS é normatizado pelas Leis n. 8.080, de 19 de setembro de 1990 – Lei Orgânica da Saúde, e n. 8.142, de 28 de dezembro de 1990, que dispõe sobre a participação da comunidade na gestão do SUS e o sistema de transferência de recursos financeiros, capitaneado pelo Ministério da Saúde, pela EC n. 29, de 13 de setembro de 2000, que assegura os recursos mínimos para o financiamento das ações e serviços públicos de saúde, regulamentada pela Lei Complementar n. 141, de 13 de janeiro de 2012, e pela Portaria Consolidada n. 1, de 28 de setembro de 2017. As Normas Consolidadas são orientações específicas, emanadas pelo Ministério da Saúde e pactuadas com as representações nacionais dos Secretários Municipais e Estaduais de Saúde, com vistas à repartição orçamentária entre níveis de governo, atribuição de titularidade para a gestão e a organização do modelo assistencial.

Cabe registrar que a EC n. 95, de 15 de dezembro de 2016, ao tratar do novo regime fiscal, também incluiu que as despesas com serviços públicos de saúde ficarão congeladas por 20 anos.

O SUS é descentralizado e opera por meio das três esferas de governo, federal, estadual e municipal, que compartilham também o financiamento de sua operação.

Os serviços estatais são insuficientes para atender toda a população e podem ser complementados por meio de contratos ou convênios com a iniciativa privada, mas as normas de atuação e os valores de remuneração são estabelecidos pelo Poder Público. Esse braço do subsistema público é chamado de setor privado complementar. Portanto, os prestadores de serviços privados de saúde prestam serviços tanto ao subsistema público como ao privado.

Segundo dados do IBGE (2020), o SUS atende exclusivamente 71,5% da população, cerca de 152 milhões de habitantes.

O subsistema privado

O subsistema tipicamente privado engloba, em menor parte, a prestação direta dos serviços por profissionais e estabelecimentos de saúde ou, na sua maioria, pela intermediação dos serviços, mediante a cobertura dos riscos de assistência à saúde, pelas operadoras de planos de assistência à saúde. Esse sistema, também chamado de supletivo ou suplementar, ocorreu no Brasil, nos primeiros tempos, sem nenhuma presença efetiva do Estado, o que levou esse setor a um crescimento sem qualquer controle ou um acompanhamento mais próximo, gerando muitas reclamações nos órgãos de proteção e defesa do consumidor e inúmeras ações judiciais.

Na década de 1990, percebeu-se a necessidade de intervenção estatal, que culminou com a aprovação da Lei n. 9.656, de 3 de junho de 1998, e das Medidas Provisórias que sucessivamente a alteraram, hoje em vigor a Medida Provisória n. 2.117-44, de 24 de agosto de 2001, que dispõe sobre os planos privados de assistência à saúde, os chamados Planos de Saúde, incluindo, também, nessa terminologia, os seguros-saúde, que aguardam, até hoje, deliberação do Congresso Nacional.

Esse setor, a partir de 2000, passou a se submeter à Agência Nacional de Saúde Suplementar (ANS), agência reguladora vinculada ao Ministério da Saúde, subordinada às diretrizes fixadas pelo Conselho de Saúde Suplementar (CONSU), incumbida de fiscalizar, regulamentar e monitorar o mercado de saúde suplementar, no intuito de inibir práticas lesivas ao consumidor e estimular comportamentos que reduzam os conflitos e promovam a estabilidade do setor. A ANS é dotada de autonomia funcional e independência decisória.

A Lei n. 9.656/1998, conhecida como Lei dos Planos de Saúde, impõe uma disciplina específica para a operação dos planos de saúde. A regulação da saúde suplementar assume três dimensões: a institucional, a econômico-financeira e a cobertura assistencial. A regulação busca reduzir as falhas de mercado, como assimetria de informações entre os atores do setor, e também estabelecer mecanismos que preservem o equilíbrio tanto em relação à sustentabilidade quanto no tocante à competitividade.

As operadoras são classificadas nas seguintes modalidades organizacionais: medicina ou odontologia de grupo, seguradora, cooperativa médica ou odontológica, filantropia, autogestão e administradora de benefícios.

Os planos de saúde são comercializados pelas operadoras de forma individual/familiar, quando o consumidor pessoa física adquire livremente, podendo ou não incluir grupo familiar ou dependentes, ou de forma coletiva, que pode se dar por meio de contratação empresarial, que é aquela que oferece cobertura a uma população delimitada e vinculada a determinada pessoa jurídica por relação empregatícia ou estatutária, ou por meio de contratação por adesão, aquela que oferece cobertura a consumidores vinculados a associações, sindicatos ou entidades profissionais.

A relação entre os consumidores e as operadoras de planos de assistência à saúde está amparada pelo Código de Defesa do Consumidor (CDC). Portanto, os consumidores de planos de saúde têm o direito de ver reconhecidos todos os direitos e princípios assegurados pelo CDC, pela Lei dos Planos de Saúde e sua regulamentação.

A regulação vigente permite os chamados falsos coletivos, que congregam poucas pessoas, isto é, o oferecimento de contratos de planos de saúde coletivos a grupos pequenos de consumidores, a partir de duas pessoas, tendo como contratante uma pessoa jurídica. Esse tipo de contrato é aparentemente coletivo, embora na realidade tenha características de individual, pelo número reduzido de consumidores. No entanto, acabam sendo muito mais onerosos para o consumidor ao longo de sua vigência, pois permitem reajustes financeiros, que não dependem de autorização da ANS; reajuste por sinistralidade, que decorre de aumentos devido à sua utilização e à ausência de regras para a rescisão contratual.

Os planos de saúde podem ser oferecidos pelas operadoras aos consumidores nas segmentações: plano-referência; plano ambulatorial; plano odontológico; plano hospitalar; e plano hospitalar com atendimento obstétrico. Esses tipos de planos podem ser comercializados isoladamente ou combinados entre eles.

No setor de saúde suplementar, as operadoras de planos de saúde oferecem uma rede prestadora de serviços de saúde, isto é, rede assistencial, que são os profissionais de saúde, e estabelecimentos de saúde (hospitais, clínicas ambulatoriais e serviços auxiliares de diagnóstico e terapia [SADT]), que executarão propriamente a assistência à saúde aos seus consumidores, em todos os níveis de atenção, considerando ações de promoção, prevenção, tratamento e reabilitação, por meio de uma rede própria, credenciada ou referenciada.

A ANS, no tocante aos prestadores de serviços de assistência à saúde, regulamentou que a contratação entre eles e a operadora de planos de saúde deve se dar formalmente, por meio de contrato escrito, que será submetido à égide do Código Civil, além de regular parâmetros e indicadores de qualidade da prestação dos serviços de saúde em si, com a criação do Programa de Monitoramento da Qualidade dos Prestadores de Serviços na Saúde Suplementar (PM-QUALISS).

A ANS não tem competência para determinar os reajustes dos prestadores de serviços. Trata-se de relação jurídica comercial entre as operadoras e os prestadores de serviços em saúde e o modelo de remuneração predominante, no Brasil, é o *Fee for Service*, também chamado de conta aberta, centrado no pagamento por procedimento ou serviço, no qual quanto mais se realiza, mais se ganha e estimula o desperdício.

Cabe ressaltar que os serviços privados de assistência à saúde são atividades de natureza econômica e submissos aos primados da dignidade da pessoa humana, da livre concorrência e da defesa do consumidor.

O setor de saúde suplementar nos últimos anos perdeu em torno de três milhões de consumidores, mas, segundo dados da ANS, o mercado, após o início da pandemia da Covid-19, começa a se recuperar lentamente, contando com cerca de 24,8% da população.

O Brasil tem 957 operadoras de planos de assistência à saúde ativas e 76 milhões de consumidores de planos de saúde, sendo 48,2 milhões em planos assistenciais e 27,8 milhões em planos exclusivamente odontológicos; desses, 18,5% são planos individuais e 81,2%, planos coletivos (68,2%

empresariais e 13% por adesão). A maior concentração do setor está na região Sudeste.

A prestação da saúde envolve uma série de peculiaridades que têm impacto econômico e social. Destacam-se o aumento do desemprego e a perda da renda dos consumidores, o envelhecimento da população, somado a uma expectativa positiva de vida mais longa, os custos assistenciais subindo rapidamente em função da vertiginosa incorporação de novas tecnologias e levando-se em conta, também, que os recursos são finitos e agravados pela pandemia global do novo coronavírus, que ocasiona a doença Covid-19. Acrescente-se, as informações não são compartilhadas entre operadoras, prestadores de serviços em saúde e consumidores, o que agrava os frequentes conflitos entre os atores do setor. Os consumidores preocupam-se com o quanto vão gastar e, também, com a qualidade dos serviços e os fornecedores focados nos aspectos econômico-financeiros e, para isso, minimizam seus custos restringindo serviços. A partir desses conflitos, originam-se as muitas demandas que acabam sendo dirimidas pelos órgãos de defesa do consumidor, pela ANS e pelo Poder Judiciário. Essa mecânica de funcionamento do setor faz com que não haja perspectiva de solução dos conflitos; ao contrário, perpetuam-se.

A judicialização da saúde no Brasil, tanto a pública como a suplementar, tem aumentado muito nos últimos anos e claro que impacta muito os recursos para o setor. Segundo o Observatório da Judicialização da Saúde Suplementar, da Universidade de São Paulo, que acompanha há alguns anos os dados dos planos de saúde no Tribunal de Justiça do Estado de São Paulo, ao divulgar análise em setembro de 2021, demonstra que houve um crescimento de 391% em dez anos.

Além do Judiciário, a sociedade busca a satisfação de seus direitos no âmbito administrativo, por meio dos Procons, do Consumidor.gov e das Agências Reguladoras. Segundo dados de 2020, o Sindec/MJ e o Consumidor.gov receberam, respectivamente, 1,1% e 0,6% de reclamações referentes aos planos de saúde. A ANS, por sua vez, também recebeu, em 2020, mais de 150 mil reclamações de consumidores que não são atendidos adequadamente por suas operadoras.

O setor de saúde suplementar, especialmente no que tange à proteção do consumidor, é conflituoso e, nesse cenário, o Poder Judiciário, nas questões relativas aos planos de saúde, assume um papel ativo, porque tem a última palavra e a responsabilidade de pacificar os conflitos. A insegurança jurídica que permeia o setor é um dos fatores preponderantes que ocasiona a crescente judicialização. Isso ocorre porque se trata de um tema complexo, em que a solução dos problemas não está clara nas regras vigentes e, também, por ser uma relação de consumo diferenciada, ao afetar um bem constitucionalmente indisponível, que é a vida.

Cabe comentar que, nos últimos anos, no setor privado de saúde, está despontando um crescimento de clínicas médicas de atendimento básico de saúde, nas quais o consumidor, aquele que geralmente não tem plano de saúde, paga diretamente consultas, exames e procedimentos ambulatoriais.

Para suportar a operação da prestação dos serviços de saúde, que envolve questões tão complexas, é imprescindível verificar como o seu financiamento acontece.

O financiamento da saúde no Brasil

Quando refletimos sobre saúde, imediatamente associamos à vida da pessoa humana. A vida é um bem indisponível, que evidentemente deve ser digna e, por sua vez, não tem preço. Ocorre que a pessoa humana está exposta a ter problemas congênitos, crônicos ou não de saúde, gerando a necessidade de atendimento relacionado com a prevenção à saúde ou com o tratamento à doença. Em relação à saúde, há inúmeras incertezas e peculiaridades, especialmente quanto ao acesso ao atendimento, à qualidade da assistência à saúde e aos seus custos.

Qualquer forma de assistência à saúde gera custo e, portanto, necessita de financiamento, quer no âmbito público, quer no privado. Quem arca com esses custos? Como se dá o financiamento da saúde? No Brasil, o financiamento da saúde, isto é, a origem dos recursos, é constituído pelos subsistemas público e privado.

O subsistema público (SUS), como dito, é descentralizado e opera sob responsabilidade das três esferas de governo, que também compartilham o seu financiamento, que é arrecadado por meio dos impostos pagos pelos cidadãos contribuintes. Já o setor privado é financiado, especialmente, pelos consumidores, pessoas físicas e jurídicas, e ocorre de duas formas: o desembolso direto aos prestadores de serviços de saúde ou o pagamento às operadoras de planos de assistência à saúde, por meio das contraprestações pecuniárias mensais referentes aos planos de saúde.

▪ O financiamento do SUS

O financiamento do SUS é tratado, expressamente, pela Constituição Federal, ao prever as fontes, os percentuais a serem gastos em saúde e a regulamentação por meio das Leis n. 8.080 e n. 8142, ambas de 1990, que determinam a divisão e o repasse entre as esferas governamentais, e as ECs n. 29/2000 e n. 95/2016, que especificam os recursos a serem alocados.

O SUS é financiado – assim como a previdência e a assistência social – por toda a sociedade, de forma direta e indireta, mediante recursos provenientes dos orçamentos da União, dos Estados, do Distrito Federal e dos Municípios, de contribuições sociais de empregadores, trabalhadores, importadores, além de outras fontes (incidentes sobre a folha de salários, o faturamento – Cofins – e o lucro – Contribuição sobre o Lucro Líquido) e de arrecadar 50% da receita de concursos e prognósticos (loteria).

A Emenda Constitucional n. 29/2000 ratificou a vinculação de recursos financeiros da seguridade social definindo os limites mínimos de investimento da Receita Corrente Líquida (RCL) para os Estados em 12% e para os Municípios em 15%. A Lei Complementar n. 141 estabelece a necessidade de criar metodologia de distribuição de recursos da União para Estados e Municípios.

A Emenda Constitucional n. 86/2015 definiu o percentual mínimo de investimento em saúde para União em 15% da RCL, com uma regra transitória ao longo de cinco anos entre 13,2% a 15%, e inseriu os valores apurados dos *royalties* do petróleo como uma das fontes a ser aplicada na área da saúde.

Com a edição da Emenda Constitucional n. 95/2016, os gastos federais passaram a ser limitados pelos próximos 20 anos, corrigidos pela inflação do ano anterior e, no que se refere à área da saúde, não mais pelo crescimento da RCL.

O Ministério da Saúde, por meio da Portaria n. 3.992, em 28 de dezembro de 2017, estabelece que os repasses dos recursos financeiros destinados ao financiamento das ações e serviços de saúde passam a ser organizados e transferidos na forma de blocos de financiamento, na modalidade fundo a fundo: Bloco de Custeio das Ações e dos Serviços Públicos de Saúde e Bloco de Investimento na Rede de Serviços Públicos de Saúde.

Cabe salientar que nossa Constituição não restringiu a assistência à saúde aos cidadãos brasileiros, pois define como direito social e dever do Estado prestar atendimento a todos, sem qualquer discriminação, entretanto, as normas infraconstitucionais limitam os recursos a serem alocados para a saúde, claramente devido a fatores econômico-financeiros e à falta de interesse político.

Em 2020, o orçamento do SUS foi de RS 187,51 bilhões para atender toda a população brasileira.

▪ O financiamento da saúde privada

O financiamento do subsistema privado ocorre, especialmente, pelos recursos dos consumidores, sejam eles pessoas físicas ou jurídicas, e acontece de duas formas: o *out of pocket*, que é a contratação direta dos prestadores de serviços de assistência à saúde (hospitais, clínicas, laboratórios, médicos ou odontólogos), ou por intermédio da aquisição de planos de saúde comercializados pelas operadoras de planos de assistência à saúde, em que o consumidor poderá ter atendimento pago diretamente pela operadora ao prestador de serviço; ser partícipe por meio dos instrumentos regulatórios de coparticipação ou franquia; ou ser reembolsado, de acordo com seu contrato (saúde suplementar).

Na contratação direta, não há qualquer regra que diga respeito ao seu financiamento, já no setor de saúde suplementar, que a contratação dos serviços de saúde é indireta, por intermédio das operadoras de planos de assistência à saúde, há regulamentação.

As operadoras, para operarem planos de saúde, estão submetidas às regras da Lei dos Planos de Saúde, pois suas atividades envolvem captação, intermediação, administração e aplicação de recursos financeiros de terceiros e, consequentemente, necessitam de autorização para operarem no mercado de consumo. Elas devem ter capacidade econômico-financeira e estão submetidas à regulação prudencial, o que requer capital mínimo, constituição de ativos garantidores, relatórios periódicos, administradores capacitados e estão sujeitas a regimes especiais. Entretanto, a ANS não define preço do produto, as operadoras estabelecem livremente o valor das contraprestações pecuniárias dos planos de saúde ao iniciarem sua comercialização, com auxílio de cálculos atuariais, baseados em vários fatores, tais como: região geográfica, faixa etária, rede credenciada/referenciada/própria. Contudo, devem apresentar nota técnica à ANS, que faz o monitoramento das informações prestadas, para adquirir registro de produto.

A operadora poderá reajustar financeiramente, uma vez ao ano, o valor inicial, de acordo com o tipo de plano de saúde. Se o plano for individual/familiar, o reajuste correspondente ao índice máximo autorizado pela ANS; se for plano coletivo até 30 vidas, corresponderá à média entre o *pool* de todos os contratos semelhantes que tiver em sua carteira; ou se se tratar de plano com mais de 30 vidas, o valor será negociado entre as partes. Cabe salientar que os reajustes financeiros autorizados pela ANS para os planos individuais geralmente são bem mais baixos do que os dos coletivos, que não são regulados. Em 2021, o reajuste autorizado pela ANS para os planos individuais, por conta da pandemia, foi negativo de 8,19%, enquanto o dos planos coletivos, no mesmo período, foi em média de dois dígitos (BRASIL, 2022).

Além do reajuste financeiro, as operadoras podem cobrar reajustes por faixa etária estabelecidos pela ANS, consumidores com mais idade pagam mais do que mais jovens. Nos planos de saúde cole-

tivos, as operadoras ainda podem cobrar o reajuste por sinistralidade, que corresponde às despesas resultantes de toda e qualquer utilização, pelo consumidor, das coberturas contratadas.

A Lei dos Planos de Saúde permite o ressarcimento ao SUS, que obriga as operadoras de planos de assistência à saúde a restituir ao SUS as despesas assistenciais decorrentes de atendimentos realizados em seus consumidores cobertos pelos planos de saúde. O ressarcimento ao SUS não foi criado meramente como mais uma fonte de financiamento das ações e dos serviços públicos de saúde. Surgiu como medida regulatória de racionalização do uso da rede assistencial pública, isto é, como forma de repor ao SUS os valores despendidos com consumidores que têm cobertura contratual privada. A lógica do ressarcimento é evitar enriquecimento sem causa das operadoras, na medida em que são remuneradas para prestar atendimento ao consumidor. Cabe à ANS cobrar das operadoras de planos de assistência à saúde o ressarcimento ao SUS e repassá-lo ao Fundo Nacional de Saúde, sendo que, no período de 2016 a 2020, foram pagos R$ 3.473.593.643,43.

A legislação tributária brasileira permite que gastos com serviços de saúde privados sejam deduzidos do imposto de renda devido por pessoa física e pessoa jurídica. No caso de pessoa física, é possível abater do imposto de renda o total das despesas com os serviços de saúde e dos gastos com planos de saúde. Também, admite-se que as pessoas jurídicas incluam no imposto de renda, como despesa operacional, o valor desembolsado para o pagamento de despesas com saúde, incluindo planos de saúde, o que as estimula a oferecerem aos seus colaboradores.

Em 2020, os recursos despendidos na saúde suplementar referentes à receita das contraprestações pecuniárias foram de R$ 217,47 bilhões para atender 24,8% da população brasileira (BRASIL, 2022).

A maior fonte de financiamento da saúde privada é realizada pelos consumidores, pessoas jurídicas (81,2%) e pessoas físicas (18,5%), entretanto a fonte pagadora são as operadoras de planos de assistência à saúde que, predominantemente, pagam direto os prestadores de serviços em saúde.

O reaquecimento do debate da saúde suplementar

Ao comentar sobre o financiamento da saúde suplementar, faz-se necessário contextualizar o cenário atual da regulação desse setor.

Recentemente, volta à baila o debate sobre a regulação dos planos de saúde com o ressurgimento do Conselho de Saúde Suplementar (CONSU) e com a criação de nova Comissão Especial dos Planos de Saúde, na Câmara dos Deputados.

O CONSU, desde os primórdios da regulação, ficou inerte, delegando competência à ANS; não obstante, o Ministério da Saúde, no início deste ano, apresentou proposta de "Política Nacional de Saúde Suplementar para o Enfrentamento da Pandemia da Covid-19" (PNSS-COVID19), a ser executada pela ANS, que foi aprovada e colocada em consulta pública. Os que se posicionam na defesa dos consumidores manifestaram-se contrariamente à proposta, por entenderem que o texto apresentado era impreciso e abria espaço, por exemplo, para a proliferação de planos subsegmentados, mais baratos e com redução de cobertura, que se apoiam no SUS para a realização dos procedimentos mais caros e complexos. A proposta também desestimulava o atendimento de consumidores de planos de saúde pelo SUS, o que viola a garantia constitucional do acesso universal à saúde pública a que todo cidadão brasileiro faz jus. Após análise das contribuições recebidas, por meio da consulta pública, o Ministério da Saúde apresentou nova proposta ao Consu, que foi aprovada e não incluiu os principais pontos controversos. Entretanto, ainda há divergências no que tange à competência do Consu. Essa norma é anacrônica, editada mais de um ano após o início da pandemia, e, além de extrapolar a Lei dos Planos de Saúde por não ter a participação da ANS, viola sua autonomia que, em tese, foi fortalecida pela Lei das Agências Reguladoras. Ela também não regula situações específicas de enfrentamento da Covid-19, como a ampla testagem de exames de detecção da Covid-19, a inclusão irrestrita dos testes sorológicos no Rol de Procedimentos da ANS, a suspensão dos reajustes, durante a pandemia, de planos individuais

e coletivos, especialmente nos casos de consumidores superendividados.

Paralelamente à iniciativa do governo, a Câmara dos Deputados não ficou inerte e realizou audiência pública, na Comissão de Direito do Consumidor, com a participação dos representantes do setor de saúde suplementar, sobre o tema dos reajustes dos planos coletivos, alvo também de muitas demandas judiciais, por não serem autorizados pela ANS. A Câmara propôs a criação de grupo de trabalho com representantes do setor, com o objetivo de elaborar um Projeto de Lei, para ser incluído na regulação de forma eficaz e transparente. Foi também instalada a Comissão Especial dos Planos de Saúde, com o objetivo de analisar o Projeto de Lei n. 7.419/2006 e seus 253 projetos apensados, apresentar parecer ou Projeto de Lei substitutivo, propostas de alterações, inclusões e aperfeiçoamentos à Lei originária.

Observa-se que esses recentes movimentos, tanto do Poder Executivo quanto do Legislativo, têm como ideia central, no tocante à regulação dos planos de saúde, a ampliação de acesso de consumidores, consequentemente, aumentando os recursos para o setor. O cerne do debate é, desde sempre, a possibilidade de autorização legal do oferecimento de planos subsegmentados, os chamados populares, acessíveis, modulares, *pay per view*. Esses planos visam a coberturas reduzidas e delimitadas, podendo ter somente consultas, exames, tratamento de alguma doença determinada ou internação hospitalar ou atendimento de pronto-socorro. Propõem-se também a liberação de reajustes de mensalidades dos planos individuais, maiores prazos para prestar o atendimento, o fim do ressarcimento do SUS, a redução de multas aplicadas pela ANS e o enfraquecimento de sua atuação.

Os defensores dessas propostas sustentam que a oferta de menor cobertura implicará planos mais baratos, ampliará o acesso ao consumidor e viabilizará às operadoras a volta do oferecimento de planos individuais no mercado e, consequentemente, desafogará o SUS. Destaca-se que há alguns anos as operadoras adotaram a estratégia de deixar de oferecer os planos individuais por entenderem que as regras atuais são muito mais flexíveis aos planos coletivos, que hoje representam cerca de 80% do que é comercializado.

Decerto, é importante o aperfeiçoamento da regulação da saúde suplementar para harmonizar as relações entre as operadoras de planos de assistência à saúde e seus consumidores. Entretanto, esse aperfeiçoamento deve se dar a partir dos avanços alcançados, com a reavaliação dos pontos negativos, especialmente os que não se harmonizam com o Código de Defesa do Consumidor. Não se pode concordar com propostas que pretendem reduzir ou delimitar coberturas da assistência à saúde, pois, além de os serviços de assistência à saúde não serem um produto passível de ser fatiado ou compartimentalizado, as necessidades em saúde levarão ao aumento da judicialização e à procura desordenada pelo SUS, especialmente nos níveis de alta complexidade.

Desse modo, parece óbvio tratar-se de retrocesso às conquistas até agora alcançadas e levar adiante qualquer debate pautado pela possibilidade de planos de saúde com cobertura reduzida e menor custo. Mais do que isso, é promessa ilusória de assistência adequada ao consumidor. No garimpo, isso tem o nome de "ouro do tolo".

O que a sociedade deseja é o aperfeiçoamento da regulação dos planos de saúde, com o foco da atenção no consumidor e voltado para a saúde, com o cuidado assistencial integrado, a gestão assistencial eficiente e com os custos justos.

▎ Desafios

Saúde é um dos temas mais relevantes para toda a sociedade e os planos de saúde são considerados o segundo maior desejo dos brasileiros, perdendo apenas para a casa própria.

Cabe salientar que, quando se reflete sobre recursos disponíveis para saúde, é preciso reforçar que são finitos, portanto devem ser bem geridos e alocados.

Desse modo, propõem-se alguns desafios para reflexão que poderão contribuir para o debate com o intuito de chegar a um consenso de valor na assistência à saúde, bem como definir prioridades, especialmente em relação à redução de conflitos e à disponibilização de mais recursos a serem aloca-

dos, visando à sustentabilidade do setor, para que a prestação dos serviços em saúde garanta acesso de qualidade aos consumidores e que haja racionalização de custos.

O primeiro aspecto a ser considerado é que o foco da atenção seja o consumidor/paciente, voltado para a produção de saúde.

Para tanto, é primordial invocar a sustentabilidade com uma visão holística, na busca do equilíbrio de um desenvolvimento economicamente viável, socialmente justo e ambientalmente correto. O que significa dizer, em outras palavras, com operadoras e prestadores de saúde devidamente remunerados, consumidores devidamente atendidos e meio ambiente equilibrado, visando à excelência assistencial da saúde.

Em questões ligadas à saúde, o consumidor deve ser considerado pelo fornecedor como paciente, parceiro e aliado, jamais pode ser tratado como adversário, inclusive por ser ele fonte de recursos para a empresa e, também, para a economia como um todo.

A prestação da atenção à saúde deve ser humanizada, pois o material com que os fornecedores trabalham é o humano, a pessoa humana, que deve ter respeitada sua dignidade. O paciente, consumidor, nessas circunstâncias, está fragilizado, pelo que necessita de um tratamento diferenciado.

Outro aspecto essencial é a informação, que deve ser a mais clara e transparente possível, pois na sociedade pós-moderna em que vivemos a necessidade de manter o diálogo aberto entre todos os atores envolvidos é prioritária, o que dá a importância da ampliação do debate. O diálogo é a principal ferramenta para a construção de práticas jurídicas e sociais adequadas e responsáveis, levando em conta a transparência, a confiança e a boa-fé, isto quer dizer, os valores e os princípios éticos, pois o diálogo é a base de sustentação para o fortalecimento da democracia.

No que se refere especificamente à regulação da saúde suplementar, é necessário que o debate tratado no Congresso Nacional se amplie no intuito de aperfeiçoar o marco regulatório, isto é, convertendo em lei a Medida Provisória n. 2.177-44/2001, para justamente alcançar a segurança jurídica.

Importante também incluir na discussão para a incorporação ao marco legal temas como: a obrigatoriedade da implantação de prontuário eletrônico; a permissão definitiva da realização de teleconsultas, já adotadas em vários países; a tipificação dos crimes contra a fraude e desvios de recursos na saúde; a indução de novos modelos de remuneração dos prestadores de saúde, baseados em valor para o paciente, vinculados à qualidade e eficácia.

Outro tema a ser levado em conta é o aprimoramento da dinâmica de incorporação de tecnologias em saúde ao rol de procedimentos editados pela ANS, para a cobertura de todas as doenças previstas no CID 10, da Organização Mundial da Saúde, atualizando procedimentos com mais celeridade e que já tenham evidências científicas e eficácias comprovadas, pois a negativa de cobertura é um dos temas mais demandados no Judiciário pelos consumidores em face das operadoras, visando a garantir acesso a procedimentos e eventos em saúde não previstos no rol da ANS.

Outra medida importante como mecanismo da redução de conflitos é a criação de Varas e Câmaras Cíveis especializadas em Saúde, nas quais os juízes devem ser especialistas nesse tema, isto é, com capacitação e formação em saúde. Deve-se também investir nas formas alternativas consensuais, como mediação e conciliação.

Na tentativa de obter soluções para reduzir a judicialização da saúde, algumas iniciativas começam a despontar, tais como: Núcleos de Apoio Técnico e de Mediação – NATs, e.NAT-jus, e Consumidor.gov.

Outro aspecto fundamental é o investimento na educação de qualidade com capacitação adequada dos prestadores de serviços em saúde.

Nesse debate, seria oportuno levar em consideração as lições de Michael Porter e Elisabeth Teisberg (2007), que propõem, para aprimorar a qualidade e reduzir custos, um modelo competitivo, competição de soma positiva, centrada na figura do paciente, baseada em valor e focada em resultados. A competição deve ser integrada em toda a linha de cuidado, desde o monitoramento e a prevenção, passando pelo tratamento, estendendo-se até a reabilitação e o acompanhamento do paciente. Dessa forma, as informações sobre o paciente serão acumuladas e compartilhadas, podendo mensurar, analisar e relatar seus resultados. Nesse modelo, todos os envolvidos podem se

beneficiar, pois possibilita um controle dos custos e uma melhor qualidade da saúde dos cidadãos.

O que não se pode é aceitar qualquer redução das garantias assistenciais à saúde, em um mercado em que as reclamações dos consumidores são persistentes, com o propósito de ampliar o acesso ou reduzir os custos.

▌Considerações finais

No Brasil, a Constituição Cidadã, no tocante à saúde, cria o SUS, que reconhece como dever do Estado prover ações e serviços de saúde a todos e assegura à iniciativa privada a possibilidade de prestar atividades nesse setor.

O sistema de saúde brasileiro é híbrido, pois coabitam serviços público e atividade econômica privada, isto é, com atendimento e financiamento tanto público como privado. Os recursos públicos da saúde são suportados por toda a sociedade e o Estado é o agente garantidor da saúde pública, que deve propiciar fontes estáveis para o seu financiamento. Já o financiamento privado da saúde é assegurado, especialmente, pelos consumidores que se utilizam dos serviços prestados.

O nosso sistema de saúde é muito desproporcional, no que tange, especialmente, ao financiamento e à população assistida pelo SUS e pela Saúde Suplementar. A Saúde Suplementar atende apenas 24,8% da população e, em 2020, seus recursos foram de R$ 217,47 bilhões, enquanto os do SUS, que atende o restante da população, foram de R$ 187,51 bilhões (BRASIL, 2022).

Como se nota, os recursos do setor suplementar são bem maiores do que os do setor público, para atender cerca de 1/4 da população. Salienta-se que quem tem plano de saúde é mais privilegiado do que quem apenas utiliza o SUS, pois tem duplo acesso ao sistema de saúde, ou seja, subsistemas de saúde muito desiguais.

É importante ressaltar que, para um sistema de saúde eficiente, responsável, igualitário, ético e justo, deve-se dar prioridade máxima ao tema e definir o que é valor para o setor.

Para tanto, entende-se que os governantes devem priorizar ações e serviços em saúde, pois cabe ao Estado definir diretrizes de políticas públicas adequadas, principalmente no tocante à alocação e ao direcionamento do orçamento estatal para o setor. Devem fortalecer, também, o subsistema privado, regulando, fiscalizando e monitorando o mercado, corrigindo as falhas, visando à sustentabilidade do setor suplementar com qualidade na prestação dos serviços à sociedade.

Como no regime democrático, as decisões devem ser tomadas pelo Congresso Nacional, de modo que haja segurança jurídica para que os conflitos sejam reduzidos, criando uma cultura de menor litigiosidade. A sociedade precisa estar atenta aos Projetos de Lei sobre temas ligados à saúde pública, especialmente, quando envolver tributos, para que assegurem fontes de financiamento estáveis, bem como garantam proporcionalidade ao aumento dos recursos, considerando o número de cidadãos brasileiros, e levando equipamentos para todas as regiões com ações e serviços de saúde, justamente para garantir o acesso de atendimento a todos com qualidade. Nos temas referentes à saúde suplementar, é necessário o acompanhamento, especialmente, na condução, ora em tramitação, da Comissão Especial dos Planos de Saúde para não haver retrocessos.

Desse modo, para que os desafios propostos sejam alcançados, faz-se urgente a ampliação do debate com a participação e o envolvimento de todos os atores desse setor, estabelecendo consensualmente quais são os valores essenciais para a assistência à saúde, no intuito da efetiva construção de um setor virtuoso, com ganhos positivos, em que todos os agentes possam se beneficiar, buscando o tão almejado equilíbrio.

Em relação à regulação da saúde suplementar, a sociedade deve participar ativamente com o Poder Público, para aperfeiçoá-la, a fim de garantir os avanços conquistados e rechaçar qualquer forma de retrocesso ao marco regulatório setorial de duas décadas.

Certo é que o custo assistencial é mensurável, mas o valor da saúde, não. O grande desafio na atenção e no financiamento da saúde, seja no público, seja no privado, é lidar com essa difícil equação. Ouvir mais atentamente as necessidades do paciente/consumidor pode ser um caminho.

Referências bibliográficas

BRASIL. ANS. Agência Nacional de Saúde Suplementar. Agosto, 2022. Disponível em: http:www.ans.gov.br/index.php/materiais-para-pesquisas/perfil-do-setor/dados-gerais. Acesso em: 29 ago. 2022.

BRASIL. Agência Nacional de Saúde Suplementar. Disponível em: www.ans.gov.br. Acesso em: 10 mar. 2021.

BRASIL. Controladoria-Geral da União. Disponível em: www.portaltransparencia.gov.br. Acesso em: 10 mar. 2021.

BRASIL. IBGE. Disponível em: www.ibge.gov.br. Acesso em: 10 mar. 2021.

BRASIL. Ministério da Justiça. Disponível em: www.justica.gov.br. Acesso em: 10 mar. 2021.

BRASIL. Congresso Nacional. *Constituição da República Federativa do Brasil*. Brasília: Senado Federal, 1988.

BRASIL. Congresso Nacional. Lei n. 9.656, de 3 de junho de 1998. Disponível em: http://www.planalto.gov.br/ccivil_03/leis/l9656.htm. Acesso em: 10 mar. 2021.

FERRAZ, Marcos Bosi. *Dilemas e escolhas do sistema de saúde*: economia da saúde ou saúde na economia? Rio de Janeiro: Medbook, 2008.

GREGORI, Maria Stella. *Planos de saúde*: a ótica da proteção do consumidor. 4. ed. rev., atual. e ampl. São Paulo: Thomson Reuters Brasil, 2019. v. 31 (Biblioteca de Direito do Consumidor.)

GREGORI, Maria Stella; GOUVEIA, Maria T. Carolina de Souza. *In*: NOHARA, Irene Patrícia Diom; MOTTA, Fabrício, PRAXEDES, Marcio (org.). *Regulação econômica*. São Paulo: Thomson Reuters Brasil, 2020. (Coleção Soluções de direito administrativo: leis comentadas, v. 5.)

IBGE. Síntese de Indicadores Sociais: uma análise das condições de vida da população brasileira 2020. Rio de Janeiro, 2020, 280 p. (*Estudos e pesquisas. Informação demográfica e socioeconômica* n. 23). Disponível em:<http://www.ibge.gov.br/home/estatistica/populacao/condicaodevida/indicadoresminimos/ sinteseindicsociais2020/indic_sociais2020.pdf>. Acesso em: 20 abr. 2020.

MARQUES, Rosa Maria; PIOLA, Sérgio Francisco; ROA CARRILO, Alejandra (org.). *Sistema de saúde no Brasil*: organização e financiamento. Rio de Janeiro: ABrES. Brasília: Ministério da Saúde, Departamento de Economia da Saúde, Investimentos e Desenvolvimento; OPAS/OMS no Brasil, 2016.

PORTER, Michael; TEISBERG, Elizabeth. *Repensando a saúde*: estratégias para melhorar a qualidade e reduzir os custos. Porto Alegre: Bookman, 2007.

SCHEFFER, Mario. *Cresce o número de ações judiciais contra planos de saúde no Estado de São Paulo*. São Paulo: GEPS-DMP/FMUSP, 2021.

Capítulo 5

Modelos de Remuneração

Martha Oliveira

- Formação dos profissionais da saúde 67
- Equipamento em saúde disponível: paliativo e transição *versus* UTI 67
- Opção pela "boa morte" 67
- A cultura dos pacientes moldada pela lógica do sistema: consumo, imediatismo e utilização de tecnologia 67
- Especialistas e hipermedicação 68
- Uso excessivo de exames e procedimentos e o não "caminhar" no tratamento 68
- Urgência e emergência *versus* cuidados primários e cuidados prolongados 68
- Considerações finais 68
- Referências bibliográficas 69

Depois de tanto falarmos e debatermos sobre o tema modelos de remuneração, questiona-se: por que não virou prática, se de fato é melhor para todo o sistema, redefinindo prioridades e indicadores e colocando o paciente no centro do debate? Porque a mudança não é simples.

Não é simples porque precisamos de pessoas capacitadas, que falem a mesma língua dos dois lados da mesa: pagadores e prestadores; não é simples porque os valores e entendimentos sobre indicadores, desfechos e transparência de dados ainda são um assunto distante para a maioria das pessoas na saúde; não é simples porque toda uma cadeia precisa ser redirecionada em incentivos e medidas; não é simples porque sistemas e controles internos ainda falam a linguagem antiga.

Poderíamos justificar as limitações em implementar um novo modelo de remuneração e as consequências de anos e anos atuando somente com esse modelo, mas mostrar o que deu certo e que passos podem ser dados para vencer essas dificuldades também é importante; desse modo, todos esses pontos serão abordados ao longo deste capítulo.

Há mais de duas décadas, em um Relatório que se tornou referência mundial, *Crossing the quality chasm: a new health system for the 21st Century*, o Instituto de Medicina (IOM) declarava a necessidade de alinhamento da remuneração dos serviços de atenção à saúde aos mecanismos de indução e medidas de mensuração da qualidade. O modelo hegemônico de remuneração dos serviços de saúde em muitos países, tanto em sistemas públicos quanto nos sistemas orientados ao mercado de planos privados de saúde, ainda é o *fee-for-service* (FFS), caracterizado essencialmente pelo estímulo à competição por usuários e remuneração por quantidade de serviços produzidos (volume).

Já sabemos que não basta mudarmos o modelo de remuneração sem alterarmos o modelo assistencial e vice-versa. Os dois são interdependentes, caminham juntos e um é reforçado pelo outro ao longo dos anos.

Além disso, qualquer modelo de remuneração que se escolha precisa ser baseado em uma relação ganha-ganha, em que todos do ecossistema precisam ser beneficiados: pacientes, profissionais de saúde, prestadores de saúde e operadoras de planos de saúde.

O prolongado processo de transição epidemiológica no Brasil – quase simultâneo ao processo de transição demográfica – coloca para o País um dos seus maiores enfrentamentos futuros, em termos de política pública, qual seja responder às necessidades de atenção à saúde impostas pelas doenças crônicas não transmissíveis (DCNT), tendo como pano de fundo a atual estrutura de serviços e a mesma dinâmica do modelo assistencial vigente que, em grande parte, permanece fragmentada e desarticulada. Em resumo, caso não haja uma mudança radical na atual conformação do modelo de atenção e na prestação dos serviços de saúde, as doenças crônicas não transmissíveis – aliadas ao processo acelerado de envelhecimento populacional em curso – poderão obstruir o desenvolvimento econômico das nações por impactar diretamente a capacidade produtiva, laboral e social das pessoas.

Quando se comparam as projeções de crescimento da população idosa com 80 anos ou mais nos principais países da Organização para a Cooperação e Desenvolvimento Econômico (OCDE) e no Brasil até 2050, vê-se que nas próximas décadas o País terá um aumento da participação de idosos na população da ordem de vezes em relação ao cenário atual.

Em resposta a esse cenário, desde as reformas da década de 1990, países como Inglaterra, França, Alemanha, Austrália e Estados Unidos têm experimentado a transição do modelo do *fee-for-service* único para modelos mistos de remuneração, envolvendo, inclusive, o pagamento por performance de prestadores de serviços de saúde (P4P). No Brasil, outras formas de remuneração representam um percentual muito baixo do que é praticado pelo mercado de saúde suplementar; no entanto, algumas experiências, no sistema público, de pagamento por orçamento global e por capitação foram implementadas nos últimos anos.

A literatura sobre o tema das formas de pagamento de prestadores de serviços de saúde apresenta distintos modelos de remuneração. No âmbito das reformas em curso, as principais experiências referem-se aos *Bundled Payments for Care Improve-*

ment, ao *Capitation*, aos Pagamentos Globais e às *Accountable Care Organizations* (ACO).

Destaca-se que todas as abordagens foram, em um ou em outro contexto, bem-sucedidas e amplamente adotadas em diferentes países. As características de cada método fazem com que sejam aplicáveis a todos os *settings* da saúde ou a um âmbito particular.

O importante na escolha de um modelo diferenciado de remuneração é que ele seja adequado ao perfil do tipo de assistência que é executado e ao objetivo que se deseja atingir. Não há uma fórmula mágica.

Devem-se pensar nos modelos como uma escala de risco, estando em um extremo da régua o modelo FFS, com o risco todo com o pagador, e no outro lado o *captation*, com todo o risco concentrado no prestador dos serviços. No meio estariam as formas de compartilhamento desse risco entre pagadores e prestadores de serviço.

Os Quadros 5.1 e 5.2 mostram a tipologia e as características das formas de remuneração dos serviços de saúde e as variáveis de processo dos modelos de remuneração desses serviços.

Quadro 5.1 Tipologia e características das formas de remuneração da prestação de serviços de saúde.

Forma de remuneração	Sinonímias	Alocação do Recurso	Foco	Tipo de Informação Coletada
Free-for-Service	Por Unidade de Serviço Pagamento por Ato Médico (Conta Aberta)	*Ex Post*	Faturamento	Custo Unitário das Unidades de Serviço
	Preço Fixo (Pacotes de Procedimentos e Diárias Hospitalares	*Ex Ante*	Custos	Custo Unitário das Unidades de Serviços + Protocolos clínicos/ cirúrgicos
Assalariamento	Remuneração por Tempo	*Ex Post*	Custos	Custos de Transação e Administrativos
Orçamento Global	Transferência Orçamentária	*Ex Ante*	Desempenho do Prestador conforme Metas contratualizadas	Custos + Metas por Desempenho
Grupo de Diagnósticos Homogêneos (*Diagnose Related Groups – DRG*)	Remuneração por Caso (*Case Mix*)	*Ex Post*	Case Mix	Custo por Grupos de Diagnóstico ajustados por Risco
Prepaid/Capitation (Pagamento por usuário)	*Partial Capitation** *Full Capitation*	*Ex Ante*	Pessoas/Risco	Custo unitário das unidades de serviços + Protocolos clínicos/ cirúrgicos + Incidência dos Procedimentos Hospitalares

(continua)

Capítulo 5 | Modelos de Remuneração

Quadro 5.1 Tipologia e características das formas de remuneração da prestação de serviços de saúde. *(continuação)*

Forma de remuneração	Sinonímias	Alocação do Recurso	Foco	Tipo de Informação Coletada
Bundled Payments for Care Improvement	*Bundled Payments for Care Improvement* (BPCI); *Bundled Payments for Acute Care (Inpatient Only) Bundled payments for Episodes of Care* (Agudos ou Crônicos); *Condition-specific Budget (Medical Home)*	Maioria *Ex Post* (EUA)	Caso Episódio Clínico Condição de Saúde	Custos + Medidas de Qualidade + Coordenação do Cuidado
Shared Savings Programs	Remuneração por Economias Geradas	*Ex Post*	Relaciona Pagamento-Compartilhamento de Risco a Qualidade do Cuidado Prestado	Custos + Medidas de Qualidade + Coordenação do Cuidado
Pagamento por Performance	*Pay-for-Performance* P4P	*Ex Post*	Desempenho-Metas do prestador Qualidade do Cuidado	Custo + Medidas de Qualidade / Desempenho do Prestador

*A Lei define que no pagamento por Capitação parcial, a ACO estaria sob risco financeiro para alguns itens e serviços cobertos pelas partes A e B do Medicare, por exemplo, para todas as consultas médicas ou todos os itens e serviços cobertos pela parte B.

Fonte: ANS, 2016.

Quadro 5.2 Variáveis de processo dos modelos de remuneração dos serviços de saúde.

Variáveis de processo dos modelos de remuneração dos serviços de saúde				
Tipo de modelo	Incentivo ao volume	Compartilhamento de risco	Indicadores de processo	Contratualização de metas
Free-for-Service	Sim	Não	Não	Não
Assalariamento	Não	Não	Não	Não
Prepaid/Capitaton	Não	Sim	Sim	Sim
Bundled Payments	Não	Sim	Não	Sim
Pagamento por performance	Não	Sim	Sim	Sim

(continua)

Gestão em Saúde | Guia Prático para Reconstruir o Futuro

Quadro 5.2 Variáveis de processo dos modelos de remuneração dos serviços de saúde. *(continuação)*

Variáveis de processo dos modelos de remuneração dos serviços de saúde				
Tipo de modelo	**Remuneração variável***	**Incentivo ao moral *hazard*** **	**Incentivo à seleção adversa de risco**	**Cuidado de saúde baseado na melhor evidência**
Free-for-Service	Não	Sim	Não	Não
Assalariamento	Não	Sim	Sim	Não
Prepaid/Capitaton	Sim, no modelo híbrido com bônus	Não	Sim	Sim
Bundled Payments	Não	Não	Não	Sim
Pagamento por performance	Sim	Não	Não	Sim

Tipo de modelo	**Incentivo à produção**	**Incentivo à produtividade**	**Risco de subutilização de cuidados necessários**
Free-for-Service	Sim	Sim	Não
Assalariamento	Não	Não	Possível
Prepaid/Capitaton	Não	Não	Sim
Bundled Payments	Não	Sim	Não
Pagamento por performance	Não	Sim	Não

Fonte: ANS, 2016.

*Remuneração variável: em função da complexidade técnica, do tempo de execução, da atenção requerida e do grau de treinamento do profissional que o realiza.

**Moral Hazard* (Risco moral): comportamento em que os clientes tendem a utilizar mais consultas e serviços quando possuem um plano de saúde.

Ao longo de anos de aplicação de determinado modelo assistencial associado a um modelo de remuneração, todo um sistema de saúde fica moldado e programado para determinado fim. Essa é a principal discussão a ser realizada hoje. Alguns dos problemas que vivemos em nosso sistema de saúde, em especial o suplementar, são consequências desse modelo pelo qual optamos ao longo de décadas, se modelo pelo qual optamos ao longo de décadas, focado na produção de volume, sem preocupação na mensuração de desfechos.

A principal vantagem do FFS é a facilidade de utilização. Sem muita informação (sobre dados demográficos ou epidemiológicos, riscos etc.), consegue-se montar um modelo de remuneração no qual a única informação necessária é a Nota Fiscal (execução do procedimento).

Como a essência do FFS é o pagamento por produção de procedimentos individuais, uma de suas principais desvantagens é o estímulo à sobreutilização de serviços intermediários, principalmente os que proporcionam margens de lucro mais elevadas e que, portanto, afetam negativamente a qualidade da atenção à saúde. Na literatura atual, o FFS é o modelo mais associado ao aumento desnecessário no custo da assistência médica.

Vale destacar que o FFS pode e deve ser aplicado em alguns casos e não desaparecerá. Nos modelos em que se optou por um tipo diferente de remuneração, o FFS permanece em algumas situações específicas ou associado a outros modelos.

O que se discute aqui é a necessidade desse modelo misto, que reforce e incentive características do modelo assistencial que queremos, como qualidade, desfecho e satisfação do paciente.

Para se entender a importância de um modelo de remuneração no reforço às estratégias de um modelo assistencial, pontua-se, neste capítulo, como a utilização do FFS, de forma isolada, durante décadas no Brasil, trouxe consequências, como descrito a seguir.

Formação dos profissionais da saúde

O modelo de remuneração vigente privilegia a possibilidade de prescrição indiscriminada de procedimentos e o volume de produção. Assim, ao longo de anos, as especialidades que realizam procedimentos para além das consultas foram "privilegiadas" em termos de remuneração. Hoje, existe uma importante distorção na formação de profissionais que têm especialidades com essas características e os que não têm. O melhor exemplo disso é a relação candidato-vaga das especializações e residências como oftalmologia, dermatologia e cirurgias *versus* clínica médica, geriatria ou pediatria.

Equipamento em saúde disponível: paliativo e transição *versus* UTI

Assim como a formação dos profissionais de saúde, a estrutura de equipamentos no sistema de saúde também foi desenhada ao longo do tempo com base no valor de remuneração dos serviços associados, ou seja, naquilo que é ou não mais bem remunerado. Encontram-se, com facilidade, aberturas de leitos de UTI, que representam o uso intensivo de tecnologia em saúde e que ao longo do tempo foi privilegiado no modelo, ao mesmo tempo que, praticamente, não são disponíveis leitos de cuidado paliativo, que são aqueles com menor tecnologia agregada e historicamente "desvalorizados" pelo atual sistema.

Ora, quanto maior o envelhecimento da população, maior a necessidade desse tipo de leito. No entanto, como incentivar sua existência, se o modelo de remuneração pende totalmente para o maior uso de tecnologia?

Opção pela "boa morte"

Totalmente atrelada à discussão anterior, como discutir o conceito de "boa morte", principalmente na saúde suplementar brasileira, se não estão disponíveis os instrumentos para tanto? Teria hoje um paciente a possibilidade de uma morte diferente daquela invasiva e cheia de procedimentos em uma UTI? Isso tem influência direta da disponibilidade dos serviços, mas, também, de conceitos culturais moldados e influenciados durante anos pelos modelos de remuneração e assistencial vigentes.

A cultura dos pacientes moldada pela lógica do sistema: consumo, imediatismo e utilização de tecnologia

A mesma lógica que permeou a organização do sistema de saúde e seus profissionais também foi construiu a cultura da sociedade sobre o que seria um bom tratamento ou um eficaz sistema de saúde. Assim, a sociedade em geral também passou a valorizar consumo e tecnologia, pois foi isso que o próprio sistema de saúde nos ensinou a desejar e a conhecer como valor nos seus cuidados. Também é necessário um debate sobre educação em saúde, assim como revalorização daquilo que é importante dentro do sistema.

Especialistas e hipermedicação

Como uma das consequências da desorganização do sistema, da falta de integração de informações e da busca por especialistas de forma desordenada, a hipermedicação é um dos maiores problemas no cuidado ao idoso na saúde suplementar brasileira.

Uso excessivo de exames e procedimentos e o não "caminhar" no tratamento

Como consequência dos modelos atuais (assistencial e de remuneração), temos uma sobreutilização de procedimentos (*overuse*). Esse processo, muitas vezes, atrasa o caminhar do paciente dentro do seu plano terapêutico, uma vez que, ao longo da trajetória do cuidado, repete-se várias vezes a mesma etapa, dificultando o acesso às próximas necessidades de cuidado.

Urgência e emergência *versus* cuidados primários e cuidados prolongados

Assim como em outros pontos aqui destacados, em razão da cultura do imediatismo e da produção de procedimentos, nesse sistema de saúde atual a porta aberta da emergência faz mais sentido do que a organização e a continuidade de cuidado da atenção primária.

Os sistemas de saúde estão colocando em pauta o debate sobre metodologias e ferramentas baseadas em valor (*Value-based health care* – VBHC) para a redução do desperdício e melhorias do desempenho no setor. Como vimos, o amadurecimento da discussão sobre novos arranjos assistenciais e a consequente adoção de novas formas de remuneração são elementos-chave desse processo.

Entre as diversas adaptações que os *players* terão de passar para se ajustarem aos novos formatos assinala-se a necessidade de informações sistematizadas e confiáveis que proporcionem uma correta e adequada mensuração dos desfechos clínicos, dos custos assistenciais e da efetividade das ações e do cuidado em saúde a longo prazo.

Outro ponto importante a se destacar é a citação do *Institute for Healthcare Improvement* (IHI) para descrever a situação dos sistemas de saúde: "Todo sistema é perfeitamente desenhado para atingir os resultados que atinge". É necessário que todos os *players* de um sistema de saúde realmente estejam comprometidos em mudar o sistema, reforçando, assim, novamente, a importância de um sistema ganha-ganha.

Considerações finais

Depois de tanto tempo e de tanto debate, nada deu certo? Claro que sim. Há diversas iniciativas sendo testadas e algumas já maduras, envolvendo troca consistente de dados e indicadores e modelos de pagamento diferentes do FFS.

As mais difundidas são estratégias que envolvem programas de saúde da família, nas quais o modelo de captação é o dominante, mas em alguns casos é associado à performance. Sempre é relevante lembrar: todos os modelos de remuneração têm "efeitos colaterais". Como exemplo, a captação teria um efeito inverso do FFS, sendo o "subtratamento" o mais importante.

Assim, não basta mudar o modelo de remuneração. Precisamos saber como funciona, bem como minimizar seus problemas e introduzir essas medidas já no início de sua utilização.

Outros exemplos seriam os *Bundles* por especialidades ou condições clínicas, que vêm sendo testados com sucesso em diferentes casos.

Relatos de caso e publicações de resultados de implementações ou *cases* são bastante raros no Brasil e precisam ser estimulados, pois ajudam a que outros também possam fazer.

Esses *cases* de sucesso têm em comum algumas peculiaridades:

- Apoio da alta gestão
- Mobilização de todas as áreas da empresa no entendimento dos modelos
- Construção de confiança entre os *players* e troca franca e transparente de informações
- Início em formato de piloto e expansão após ajustes necessários.

Não é fácil mudar um sistema de saúde, mas outros países já provaram que é possível. A necessidade é real e urgente. Valor está na cadeia, e cada elo (*player*) tem seu papel em agregar algo ao resultado que o cliente final vai receber, ou seja, custos, resultados e qualidade só poderão ser gerenciados em saúde se integrarmos todos os elos, e isso significa a disponibilidade de todos no ecossistema da saúde em promover as mudanças necessárias, sem distorções.

Chegou a hora. A pandemia nos mostrou que mudar é possível. A saúde precisa de medidas de qualidade e desfecho que promovam a mudança real do sistema.

▍Referências bibliográficas

AGÊNCIA NACIONAL DE SAÚDE SUPLEMENTAR. *Idosos na saúde suplementar*: uma urgência para a saúde da sociedade e sustentabilidade do setor. Projeto Idoso Bem Cuidado, 2016.

BENZER, Justin K.; YOUNG, Gary J.; BURGESS JR., James F. *et al.* Sustainability of quality improvement following removal of pay-for-performance incentives. *Journal of General Internal Medicine*, v. 29, n. 1, p. 127-132, 2014.

COLLIER, Roger. Professionalism: how payment models affect physician behavior. *Canadian Medical Association Journal*, v. 184, n. 12, E645-E646, 2012.

GINSBURG, Paul B. Fee-for-service will remain a feature of major payment reforms, requiring more changes in Medicare physician payment. *Health Affairs*, v. 31, n. 9, p. 1977-1983, 2012.

INSTITUTE OF MEDICINE (US). Committee on Quality of Health Care in America. *Crossing the quality chasm*: a new health system for the 21st Century. Washington, DC: National Academy Press, 2001.

KECMANOVIC, Milica; HALL, Jane P. The use of financial incentives in Australian general practice. *The Medical Journal of Australia*, v. 202, n. 9, p. 488-491, 2015.

KHULLAR, Dhruv; CHOKSHI, Dave A.; KOCHER, Robert *et al.* Behavioral economics and physician compensation – promise and challenges. *New England Journal of Medicine*, v. 372, n. 24, p. 2281-2283, 2015.

LESTER, Helen; MATHARU, Tatum; MOHAMMED, Mohammed A.; LESTER, David; FOSKETT-THARBY, Rachel. Implementation of pay for performance in primary care: a qualitative study 8 years after introduction. *British Journal of General Practice*, v. 63, n. 611, e408-e415, 2013.

OLIVEIRA, Martha *et al.* O modelo de remuneração definindo a forma de cuidar: por que premiar a ineficiência no cuidado ao idoso? *Jornal Brasileiro de Economia da Saúde*, v. 10, n. 2, 2018.

PETERSEN, Laura A.; WOODARD, Lechauncy D.; URECH, Tracy; DAW, Christina; SOOKANAN, Supicha. Does pay-for-performance improve the quality of health care? *Annals of Internal Medicine*, v. 145, n. 4, p. 265-272, 2006.

Capítulo 6

Desafios da Qualidade na Prestação de Serviços de Saúde

Fábio Leite Gastal

André Ruggiero

Gilvane Lolato

Péricles Góes da Cruz

- O processo de desenvolvimento da qualidade, acreditação e programas voltados para a segurança do paciente no SUS e na saúde suplementar 73
- Política de segurança do paciente 74
- Núcleo de segurança do paciente 74
- Competências do Núcleo de Segurança do Paciente ... 75
- Plano de Segurança do Paciente 76
- O processo de desenvolvimento da qualidade, acreditação e programas voltados para a segurança do paciente na saúde suplementar 76
- A microeconomia e os modelos de trocas no sistema de saúde e seus impactos na qualidade e segurança ... 77
- O processo de acreditação no Brasil, a experiência e os resultados da ONA 78
- Considerações finais 84
- Referências bibliográficas 85

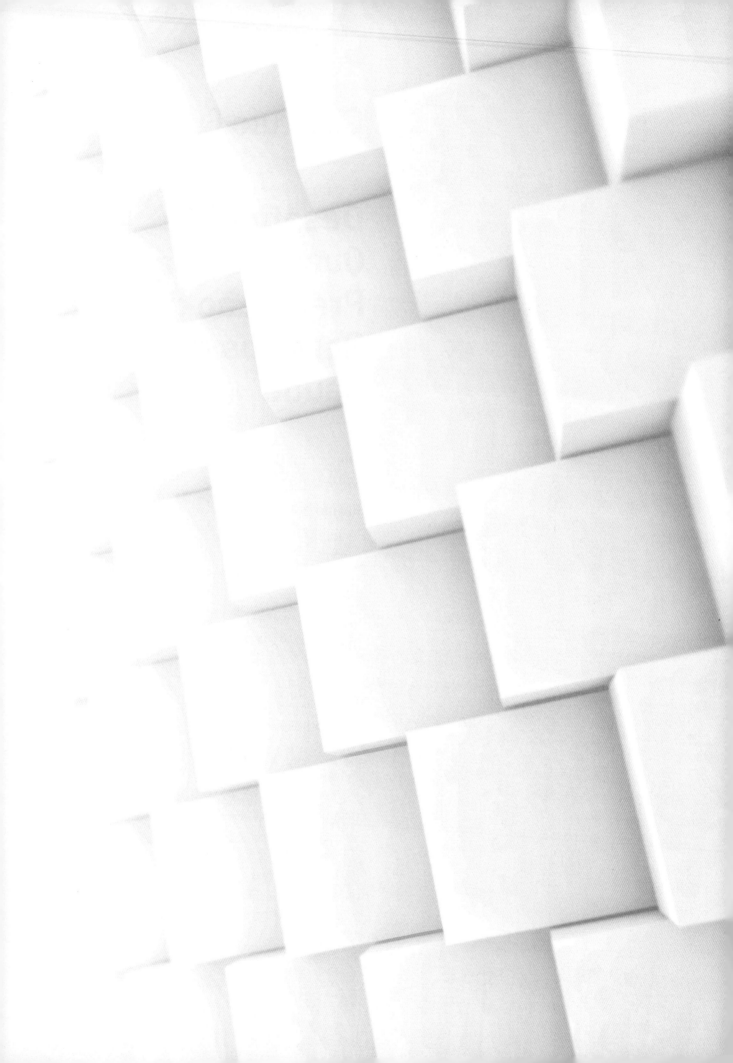

Capítulo 6 | Desafios da Qualidade na Prestação de Serviços de Saúde

O processo de discussão da Qualidade em Saúde tem como marco fundador os trabalhos de Ernest Amory Codman (1913), cirurgião norte-americano, formado e professor de Harvard, membro do Corpo Clínico do Massachusetts General Hospital que, no início do século 20, começou a elaborar os caminhos metodológicos com o fim de melhorar os serviços hospitalares de seu país. Contudo, precisamos fazer justiça à contribuição inestimável de Florence Nightingale (1858) que, no século 19, já publicava, denunciava e modificava radicalmente os serviços hospitalares e militares ingleses na Guerra da Crimeia. Podemos afirmar com tranquilidade que a "Qualidade na Saúde" começa com esses dois autores. O interessante é que eles seguiram caminhos metodológicos diferentes. Enquanto Florence propunha um novo modelo organizacional das estruturas e do funcionamento das enfermarias e serviços hospitalares com ênfase na higiene, aeração, desinfecção e gestão com base em dados, Codman propunha o caminho da melhor e precisa definição do "Produto Hospitalar" e, com isso, da busca de "melhores resultados finais" ("The end result system standardization") da assistência médica. Óbvio que ambos propunham a aplicação prática dos novos avanços científicos da medicina, da higiene, da profilaxia e dos métodos estatísticos como ferramentas analíticas para a verdadeira avaliação de resultados e o isolamento das variáveis causais das de confusão (GASTAL, 2006).

Adicionalmente, podemos afirmar que a sistematização do conhecimento e a organização conceitual do campo de conhecimento do que hoje chamamos de "Qualidade em Saúde" deveu-se a Avedis Donabedian, médico Armênio, radicado nos Estados Unidos, professor da Universidade de Michigan, que produziu uma extensa obra dedicada a organizar esse campo de conhecimento que se constitui em uma interface entre a ciência médica, a saúde pública e a moderna teoria da administração (GASTAL, 2006).

Contudo, o nascimento prático, tecnológico e operacional ocorre nos anos 1950, com a criação da Comissão Conjunta de Acreditação de Hospitais do Canadá e dos Estados Unidos – a tão mundialmente conhecida Joint Commission –, bem como com as modificações propostas pelos sistemas federais norte-americanos Medicaid e Medicare para a avaliação e remuneração de hospitais (GASTAL, 2006).

O processo de desenvolvimento da qualidade, acreditação e programas voltados para a segurança do paciente no SUS e na saúde suplementar

A prestação de cuidados de saúde é uma atividade de enorme complexidade e com demandas ascendentes que elevam o potencial para ocorrência de incidentes, erros ou falhas. Diante dos avanços tecnológicos, da diversidade de sistemas e de processos organizacionais que envolvem o contexto da prestação de cuidados de saúde no âmbito global, observa-se, a partir da última década, o interesse crescente por parte de pesquisadores/investigadores e profissionais de saúde em abordagens voltadas à melhoria da qualidade do cuidado e da segurança do paciente.

A segurança do paciente é definida pela Organização Mundial da Saúde (OMS) como a redução, a um mínimo aceitável, do risco de dano desnecessário associado ao cuidado de saúde. É considerada como uma disciplina do setor de cuidados em saúde que aplica métodos científicos de segurança com o objetivo de chegar a um sistema confiável de cuidados em saúde. Segurança do paciente é também um atributo dos sistemas de saúde; minimiza a incidência e o impacto dos eventos adversos, maximizando a posterior recuperação.

O histórico não nos deixa mentir sobre as iniciativas que ao longo do tempo foram colocadas em prática para fomentar e fortalecer a segurança do paciente, como:

- Em 1991, o Programa Compromisso com a Qualidade Hospitalar (CQH) – Associação Paulista de Medicina e Cremesp;
- Ainda em 1991, o Prêmio Nacional da Qualidade – Fundação Nacional da Qualidade (FPNQ);
- Em 2000, com o projeto Diretrizes – AMB-CFM;
- Em 2008, com ações da Rebraensp;

- Em 2013, a RDC n. 36 e a Portaria n. 529, com a estruturação da política nacional de segurança do paciente, núcleos de segurança do paciente, plano de segurança do paciente em serviços de saúde, monitoramento e notificação de eventos adversos.

Política de segurança do paciente

O Brasil, por meio da Portaria GM/MS n. 529/2013, instituiu o Programa Nacional de Segurança do Paciente (PNSP), em 2013, voltado para a segurança do paciente, responsável por várias iniciativas no campo educacional, na pesquisa, no desenvolvimento de uma taxonomia específica e de ferramentas e no lançamento de campanhas, tais como a de "Higienização das mãos" e "Cirurgia segura salva vidas".

De acordo com a Organização Mundial de Saúde, a definição de segurança para o programa nacional de segurança do paciente (PNSP) e seus princípios estão descritos no Quadro 6.1.

O PNSP, pela Portaria n. 529/2013, visa, especialmente, a prevenir, monitorar e reduzir a incidência de eventos adversos (EA) nos atendimentos prestados, promovendo melhorias relacionadas à segurança do paciente e à qualidade em serviços de saúde do País, por meio da obrigatoriedade de constituição de Núcleos de Segurança do Paciente (NSP) nos serviços de saúde.

Na sequência, foram publicados pelo Ministério da Saúde (MS), pela Anvisa e pela Fundação Oswaldo Cruz (Fiocruz) seis protocolos básicos de segurança do paciente: prática de higiene das mãos; segurança na prescrição; uso e administração de medicamentos; identificação dos pacientes; prevenção de quedas e úlceras (lesões) por pressão; e cirurgia segura.

Núcleo de segurança do paciente

O Núcleo de Segurança do Paciente (NSP) consiste em um componente extremamente importante na busca pela qualidade das atividades desenvolvidas nos serviços de saúde.

É função primordial a integração das diferentes instâncias que trabalham com riscos na instituição, considerando o paciente como sujeito e objeto final do cuidado em saúde. Ainda, consiste em tarefa do NSP promover a articulação dos processos de trabalho e das informações que impactem os riscos ao paciente.

Quadro 6.1 Definição de segurança para o PNSP.

Atributos	Definição
Segurança*	Evitar lesões e danos nos pacientes decorrentes do cuidado que tem como objetivo ajudá-los.
Efetividade	Cuidado baseado no conhecimento científico para todos que dele possam se beneficiar, evitando seu uso por aqueles que provavelmente não se beneficiarão (evita subutilização e sobreutilização, respectivamente).
Cuidado centrado no paciente	Cuidado respeitoso e responsivo às preferências, necessidades e valores individuais dos pacientes, e que assegura que os valores do paciente orientem todas as decisões clínicas. Respeito às necessidades de informação de cada paciente.
Oportunidade	Redução do tempo de espera e de atrasos potencialmente danosos tanto para quem recebe como para quem presta o cuidado.
Eficiência	Cuidado sem desperdício, incluindo aquele associado ao uso de equipamentos, suprimentos, ideias e energia.
Equidade	Qualidade do cuidado que não varia em decorrência de características pessoais, como gênero, etnia, localização geográfica e condição socioeconômica.

Fonte: OMS, 2004.

Os NSP devem ser estruturados nos serviços de saúde públicos, privados, filantrópicos, civis ou militares, incluindo aqueles que exercem ações de ensino e pesquisa. Dessa forma, não apenas os hospitais, mas clínicas e serviços especializados de diagnóstico e tratamento, devem possuir NSP, por exemplo: serviços de diálise, serviços de endoscopia, serviços de radiodiagnóstico, serviços de medicina nuclear, serviços de radioterapia, entre outros. Os consultórios individualizados, os laboratórios clínicos, os serviços móveis e os de atenção domiciliar estão excluídos do escopo dessa norma.

Também se encontram excluídos do escopo da RDC n. 36/20137 os serviços de interesse à saúde, tais como: instituições de longa permanência de idosos e aquelas que prestam serviços de atenção a pessoas com transtornos decorrentes do uso, abuso ou dependência de substâncias psicoativas. É válido ressaltar, contudo, que mesmo nas Organizações que não possuem obrigatoriedade de constituir um NSP é uma boa prática fazê-lo, pois são ações que contribuem para a segurança na assistência ao paciente.

Preferencialmente, o NSP deve ser composto por membros da organização que conheçam bem os processos de trabalho e que tenham perfil de liderança. A direção é a responsável pela nomeação e composição, conferindo aos seus membros autoridade, responsabilidade e poder para executar as ações do Plano de Segurança do Paciente (PSP). Deve ser constituído por uma equipe multiprofissional, minimamente composta por médico, farmacêutico e enfermeiro, e capacitada em conceitos de melhoria da qualidade, segurança do paciente e em ferramentas de gerenciamento de riscos em serviços de saúde.

Os NSP serão responsáveis pela elaboração do PSP, supracitado, que aponte e descreva as estratégias e ações definidas pelo serviço de saúde para a execução das etapas de promoção, de proteção e de mitigação dos incidentes associados à assistência à saúde, desde a admissão até a transferência, a alta ou o óbito do paciente no serviço de saúde. É importante também que o NSP integre as diferentes instâncias que trabalham com riscos na instituição, considerando o paciente como sujeito e objeto final do cuidado em saúde.

O NSP tem como objetivos:

- Melhoria contínua dos processos de cuidado e do uso de tecnologias da saúde
- Disseminação sistemática da cultura de segurança
- Articulação e integração dos processos de gestão de risco
- Garantia das boas práticas de funcionamento do serviço de saúde dentro de seu âmbito de atuação.

Competências do Núcleo de Segurança do Paciente

São atribuições do NSP:

- Implantar os protocolos de segurança do paciente e realizar o monitoramento dos seus indicadores
- Desenvolver ações para a integração e a articulação multiprofissional no serviço de saúde
- Elaborar, implantar, divulgar e manter atualizado o PSP
- Promover ações para a gestão do risco no serviço de saúde
- Promover mecanismos para identificar e avaliar a existência de não conformidades nos processos e procedimentos realizados, incluindo aqueles envolvidos na utilização de equipamentos, medicamentos e insumos e propor ações preventivas e corretivas
- Acompanhar as ações vinculadas ao PSP
- Estabelecer barreiras para a prevenção de incidentes nos serviços de saúde
- Desenvolver, implantar e acompanhar programas de capacitação em segurança do paciente e qualidade em serviços de saúde
- Analisar e avaliar os dados sobre incidentes decorrentes da prestação do serviço de saúde

- Compartilhar e divulgar à direção e aos profissionais do serviço de saúde os resultados da análise e da avaliação dos dados sobre incidentes relacionados com a assistência à saúde decorrentes da prestação do serviço de saúde

- Notificar ao Serviço Nacional de Vigilância Sanitária (SNVS) os EA decorrentes da prestação do serviço de saúde e acompanhar os alertas sanitários e outras comunicações de risco divulgadas pelas autoridades sanitárias.

Plano de Segurança do Paciente

O PSP deve estabelecer estratégias e ações de gestão de risco, conforme as atividades desenvolvidas pelo serviço de saúde. O documento deve apontar situações de risco e descrever as estratégias e as ações definidas pelo serviço de saúde para a gestão de risco visando à prevenção e à mitigação dos incidentes, desde a admissão até a transferência, a alta ou o óbito do paciente no serviço de saúde. É imprescindível que seja usado o mapeamento de processos para que o PSP seja baseado na realidade dos processos.

A partir da implantação do PSP, é crucial que o NSP realize avaliações considerando os seguintes itens:

- Identificação, análise, avaliação, monitoramento e comunicação dos riscos no serviço de saúde, de forma sistemática

- Integração dos diferentes processos de gestão de risco desenvolvidos nos serviços de saúde

- Implementação de protocolos estabelecidos pelo MS

- Identificação do paciente

- Higiene das mãos

- Segurança cirúrgica

- Segurança na prescrição, no uso e na administração de medicamentos

- Segurança na prescrição, no uso e na administração de sangue e hemocomponentes

- Segurança no uso de equipamentos e materiais

- Registro adequado do uso de órteses e próteses quando esse procedimento for realizado

- Prevenção de quedas dos pacientes

- Prevenção de úlcera por pressão

- Prevenção e controle de eventos adversos em serviços de saúde, incluindo as infecções relacionadas à assistência à saúde

- Segurança nas terapias nutricionais enteral e parenteral

- Comunicação efetiva entre profissionais do serviço de saúde e entre serviços de saúde

- Estímulo à participação do paciente e dos familiares na assistência prestada e na promoção do ambiente seguro.

O processo de desenvolvimento da qualidade, acreditação e programas voltados para a segurança do paciente na saúde suplementar

Em 25 de março de 2020, houve uma atualização do Programa de Acreditação de operadoras de planos privados de assistência à saúde, por meio da RN n. 252.

O Programa de Acreditação é composto pelas seguintes dimensões:

- Gestão organizacional: estrutura organizacional, processos de trabalho, governança corporativa, gestão de riscos corporativos, sustentabilidade e melhoria da qualidade

- Gestão da rede prestadora de serviços de saúde: gestão da rede assistencial das operadoras considerando critérios de qualidade e mecanismos para regulação do acesso

- Gestão em saúde: gestão do cuidado em saúde e qualidade da atenção à saúde da rede prestadora (APS)

- Experiência do beneficiário: resultado da interação entre as operadoras, seus beneficiários e a sociedade.

O Programa de Acreditação traz de forma consolidada a política de Gestão de Pessoas e Desenvolvimento das Lideranças, por meio dos itens, cobrando da operadora um programa de premiação a seus colaboradores de acordo com resultados organizacionais esperados, programa ou ações institucionalizadas de incentivo à inovação e manifestação de ideias, bem como política ou diretrizes documentadas e implementadas, de recrutamento e seleção com critérios que considerem aspectos relativos à diversidade.

Promove, também, a experiência do beneficiário, avaliando o resultado da interação entre *operadora-beneficiário-sociedade*, incluindo potenciais beneficiários, tendo como parâmetro a percepção destes a respeito do atendimento de suas necessidades e expectativas e ações promovidas pela operadora com foco em melhoria, por meio de: disponibilização de informações; canais de comunicação com beneficiário reativo (a partir de manifestações/reclamações); canais de comunicação com beneficiário proativo (informações disponíveis no portal, atributos de qualidade de sua rede prestadora [Qualiss/ANS]); comunicação dos serviços acreditados/certificados; e, também, pesquisa de satisfação de beneficiários.

A microeconomia e os modelos de trocas no sistema de saúde e seus impactos na qualidade e segurança

Um aspecto fundamental, mas infelizmente negligenciado no Brasil e que tem profundo impacto negativo na qualidade e na segurança da assistência, são as relações econômicas entre os agentes do setor de saúde e os modelos de troca. Por isso, precisamos voltar aos conceitos fundadores de Ernest A. Codman, pois os "resultados finais" serão em última instância determinados pelos sistemas de pagamento aos hospitais, médicos e organizações de saúde. Se os sistemas de troca remunerarem as "boas práticas", teremos inevitavelmente bons

resultados finais; no entanto, se a remuneração estiver desconectada dessa lógica, necessariamente ela induzirá resultados negativos e práticas perversas.

Essa evidência econômica mencionada foi o que permitiu a evolução e a mudança dos modelos de remuneração e contratação de serviços de saúde a partir dos anos 1980, contudo, infelizmente, o Brasil pouco ou nada avançou nessa mudança de modelo.

Afortunadamente, o SUS, por necessidades ligadas à exiguidade dos recursos e das alocações financeiras nacionais, foi mais ousado em seu desenvolvimento, mas o componente da saúde suplementar persiste na "armadilha perversa do pagamento por serviços e contas abertas", no velho e ruim *fee-for-service* (FFS).

Não nos cabe neste capítulo aprofundar os modelos de relações de troca entre os agentes econômicos do sistema de saúde, porém, é aqui que persistem a principal armadilha e óbice para o desenvolvimento da qualidade e das práticas saudáveis, como a acreditação e os programas de segurança do paciente.

Para mostrar a evidência de nosso argumento, vamos apresentar muito sumariamente a evolução histórica e conceitual do *Diagnostic Related Groups* – Grupos Diagnósticos Relacionados (DRG), ou melhor traduzindo livremente – Grupos Diagnósticos Homogêneos ou *Clusters* homogêneos resultantes do Processo assistencial (produto hospitalar).

É uma metodologia de gerenciamento da qualidade assistencial hospitalar e de custos desenvolvida e proposta na passagem dos anos 1960 para os 1970 pelos pesquisadores John D. Thomson e Robert B. Fetter, ambos professores da Universidade de Yale, das faculdades de Medicina e Administração. Esses pesquisadores engenhosamente conseguiram dar vida ao conceito fundador e original de E. A. Codman do "produto hospitalar", utilizando como base um modelo lógico-clínico e estatístico para a formação dos *"clusters* mutuamente excludentes clinicamente fundamentados" ou "grupos homogêneos", as categorias estruturais do CID (Classificação Internacional de Doenças – 9ª Revisão, 1968), combinadas em um algoritmo lógico que, após a definição da macrocategoria diagnóstica do caso individual, separava os casos cirúrgicos dos clínicos e os classificava posteriormente por sexo, idade, gravidade etc. Portanto, o DRG é uma combinação entre condição clínica que determinou a internação; complicações e comorbidades associadas, cirurgias e outros procedimentos, idade, bem como outras variáveis. Tal desenho lógico reduz a gama de produtos/serviços a 500-700 categorias homogêneas e gerenciáveis, sendo que normalmente qualquer hospital não opera mais do que 100 ou, no máximo, 200 delas. Dessa forma, temos com clareza o conceito microeconômico: de um modelo preciso de alocação de recursos, capital, tempos e movimentos.

Nos anos 1970, nos EUA, foram desenvolvidos vários estudos que terminaram por validar a metodologia DRG como o "melhor modelo" para a classificação de casos/clientes atendidos em assistência hospitalar, bem como elemento estruturador para estudos de custos e precificação para os sistemas de pagamento, fossem eles públicos (Federais – Medicare e Medicaid e posterior CMS/USA) ou privados. Assim, no início dos anos 1980 (1982), o DRG foi adotado como sistema de aferição de produção assistencial e remuneração dos hospitais pelos programas federais mencionados e, ato contínuo, todas as seguradoras e operadoras privadas adotaram-no.

Ao implantar o DRG, hospitais e operadoras de saúde têm resultados com parâmetros estabelecidos como custos e tempo previsto de permanência hospitalar. Dessa forma, conduzirão de maneira mais assertiva o plano terapêutico e uma alta segura. Todos esses pontos possibilitam um gerenciamento eficaz de custos, avaliação da qualidade do serviço prestado e do desempenho da equipe multidisciplinar, bem como prevenção de erros e eventos adversos.

Cabe aqui destacar uma anedota histórica e trágica: o Brasil esteve quase por adotar o DRG dos EUA no início dos anos 1980 pelo antigo Instituto Nacional de Assistência Médica da Previdência – INAMPS (Plano Paraná – CONASP); contudo, isso só não foi possível porque o Brasil vivia naquela época a ple-

nitude da Lei de Informática, que impedia a importação de insumos dessas tecnologias e, portanto, a Dataprev, em 1983, não tinha capacidade computacional para processar as altas hospitalares usando o algoritmo do DRG. Por essa razão, foi desenvolvida e implantada a Autorização de Internação Hospitalar (AIH), um modelo de "quase DRG", conceitualmente denominado de Pagamento Prospectivo por Caso (PPC), de pacotes assistenciais com remuneração fechada ajustável por índice de risco/gravidade, que sucedeu a Guia de Internação Hospitalar (GIH), a velha conta aberta.

Portanto, o SUS já nasceu com práticas mais assertivas que a saúde suplementar, mas, infelizmente, não houve a devida e necessária evolução para um modelo completo como o DRG.

Nos anos 1990, todos os países com sistemas nacionais organizados de saúde da Europa e da Ásia adotaram a metodologia do DRG para balizar os resultados assistenciais e o desempenho de suas redes hospitalares. Dessa forma, o DRG na Europa serviu para modelos de bonificação e remuneração diferenciadas em contratos globais ou por *capitation* e pagamento por desempenho institucional (P4P).

O DRG tem quatro alvos muito importantes, que são: uso eficiente do leito hospitalar; aumento da segurança assistencial; redução de internações evitáveis; e diminuição de readmissões hospitalares não planejadas (COUTO, R.; GRILLO PEDROSA, 2020).

O processo de acreditação no Brasil, a experiência e os resultados da ONA

O processo brasileiro de qualidade e acreditação origina-se no bojo das transformações relevantes ocorridas no setor de saúde do Brasil nos anos 1990, obviamente estudos, publicações e autores existiram e o antecederam, mas o momento fundante foram as transformações originadas a partir da Lei n. 8.080, do SUS e de todas as iniciativas estruturantes de um novo modelo de saúde pública e privada no Brasil, que completaram recentemente 30 anos. Portanto, o que vamos apresentar, pode-

-se afirmar, é uma pequena parte de um processo histórico-social, econômico e tecnológico que se desenvolveu nos últimos 30 anos, e nossa análise crítica terá como universo conceitual esse período de tempo-história.

No início dos anos 1990, o Brasil passava por uma série de transformações e mudanças políticas que seriam determinantes para o futuro da nação. Entre as novidades, houve a nova Constituição da República, promulgada em 1988, que passou a garantir a saúde como um direito de todos e, também, um dever do Estado. Para assegurar o cumprimento desse direito – "acesso universal e igualitário às ações e serviços para a promoção, proteção e recuperação da saúde" (BRASIL, 1988) –, foi estruturado o chamado Sistema Único de Saúde (SUS). Ainda como consequência de acontecimentos relacionados à saúde pública no geral, foi criada, em 1999, a Agência Nacional de Vigilância Sanitária (Anvisa). "A história da Organização Nacional de Acreditação (ONA) está vinculada às iniciativas do SUS nos anos 1990" (GASTAL, 2006).

Enquanto isso, o resto do mundo passava pelo amadurecimento de propostas relacionadas à segurança do paciente e pelo surgimento de metodologias de padronização das atividades hospitalares. No Brasil, as discussões sobre acreditação e qualidade ocorriam de forma isolada, e muitos não entendiam ainda o conceito de acreditação. Isso começou a mudar em 1990, quando a OMS firmou um acordo com a OPAS para a elaboração de um *Manual de Padrões de Acreditação para América Latina e Caribe*. O compêndio foi resultado de uma parceria entre o médico brasileiro Humberto Novais e o argentino José Maria Paganini, então técnicos/especialistas da OPAS. O documento final foi apresentado em 1992 para mais de 120 representantes de 22 países da região. No Brasil, o material foi distribuído às instituições associadas à Federação Brasileira de Hospitais (FBH). Péricles Góes da Cruz, que, na época, coordenava o Programa de Garantia e Aprimoramento de Qualidade em Saúde do Ministério da Saúde e, atualmente, é o superintendente técnico da ONA, ressaltou a baixa adesão ao *Manual*: "Nessa época, ainda não se percebia muito foco e preocu-

pação com implantação de processos de melhorias da qualidade dentro dos hospitais", relembra.

Apesar de a iniciativa da OPAS e da OMS não ter prosperado nacionalmente, foi o suficiente para que quatro grupos, em diferentes regiões do País, passassem a ter a acreditação como objeto de estudo principal. Cada equipe atuava regionalmente, nos estados do Rio Grande do Sul, do Paraná, de São Paulo e do Rio de Janeiro, estudando o assunto e propondo o aprimoramento de práticas hospitalares de forma orientada, de acordo com a realidade local.

Sabendo que os grupos trabalhavam de forma isolada, o então Ministro da Saúde, Carlos Albuquerque, convidou o médico Humberto Novais para atuar como consultor em um projeto que resultaria na criação de um manual de acreditação brasileiro único, com o intuito de padronizar as iniciativas regionais em um projeto nacional. Assim, baseado no *Manual* original da OPAS, nas metodologias internacionais existentes, nos trabalhos e na experiência dos grupos regionais, surgiu o *Manual Brasileiro de Acreditação de Hospitais*, publicado em 1998, e, inicialmente, testado em 17 hospitais espalhados por todas as regiões do País. Foi ainda na fase de testes que o MS entendeu que, para além da elaboração do *Manual*, seria necessário desenvolver um Sistema Brasileiro de Acreditação (SBA), que precisaria ser gerido por uma instituição criada para esse fim. Nascia, assim, a Organização Nacional de Acreditação (ONA), em 1º de junho de 1999. A fundação da ONA foi oficializada em 2001, por meio de uma portaria do MS que reconheceu as atribuições da organização. Como estrutura de base da ONA, foram definidos alguns pontos que permanecem até hoje, como o Conselho de Administração. A ideia básica era de que a organização não recebesse direcionamento de entidades específicas. Então, foi criado um Conselho de Administração plural, com representantes de entidades compradoras de serviços de saúde, prestadoras de serviços de saúde e governamentais. Fizeram parte da fundação da ONA as seguintes entidades: Associação Brasileira de Hospitais Universitários (Abrahue); Confederação Nacional de Saúde (CNS); Federação Brasileira de Hospitais

(FBH); Associação Brasileira de Medicina de Grupo (Abramge); Associação Brasileira de Autogestão em Saúde; Federação Nacional de Seguros Privados e Capitalização; Conselho Nacional de Secretários Estaduais de Saúde (Conass); e Confederação Nacional das Cooperativas Médicas (Unimed).

Missão da ONA

Aprimorar a gestão, a qualidade e a segurança da assistência no setor saúde, por meio do SBA.

Visão da ONA

Tornar a Acreditação ONA reconhecida pela sociedade brasileira como sinônimo de segurança, qualidade e credibilidade no setor saúde.

Valores da ONA

São os valores da ONA:

- Transparência em suas ações
- Respeito individual e coletivo
- Confidencialidade
- Aperfeiçoamento contínuo
- Desenvolvimento participativo
- Credibilidade
- Sustentabilidade como fator de crescimento.

Atribuições e responsabilidades da ONA

A ONA é responsável pelo desenvolvimento e pela gestão dos padrões brasileiros de qualidade e segurança em saúde. Instituição privada, de interesse coletivo e sem fins lucrativos, sua função é coordenar e gerir o SBA, bem como incentivar o setor saúde a aprimorar seus processos de gestão e qualidade dos serviços prestados. Entre as responsabilidades da ONA estão:

- Desenvolver metodologia e padrões nacionais para acreditação das organizações que prestam serviços para a saúde, organizações prestadoras de serviços de saúde e

para organizações que prestam serviços odontológicos

- Regulamentar o SBA
- Definir critérios de credenciamento e descredenciamento, bem como credenciar e acompanhar as atividades das Instituições Acreditadoras Credenciadas (IACs)
- Incentivar a criação de Instituições Acreditadoras
- Estabelecer os padrões a serem utilizados pelas IACs
- Estabelecer as diretrizes para a formação e capacitação dos avaliadores do SBA
- Acompanhar e validar o processo de acreditação
- Acompanhar, por meio de metodologia definida, o alinhamento da aplicação do processo de certificação pelas IACs
- Emitir os certificados relacionados aos processos de avaliação
- Entre outras.

Linha do tempo da ONA

Com mais de 20 anos de história, a linha do tempo demonstra de forma resumida os grandes marcos da ONA (Figura 6.1).

ONA e o reconhecimento internacional

A ONA é reconhecida pela International Society for Quality in Health Care – ISQua (Dublin/Irlanda), associação parceira da OMS, que conta com representantes de instituições acadêmicas e organizações de saúde de mais de 100 países. A parceria com a ISQua foi muito importante para o crescimento do SBA/ONA, uma vez que proporciona atualização e conexão com as tendências mundiais para a melhoria contínua, tanto no sistema e nos serviços de saúde quanto no conhecimento do que está acontecendo no mundo em relação à acreditação, à qualidade e à gestão dos serviços de saúde.

Capítulo 6 | Desafios da Qualidade na Prestação de Serviços de Saúde

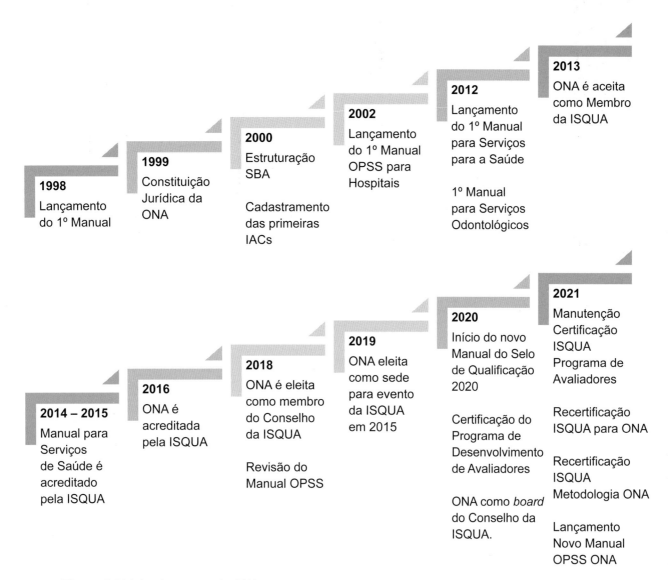

Figura 6.1 Linha do tempo da ONA.

Além das certificações, a ONA participa e realiza atividades junto à ISQua, com participação no Comitê de Certificação IEEA (International External Evaluation Association – Genebra/Suíça), como Membro Institucional, Membro do *Board* da ISQua, Membros individuais, *Experts*, *Fellowship*, e será sede da Conferência Anual da ISQua, prevista para acontecer em São Paulo, em 2025.

Ser uma organização reconhecida pela ISQua atesta que a ONA está entre as melhores acreditadoras mundiais, mesmo em comparação a países desenvolvidos. O primeiro produto certificado pela ISQua é o *Manual Brasileiro de Acreditação para Organizações Prestadoras de Serviços de Saúde*. Com essa conquista, os padrões praticados pela ONA passam a ser reconhecidos internacionalmente pela ISQua, a mais importante instituição de acreditação mundial em saúde e a única que certifica outras organizações acreditadoras. Isso significou um grande ganho não só para a ONA, como também para todo o Brasil, uma vez que, hoje, aproximadamente 90% das instituições acreditadas no País adotam os padrões ONA, que é a única organização responsável pelo desenvolvimento e pela gestão dos padrões nacionais de segurança e qualidade em saúde em todo o País. Em seguida, a ONA, como organização, foi atestada pela ISQua e, em 2020, o Programa de Treinamento de Avaliadores também foi reconhecido pela ISQua.

Alguns resultados ONA

Ao longo dos anos de atuação, a ONA se consolidou e teve um crescimento consistente. Atualmente, possui organizações acreditadas em todas as regiões do Brasil e em quase todos os estados, o que é uma evidência de que seus padrões são aplicáveis nas mais diversas realidades do Brasil. Alguns resultados demonstram o crescimento ao longo dos anos:

- São mais de 3 mil certificações concedidas a instituições de saúde em todo o País, incluindo hospitais, laboratórios, ambulatórios, assistência domiciliar, odontologia, nefrologia, empresa de diagnóstico por imagem, entre outras

- Em matéria de volume e número de organizações acreditadas, a ONA é a terceira maior Certificadora de Qualidade de Serviços de Saúde no mundo

- Mais de 900 organizações de saúde brasileiras seguem a metodologia de qualidade ONA; portanto, são mais de 900 certificados vigentes

- As organizações acreditadas têm em torno de 59 mil leitos operacionais

- São mais de mil visitas realizadas todo ano

- Crescimento médio de 15% de instituições certificadas ao ano

- Mais de 40 mil pessoas capacitadas em seus programas de ensino

- Em torno de 400 avaliadores ativos.

O *Manual ONA* versão 2022 para OPSS

O SBA considera que as organizações de saúde são sistemas complexos, nos quais as estruturas precisam estar dimensionadas e desenhadas para atender ao perfil e à demanda existentes, organizar e entender as interdependências dos processos internos que as compõem, para alcançarem seus resultados e, ao longo do tempo, a excelência.

A avaliação em saúde na metodologia do SBA/ONA avalia os componentes de estrutura, processo e resultado e a relação causal entre eles, em que a estrutura apoia a execução dos processos, e os processos são executados para gerar resultados. A avaliação é, portanto, transversal e utiliza uma abordagem sistêmica que permite analisar os processos de trabalho e as relações com os resultados.

Na nova versão do *Manual*, lançada em 2021, mas com vigência a partir de janeiro de 2022, a ONA apresenta em sua metodologia novas dimensões de qualidade e novos fundamentos de gestão. Dessa forma, o SBA acompanha o "estado da arte" das metodologias internacionais, equiparando os hospitais e os serviços de saúde brasileiros aos melhores padrões mundiais.

As dimensões da qualidade orientam a avaliação do desempenho organizacional diante dos requisitos definidos, ou seja, é por meio dessas dimensões da qualidade que ocorre a avaliação das práticas da organização em relação aos requisitos apresentados. Todas as dimensões são consideradas na avaliação para acreditação, pois orientam a avaliação por requisitos. Considerando a referência do Institute of Medicine, que tem o paciente como centro do cuidado, as dimensões propostas na nova versão são:

- Segurança: evitar lesões aos pacientes pelos cuidados que se destinam a ajudá-los

- Efetividade: prestar serviços baseados no conhecimento científico a todos os que poderiam se beneficiar e abstendo-se de prestar serviços àqueles que provavelmente não se beneficiariam (evitando a subutilização e o mau uso). Em outras palavras, é não cometer excessos, muito menos deixar de realizar quaisquer medidas, desde que sempre seja observado o princípio de fazer a coisa certa, para a pessoa certa, na hora certa

- Foco no paciente: fornecer cuidados que respeitem e respondam às preferências, necessidades e valores individuais dos pacientes/clientes e garantindo que os valores dos pacientes/clientes orientem todas as decisões clínicas

- Oportunidade: reduzir as esperas e, por vezes, os atrasos prejudiciais tanto para quem recebe quanto para aqueles que prestam cuidados

- Eficiência: oferecer assistência aos pacientes/clientes de maneira racional, evitando desperdícios, sem excessos, seja na utilização de equipamentos, exames, leitos e procedimentos, seja com suprimentos, ideias, energia e recursos humanos

- Equidade: fornecer cuidados que não variam em qualidade devido a características pessoais como gênero, etnia, localização geográfica e *status* socioeconômico.

Os fundamentos de gestão são um conjunto de preceitos que caracterizam a metodologia e sustentam a avaliação das práticas e fatores de desempenho, expressos por meio dos padrões e requisitos do *Manual das Organizações Prestadoras de Serviços de Saúde.*

Foram mantidos os fundamentos da visão sistêmica, da liderança, da gestão por processos, do desenvolvimento de pessoas, da responsabilidade socioambiental, da cultura da inovação, da melhoria contínua, da ética e da transparência e da natureza não prescritiva.

Como novos fundamentos, temos:

- Governança clínica, que é a estrutura por meio da qual as organizações são responsáveis por melhorar continuamente a qualidade de seus serviços e salvaguardar altos padrões de atendimento, criando um ambiente favorável à excelência em atendimento clínico. São componentes da governança clínica a efetividade clínica, a auditoria clínica, o gerenciamento de riscos, a comunicação clara e transparente, a pesquisa e educação permanentes e o desenvolvimento de profissionais

- Alta confiabilidade, compromisso no desenvolvimento, disseminação da gestão de riscos e cultura da segurança do paciente em todos os níveis da organização, além

de respostas em modo e tempo oportunos, demonstrando a constante busca pelo alto grau de confiabilidade de suas atividades

- Integralidade e continuidade do cuidado, considerando a integração de ações preventivas, curativas, individuais e coletivas nos cuidados em saúde, refletidas na articulação da continuidade dos cuidados entre os componentes do sistema e os níveis de atenção em saúde, ou seja, entre ações preventivas e assistenciais, buscando um atendimento integral com ênfase na prevenção sem descuidar da assistência aos pacientes/clientes e comunidades.

A autoavaliação

No processo de avaliação, a autoavaliação, que é um processo pelo qual a Organização Prestadora de Serviços de Saúde avalia seu próprio desempenho em relação aos padrões e requisitos estabelecidos no *Manual Brasileiro de Acreditação*, é obrigatória antes das visitas de acreditação, recertificação ou *upgrade*, e facultativa antes das visitas de manutenção e diagnóstico organizacional.

A autoavaliação permite que a Organização de Saúde analise o cenário atual, identificando as fragilidades e os pontos fortes, contribuindo para a elaboração dos planos de ação de melhorias e evolução institucional para alcançar a acreditação.

Por seu caráter educativo e compromisso com a melhoria da qualidade e segurança dos serviços de saúde, o SBA/ONA incentiva a utilização da autoavaliação como ferramenta de desenvolvimento e busca de melhorias pela Organização Prestadora de Serviços de Saúde, que deverá realizar a autoavaliação por meio da ferramenta específica disponibilizada pela ONA, a qual possui os requisitos, orientações e sugestões de evidência. Os requisitos são os itens a serem avaliados pela organização, separados conforme os níveis da metodologia. As orientações e sugestões de evidência são oferecidas para ajudar as organizações a concluírem a autoavaliação e trazerem minimamente os possíveis achados que comprovem que os requisitos estabelecidos no *Manual Brasileiro de Acreditação* estão em conformidade.

Novas normas de avaliação e novas subseções

A ONA, atenta às mudanças do Setor Saúde e também para sustentar a integralidade e a continuidade do cuidado, traz na versão atualizada novas normas de avaliação, como Atenção Primária à Saúde (APS), Atendimento Pré-hospitalar e Remoção Inter-hospitalar (APH) e a anatomia patológica que, apesar de já ser elegível para acreditação da ONA, estava composta com a norma de avaliação do laboratório.

A APS é o primeiro nível de atenção em saúde e se caracteriza por um conjunto de ações, nos âmbitos individual e coletivo, que abrange a promoção e a proteção da saúde, a prevenção de agravos, o diagnóstico, o tratamento, a reabilitação, a redução de danos e a manutenção da saúde com o objetivo de desenvolver uma atenção integral que impacte positivamente a situação de saúde das coletividades (MS). Trata-se da principal porta de entrada ao sistema de saúde, tanto o público como o privado (SUS e saúde suplementar), devendo se orientar pelos princípios da universalidade, da acessibilidade, da continuidade do cuidado, da integralidade da atenção, da responsabilização, da humanização e da equidade. Isso significa dizer que a APS funciona como um filtro capaz de organizar o fluxo dos serviços nas redes de saúde, dos mais simples aos mais complexos (MS).

O APH, como nível pré-hospitalar (móvel) na área de urgência, é o atendimento que procura chegar precocemente à vítima, depois de ter ocorrido um agravo à sua saúde (de natureza clínica, cirúrgica, traumática, inclusive as psiquiátricas), que possa levar a sofrimento, sequelas ou mesmo à morte, sendo necessário, portanto, prestar-lhe atendimento e/ou transporte adequado a um serviço de saúde devidamente constituído. Além disso, pode ser utilizado para a realização de transporte inter-hospitalar, a depender da constituição, finalidade e papel no sistema de urgência e emergência (MS, Portaria n. 2048/2002; Conselho Federal de Medicina, Resoluções n. 1.671/2003 e n. 1.672/2003).

Atendendo aos pedidos das organizações prestadoras dos serviços de saúde, avaliadores e instituições acreditadoras credenciadas do SBA, a ONA também traz novas subseções, por conta de algumas especificidades dos serviços prestados, como atenção domiciliar e oftalmologia. A odontologia, que já era elegível para a acreditação ONA, mas que estava composta em um manual à parte, agora será uma subseção do *Manual OPSS 2022*.

A APS e APH têm subseções específicas e como nova subseção a *Telemedicina*, como serviços voltados à prestação de atendimento a pacientes/clientes que necessitam de assistência com permanência na instituição ou no domicílio, programada ou não, sistematizados de acordo com o grau de complexidade e especialização da organização, realizados por meio de ferramentas de telessaúde, com padrões de qualidade adequados à redução, a um mínimo aceitável, do risco de dano desnecessário associado à atenção à saúde. Incluem-se, por exemplo: telessaúde de cuidados integrados, teleconsulta, teleconsulta médica, teleorientação e telerradiologia.

Com o objetivo de trazer maior fluidez para o sistema de acreditação, a ONA também revisou o sistema de medição e dimensionamento de avaliadores, bem como as normas orientadoras que determinam as regras para o processo de acreditação.

Considerações finais

Como conclusão, podemos afirmar que o Brasil dispõe de um sistema de reconhecimento e avaliação da qualidade assistencial e da segurança do paciente robusto, bem estruturado e sucedido representado pela ONA e pelo marco normativo do SUS e da saúde suplementar.

Contudo, para consolidar práticas virtuosas na assistência e no cuidado, precisa com urgência adotar novos modelos de avaliação do desempenho hospitalar e do produto assistencial, vide DRG, e propiciar novos modelos de trocas econômicas, com remuneração dos prestadores que seja indutora de "boas práticas".

Deverá, também, desenvolver políticas estruturadas e estruturantes de apoio à implantação dos programas de gestão da qualidade e da segurança do paciente nos entes federados (estados e municípios), para o processo de implantação nas redes de organizações de pequeno porte, serviços de atenção primária e secundária, nos hospitais públicos e privados que atendem ao SUS.

Na saúde suplementar, o processo regulatório deverá definitivamente encarar a orientação/determinação para que os atores, compradores e prestadores, encaminhem-se para a superação definitiva da prática perversa da "conta aberta" (F4S) para outros modelos do tipo risco compartilhado (PPC), DRG, contrato global, *capitation* ou remuneração por desempenho e qualidade aferida.

▌ Referências bibliográficas

BRASIL. Constituição Federal, 5 de outubro de 1988. Disponível em: http://www.planalto.gov.br/ccivil_03/constituicao/constituicao.htm. Acesso em: 20 abr. 2021.

BRASIL. Ministério da Saúde. *Implantação do Núcleo de Segurança do Paciente em Serviços de Saúde*. Brasília: Anvisa, 2016.

BRASIL. Agência Nacional de Vigilância Sanitária. *Gestão de riscos e investigação de eventos adversos relacionados à assistência à saúde*. Brasília: Anvisa, 2017.

BRASIL. Ministério da Saúde. Agência Nacional de Vigilância Sanitária. *Segurança do paciente e qualidade em serviços de saúde*: uma reflexão teórica aplicada à prática. Brasília: Ministério da Saúde, 2013.

BRASIL. Portaria n. 529, de 1.º de abril de 2013. Institui o Programa Nacional de Segurança do Paciente (PNSP). *Diário Oficial da República Federativa do Brasil*. Brasília/DF: Poder Executivo. Disponível em: http://www.saude.gov.br/acoes-e-programas/programa-nacional-de-seguranca-do-paciente-pnsp. Acesso em: 20 abr. 2021.

COMMITTEE ON QUALITY HEALTH CARE IN AMERICA. *Crossing the quality chasm*: a new health system for the 21st Century. Washington (DC): National Academies Press, 2001.

COUTO, R.; GRILLO PEDROSA, T. *DRG Brasil*: transformando o sistema de saúde brasileiro e a vida das pessoas. 2020. Disponível em: www.drgbrasil.com.br. Acesso em: 20 abr. 2021.

GASTAL, Fábio Leite. *Treinamento em avaliação de serviços, licenciamento sanitário e acreditação*: multiplicadores. ONA – Organização Nacional de Acreditação, 2006. v. 1-5.

ONA – ORGANIZAÇÃO NACIONAL DE ACREDITAÇÃO. Normas de avaliação. Disponível em: www.ona.org.br. Acesso em: 20 abr. 2021.

ONA – ORGANIZAÇÃO NACIONAL DE ACREDITAÇÃO. Normas orientadoras. Disponível em: www.ona.org.br. Acesso em: 20 abr. 2021.

Capítulo 7

Experiência do Paciente

Leandro Reis Tavares
Helidea Lima

- Satisfação do paciente e do colaborador 91
- Cuidado centrado 94
- Segurança assistencial 97
- Desfecho clínico 98
- Desafios: mais que a experiência do paciente, uma experiência humana em saúde 98
- Referências bibliográficas 100

Fazer gestão é perseguir um alvo móvel, é estar atento a todos os fatores que possam impactar o resultado desejado.

Segundo o Institute of Medicine, os serviços de saúde têm qualidade quando:

- São prestados em consonância com padrões ótimos predefinidos
- São submetidos a medidas de performance nos níveis de estrutura, processos e resultados
- São ofertados para atender às necessidades dos usuários
- Implicam programas de controle de qualidade
- São seguros para os profissionais de saúde e para os usuários
- Fazem-se de forma humanizada
- São efetivos, eficientes e equitativos
- Satisfazem às expectativas dos usuários.

Scally e Donaldson (2009) descreveram que, no futuro, as organizações bem geridas seriam aquelas em que o controle financeiro, o desempenho do serviço e a qualidade clínica estivessem totalmente integrados em todos os níveis.

Parece que esse futuro previsto já é realidade, mas ainda há poucas organizações que adotam essa tríade de gestão. Vivemos em um mundo onde a mudança é a única certeza. Temos de nos adaptar rapidamente à expectativa do nosso cliente e às condições de obtermos sempre o melhor resultado possível.

Uma mudança organizacional somente é possível se processada a necessária mudança da sua cultura. É preciso que crenças e valores culturais da organização sejam movimentados juntamente dos processos, em busca de uma congruência com os valores externos, principalmente aqueles que os clientes e fornecedores de recursos percebem mais claramente, por fazerem parte do ambiente próximo da organização. Por isso, há um grande desejo de avaliar a experiência do paciente e a sua expectativa, para, dessa forma, entregar o melhor

resultado e, consequentemente, a maior satisfação. Entretanto, com tantos termos utilizados na gestão como modismos, é necessário clareza do que realmente se entende por experiência do paciente e como é possível utilizar ferramentas de gestão para atingir esse tão esperado resultado.

É preciso, portanto, adotar um cuidado voltado para a pessoa (paciente), coordenado, realizado por uma equipe multiprofissional, liderada pelo médico, com o objetivo de atingir o resultado esperado, avaliando a qualidade técnica do cuidado e a percepção do paciente (Figura 7.1). Assim é possível atingir o resultado financeiro e gerar valor para o usuário.

A lógica de gestão deve ser voltada aos processos, em que o líder é responsável pelo atingimento do resultado, conhecendo toda a cadeia de clientes e fornecedores, as etapas das tarefas a serem realizadas, seus riscos e seu monitoramento. A experiência do paciente durante essa jornada avalia as percepções em todas as etapas de interações, durante a continuidade do cuidado. A avaliação dessa experiência identifica pontos de melhoria nos processos, mas deve ser usada para contribuição dessa melhoria, e não para a identificação das etapas do processo. Exemplificando, devemos utilizar a percepção do paciente sobre o tratamento de dor quando já existe um processo de atendimento à dor (p. ex., protocolo de gerenciamento de dor). Não podemos, portanto, esperar o paciente apresentar uma experiência ruim quanto ao tratamento para que possamos, então, adotar o protocolo de gerenciamento de dor. Experiência é a soma das interações, moldadas pela cultura da organização.

Para que os pacientes tenham uma boa experiência, adotamos uma forma de trabalho com ações coordenadas e integradas entre todos os grupos que prestam o cuidado. Assim, toda a equipe multiprofissional participa ativamente das ações feitas no plano terapêutico do paciente. Os pacientes e familiares são mantidos informados e ativamente envolvidos nas decisões médicas. Nosso atendimento está focado na oferta de conforto físico e no suporte emocional para todos os pacientes e seus familiares.

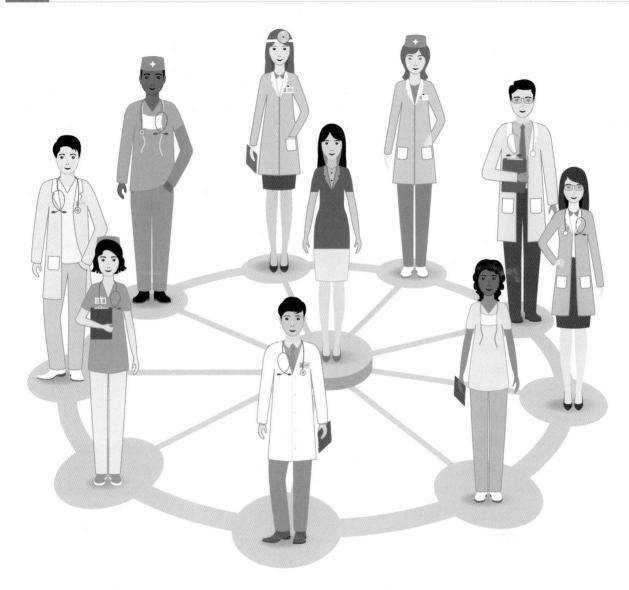

Figura 7.1 Cuidado centrado na pessoa.

A experiência do paciente pode ter uma série de definições, dependendo do país, da organização, da cultura local etc. De acordo com a definição postulada pelo *The Beryl Institute*, a experiência do paciente deve ser entendida como "a soma de todas as **interações**, moldadas pela **cultura** de uma organização, que influenciam as **percepções** dos pacientes em toda a **continuidade** do cuidado".

Para James Merlino (2016), MD presidente e fundador da Associação para Experiência do Paciente, a experiência do paciente não é tornar o paciente feliz pela qualidade; é oferecer cuidado seguro em primeiro lugar, alta qualidade do cuidado e, então, a satisfação!

Para a Organização Mundial da Saúde (OMS), a experiência do paciente é uma abordagem que considera, consistentemente, perspectivas dos indivíduos, familiares e comunidades, e os enxerga como participantes e beneficiários de sistemas de saúde de confiança, que atendem às suas necessidades e preferências de maneira humanizada e holística.

Para a Joint Commission International (2021), experiência do paciente é como o paciente é afetado (física, emocional, psicologicamente) por sua visita ou permanência em uma unidade de saúde. A experiência do paciente é afetada por elementos como o tratamento da dor, as interações com a equipe, a preferência do paciente, as necessidades e valores e o ambiente físico.

Avaliar a experiência do paciente é entender a qualidade dos cuidados prestados a ele durante sua permanência na organização. Devemos lembrar que o cliente de uma organização de saúde muitas vezes "não gostaria de ser um cliente", ou seja, não gostaria de estar doente, necessitando de um cuidado. No entanto, quando isso acontece, ele merece ser acolhido e atendido em todas as suas necessidades, tanto físicas quanto emocionais. Quando ele procura um hospital, sua expectativa é de ser cuidado em uma organização resolutiva, com atendimento de qualidade, profissionais altamente qualificados, em que terá sua necessidade atendida.

Apesar de a experiência do paciente ser frequentemente usada como satisfação do paciente, são termos distintos. A experiência do paciente vai muito além de avaliarmos apenas a satisfação com o cuidado recebido. O termo "satisfação" está relacionado com a expectativa do paciente diante do serviço que está prestes a usar, ligado à percepção pessoal e tem uma medição mais subjetiva e, às vezes, intangível.

Experiência é muito mais do que satisfação. A satisfação é um indicador de momentos de tempo, mas a experiência captura tudo o que alguém encontra, as percepções que leva consigo e as histórias que conta como resultado.

Preferimos adotar o termo experiência do paciente como um somatório de satisfação, associado ao cuidado centrado no paciente, de forma segura e buscando em todo o contínuo do cuidado a obtenção de desfechos favoráveis (Figura 7.2).

A proposta é agir e cuidar por meio do olhar dos pacientes (empatia), mas também nos colocarmos em sua posição e agir para aliviar o seu sofrimento (empatia). A experiência do paciente é, portanto, bem mais ampla do que satisfação.

Satisfação do paciente e do colaborador

Para avaliar a experiência do paciente, é preciso identificar se o que deveria se apresentar naquele ambiente de saúde (p. ex., a comunicação clara, a resposta para uma queixa de dor etc.) realmente sucedeu e quantas vezes isso ocorreu como o esperado. Muitas vezes, o paciente não consegue avaliar o que realmente deveria acontecer naquele cuidado (por exemplo, uma prescrição legível, completa e realizada em tempo adequado). Geralmente, o paciente consegue avaliar o ambiente em que esse cuidado é prestado, mas nem sempre pode ponderar sobre a forma correta do cuidado.

Já a satisfação trata da expectativa do paciente sobre como foi realizado o seu cuidado. Dois pacientes podem receber o mesmo cuidado, mas com expectativas diferentes sobre como esse cuidado supostamente deveria ser entregue, podem dar classificações de satisfação distintas. Satisfação é inversamente proporcional à expectativa: quanto maior a expectativa do paciente, menor sua satisfação.

Importante também monitorar a visão do paciente por meio de ferramentas quantitativas e qualitativas; por exemplo, *Hospital Consumer Assessment of HealthCare Providers and Systems* (HCAHPS) e *Net Promoter Score* (NPS).

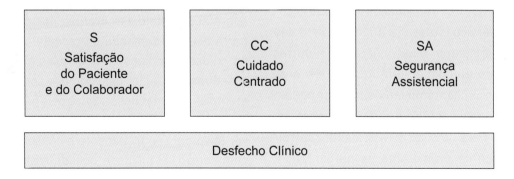

Figura 7.2 Experiência do paciente.

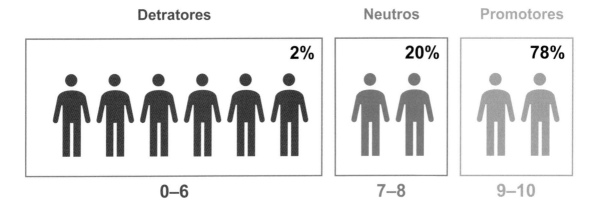

Figura 7.3 Exemplo de cálculo do NPS.

O HCAHPS é um instrumento de pesquisa desenvolvido pelos Estados Unidos para avaliar os hospitais e as instituições de saúde que atendem aos seguros de saúde governamentais, o *Medicare* e o *Medicaid*. As 29 perguntas do questionário, que devem ser respondidas apenas pelo paciente entre 48 horas e seis semanas após a alta, abrangem aspectos da comunicação com a enfermagem e o corpo clínico, a limpeza, o ambiente, o controle de dor e as orientações recebidas.

O NPS é uma metodologia criada por Fred Reichheld (Universidade de Harvard [2003]), como métrica de fidelização de clientes, com o objetivo de determinar como uma pontuação consistente e facilmente interpretável poderia ser comparada ao longo do tempo ou entre diferentes organizações. A métrica avalia o quanto o cliente recomenda o serviço, de uma maneira simples, numa escala de 0 a 10. Os promotores são aqueles leais que recomendarão o serviço (notas 9 e 10); os neutros são os clientes satisfeitos, mas vulneráveis a outras propostas para atendimento (notas 7 e 8); e os detratores são os clientes insatisfeitos, que podem manchar a imagem por meio de opiniões negativas (notas 0 a 6). Para calcular o NPS, basta subtrair a porcentagem de promotores da porcentagem de detratores, obtendo, assim, uma pontuação de –100 a 100.

Na Figura 7.3, é exemplificado um cálculo de NPS, no qual 78% são promotores e 2% são detratores, gerando um NPS de 76%.

Atualmente, com a inovação e a grande oferta de serviços – tais como exames, hospitais especializados, variadas opções terapêuticas e crescente e altíssima especialização da medicina – o paciente busca viver uma experiência de consumo em saúde na qual tenha acesso ao que existe de mais moderno para as suas necessidades, usando toda a inovação disponível, mas sem perder a conexão com seu médico. Estudos corroboram a máxima de que o paciente deseja, de fato, além de ser atendido, ter sua voz ouvida, sua opinião e crença considerados diante da sua jornada e das decisões acerca de seu tratamento e um relacionamento empático com seu médico e toda a equipe multiprofissional que o acompanha. Se, por um lado, existem atualmente pacientes com alto conhecimento técnico sobre suas patologias e afins, por outro, há, por parte deles, a demanda do resgate da compaixão no cuidado em suas mais simples manifestações rotineiras: o chamar pelo nome, o sorriso e o olhar atento às informações trazidas pelo paciente e seus familiares e seus anseios. O paciente de hoje quer ser ativo em seu tratamento e consegue perceber com certa tranquilidade quando realmente existe uma conexão entre ele e seu provedor e quando o cuidado existe de forma mecânica com preenchimentos de *checklist* em pranchetas douradas e uniformes bem cortados e passados, de forma fria, como uma linha de produção na indústria.

Cabe salientar que esse item, aquilo que ele tanto busca e que se tornou a grande vedete nos dias atuais, vai além das fronteiras de um escritório, um comitê ou algo estático dentro de uma organização. O paciente busca algo que flua naturalmente de forma horizontal, perpassando por todos os setores, conforme ele avança e progride no recebimento do cuidado e, especialmente, que não substitua a segurança do paciente e a qualidade dos serviços entregues, que são as premissas essenciais na saúde.

Importante também observar como o profissional de saúde se sente em uma profissão tão desafiadora e estressante.

A alegria no trabalho – ou a falta dela – não afeta apenas o engajamento e a satisfação da equipe, mas também a experiência e a segurança do paciente, a qualidade do atendimento e o desempenho organizacional (*joy in work*). A proposta é que utilizemos também a pergunta "o que é importante para você?" para conhecermos as necessidades dos profissionais de saúde, compreendendo, assim, condições que possam gerar barreiras à alegria no trabalho.

Os conceitos de qualidade auxiliam na mudança de cultura de uma organização, funcionando como uma alavanca, mas práticas de gestão de pessoas é sem dúvida o ponto de apoio. Criar um ambiente acolhedor, permitindo que as pessoas encontrem o significado de seu trabalho – o propósito, engajando-os na missão da empresa e fazendo da alegria no trabalho uma responsabilidade compartilhada por todos –, contribui para a diminuição do *burnout* e para a melhor experiência do paciente.

Em 2017, o *Institute for Healthcare Improvement* (IHI) propôs o *Triple Aim*, um modelo amplamente aceito como uma bússola para otimizar o desempenho do sistema de saúde, com três dimensões: melhorar a experiência do paciente, melhorar a saúde da população e reduzir os custos. Com o entendimento de que o *burnout* está associado à menor satisfação do paciente, à redução dos resultados de saúde e pode até aumentar os custos, foi proposta uma expansão do *Triple Aim* para o *Quadruple Aim*, adicionando o objetivo de melhorar a vida profissional dos trabalhadores da saúde (Figura 7.4). Organizações que entendem a importância de avaliar a experiência do paciente durante todo o cuidado devem priorizar também a avaliação da qualidade de vida no trabalho.

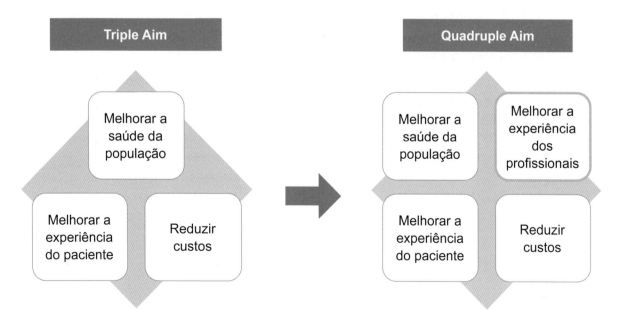

Figura 7.4 Do *Triple Aim* ao *Quadruple Aim*. Adaptada de: Bisognano e Kenney, 2012.

Cuidado centrado

O conceito de cuidado centrado na pessoa (paciente), outro pilar do modelo proposto para atingirmos a experiência do paciente, teve origem no início dos anos 1960, com o psicólogo Carl Rogers empregando o termo "centrado na pessoa" no âmbito da psicoterapia (ele já tinha utilizado o termo "centrado no cliente" nos anos 1950), entendendo a importância da empatia com a disposição do profissional para suspender seu julgamento e considerar a perspectiva do usuário do serviço.

Em 1988, o Programa Picker (Comunidade para Assistência Centrada no Paciente – Instituto Picker) cunhou o termo "assistência centrada no paciente" para chamar a atenção para a necessidade de médicos, funcionários e sistemas de saúde desviarem seu foco das doenças e voltarem-se para o paciente e família. O termo pretendia enfatizar a importância de compreender melhor a experiência da doença e de atender às necessidades dos pacientes em um sistema de atenção à saúde cada vez mais complexo e fragmentado.

Em 2001, no clássico *Crossing the quality chasm: a new health system for the 21st Century*, o conceito de cuidados centrados no paciente foi destacado como um dos seis norteadores da qualidade na saúde, além de segurança, eficácia, eficiência, atenção oportuna, e equidade. O texto já citava que entre a saúde que temos e os cuidados que poderíamos ter não existia apenas uma brecha, mas um verdadeiro abismo! Depois de 20 anos, ainda não conseguimos transpor esse abismo, e o cuidado centrado no paciente ainda precisa ser tão discutido e entendido como a verdadeira mudança do conceito do cuidar. Mais do que uma tendência, o cuidado centrado na pessoa é uma estratégia que beneficia todo o sistema de saúde.

O *Institute of Medicine* define a atenção centrada no paciente como o cuidado que respeita as preferências, as necessidades e os valores individuais, assegurando que estes sejam o guia de todas as decisões clínicas.

O cuidado centrado no paciente aborda a perspectiva dos indivíduos, da família e da comunidade, e consegue identificar o paciente como participante do sistema de saúde, respeitando suas necessidades e preferências. Exige que os pacientes sejam educados e apoiados para sua participação no cuidado e em eventual tomada de decisão. Nesse modelo, o cuidado é organizado em torno das necessidades de saúde e expectativas do indivíduo, e não organizado em torno das doenças ou dos médicos (cuidado medicocêntrico). Para isso, precisamos enfrentar uma mudança de paradigma, de um sistema fragmentado, desconexo, para um sistema conectado e inteligente, colocando a pessoa no centro do cuidado, como demonstrado na Figura 7.5.

Entendemos como pontos fundamentais no cuidado centrado na pessoa (paciente):

- Dignidade e respeito: ouvir as escolhas e perspectivas dos pacientes e familiares, considerando diferenças culturais e de valores no planejamento do cuidado

- Transparência nas informações: informações claras e precisas, confirmadas quanto ao entendimento

- Cuidados coordenados e integrados entre equipe multidisciplinar

- Envolvimento dos pacientes e familiares

- Transição e continuidade do tratamento: garantia do registro e transferência correta de informações

- Cultura de qualidade e segurança do paciente: monitoramento e controle dos indicadores de segurança.

Para o Grupo de Trabalho Sistema Saúde Brasileiro 2030 exercer um sistema de saúde centrado na pessoa (paciente) é necessário um cuidado coordenado, integrado e personalizado; em que o paciente é um parceiro, sendo orientado (educação para o cuidado), estimulado à participação e colaborando e cocriando com seu cuidado; e ainda tratado com empatia e compaixão, com respeito aos seus valores e ao que realmente importa para ele. Sendo assim, os pacientes têm muita clareza de seus direitos, mas também de suas responsabilidades (Figura 7.6). Mais do que uma tendência, o cuidado centrado na pessoa é uma estratégia que beneficia todo o sistema de saúde.

Capítulo 7 | Experiência do Paciente

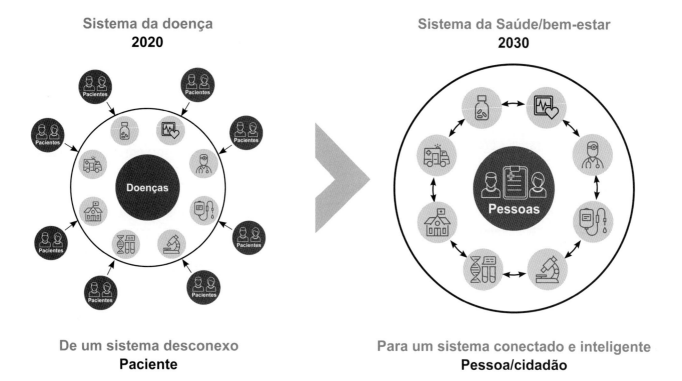

Figura 7.5 Mudança de paradigma. Fonte: Grupo de Trabalho Sistema Saúde Brasileiro 2030 (composto por integrantes de planos de saúde, hospitais, agência reguladora, fonte pagadora e indústria farmacêutica).

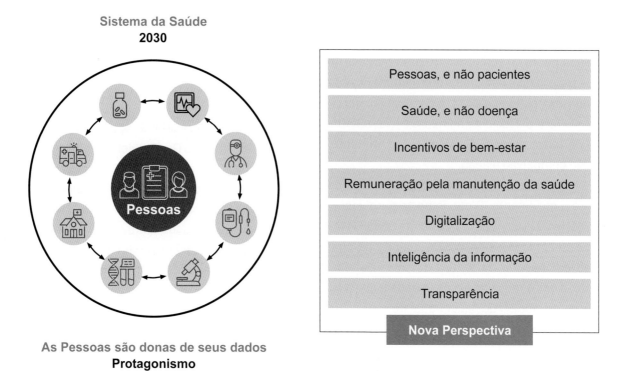

Figura 7.6 Por um cuidado centrado na pessoa. Fonte: Grupo de Trabalho Sistema Saúde Brasileiro 2030 (composto por integrantes de planos de saúde, hospitais, agência reguladora, fonte pagadora e indústria farmacêutica).

Exemplos de práticas voltadas para um cuidado centrado na pessoa (paciente):

- Engajamento no cuidado: movimento "O que importa para você?"; prontuário afetivo; autocuidado; e literacia

- Paciente e família pela qualidade e segurança: plano de cuidado; encontro com pacientes; e adoção de conselhos consultivos

- Redesenho e melhoria da assistência: voz do paciente no redesenho do serviço; coprodução; e paciente pela segurança do paciente

- Ativação do paciente no cuidado: *round* multidisciplinar diário com participação de familiares e paciente; quadro de cuidado; e medicamento beira leito.

Estamos no meio de uma crise de compaixão – uma falta de (ou inconsistência em) cuidado compassivo em nossos sistemas de saúde –, o que gera efeitos prejudiciais imensuráveis aos pacientes, nos cuidados com o paciente e naqueles que cuidam de pacientes.

Mais que empatia, é preciso ter também compaixão. A empatia é definida como um estado afetivo de espelhamento ou compreensão das emoções do outro; a experiência emocional dos sentimentos de outra pessoa ("sinto sua dor"). A compaixão, geralmente, envolve o desejo de agir para aliviar o sofrimento de outra pessoa. A empatia é sentimento, enquanto compaixão é ação.

Uma excelente prática de cuidado centrado na pessoa é o movimento "O que importa para você?" (*What matters to you* – WMTY). Segundo Shaun Maher, um dos fundadores do WMTY, quando há uma conexão compassiva, as feridas curam mais rapidamente, a dor é reduzida e a ansiedade é aliviada. Para os profissionais de saúde, quando o orgulho, a satisfação e o bem-estar no trabalho aumentam, o desgaste emocional diminui. O movimento "O que importa para você?" precisa estar no coração de toda interação, todos os dias e com todas as pessoas.

Como sempre afirmamos, o movimento WMTY não se trata de somente um dia ou de uma única conversa, mas, sim, de momentos simples em que as conexões compassivas são mais importantes do que nunca para os pacientes, familiares e funcionários. Acreditamos que, quando os funcionários são frequentemente questionados sobre o que importa, isso gera um impacto positivo na experiência pessoal e, consequentemente, proporciona qualidade e melhores resultados.

Na história do início do movimento em 2010, Maureen Bisognano, CEO do Instituto norte-americano *Healthcare Improvement*, foi uma das pessoas que desafiaram os profissionais de saúde a terem conversas mais próximas com os pacientes e familiares. A partir desse estímulo, a preocupação assistencial começou a mudar de "qual é o problema?" para "o que importa para você?".

Na Escócia, o movimento também se iniciou em meados de 2010. Influenciados por esse contexto de cuidado, dois enfermeiros escoceses, Jennifer Rodgers e Shaun Maher, desenvolveram maneiras para descobrir o que importava para os pacientes. O trabalho de Jennifer era em uma unidade pediátrica, em que ela desenvolveu um processo que permitia que todas as crianças internadas criassem cartazes mostrando o que importava para elas. Assim, cada paciente deixava esse cartaz no seu leito para que todos os profissionais de saúde pudessem entendê-los.

Em 2012, um dos primeiros artigos a abordar o tema foi escrito pelo Dr. Michael Barry na publicação científica voltada à Medicina *New England Journal of Medicine*, com o tema "Shared decision making – the pinnacle of patient-centered care", trazendo a reflexão de que o fundamental é compreender primeiramente o que é importante para o paciente. A ideia discutida foi a de que os profissionais de saúde deveriam priorizar as necessidades e perspectivas dos pacientes e familiares para, então, direcionar e melhorar os atendimentos assistenciais.

Em 2014, com base nas discussões sobre esse movimento, profissionais de saúde da Noruega lançaram um programa de longa permanência para idosos com o objetivo de promover, ainda mais, a saúde de cada um deles e apoiá-los a viver com suas preferências.

Então, o dia 6 de junho foi instituído por Anders Verge, enfermeiro e chefe de um Departamento de Melhoria da Qualidade, como a data oficial da campanha "O que importa para você?". Ainda em 2014, aproximadamente 500 equipes na Noruega participaram do movimento.

Em 2015, cerca de 1.500 equipes na Noruega aderiram à campanha, em diversas áreas, como em serviços comunitários e escolas. Para impulsionar a cultura do cuidado centrado no paciente, uma conferência nacional em Glasgow, na Escócia, foi realizada e o movimento "O que importa para você?" passou a ser reconhecido internacionalmente.

Em 2016, mais 13 países aderiram ao movimento, incluindo o Brasil, com o Grupo Santa Catarina, de São Paulo, sendo pioneiro na adoção desses conceitos.

Em 2018, a Rede D'Or São Luiz (RDSL) aderiu ao movimento com iniciativa em 38 hospitais em vários estados do Brasil. Já no primeiro ano de implantação os seguintes pontos foram identificados como os que mais importavam aos pacientes:

- Família, amigos, carinho, solidariedade e fé
- Ser tratado com empatia
- Receber uma comida favorita
- Ter cuidados pessoais (corte de cabelo, manicure etc.)
- Ver seu animal de estimação.

Além de incentivar a pergunta do que importava ao paciente, na RDSL também foi estimulada a identificação do que importava ao colaborador. Uma experiência exitosa do movimento "O que importa para você?", vivenciada no Hospital e Maternidade Brasil, em 2019, foi reconhecida na categoria "história de destaque" em uma premiação de experiência do paciente.

Um paciente internado para o tratamento de leucemia ficou impossibilitado de sair do hospital e poder presenciar o casamento civil do filho. Como era um fato importante para ele, os profissionais do hospital se mobilizaram e a cerimônia foi realizada dentro do hospital. Para o paciente, esse "foi o maior presente que poderia ganhar... vai até me ajudar a enfrentar esse novo desafio da doença. Foi uma surpresa maravilhosa!".

Na RDSL, esse movimento faz parte da cultura das organizações, e o dia 6 de junho é utilizado como reforço da importância desse cuidado.

Segurança assistencial

Segurança é uma dimensão importante da qualidade, entendida como ausência de lesões devido à assistência à saúde que, supostamente, deve ser benéfica.

Segundo a OMS, segurança do paciente se refere à redução dos riscos de danos desnecessários associados à assistência em saúde até um mínimo aceitável. Esses danos desnecessários são conhecidos como eventos adversos.

Precisamos adotar práticas de gestão de risco com aplicação sistêmica e contínua de políticas, procedimentos, condutas e recursos na identificação, análise, avaliação, comunicação e controle de riscos e de eventos adversos que afetam a segurança, a saúde humana, a integridade profissional, o meio ambiente e a imagem institucional.

Para trabalhar a experiência do paciente, é necessário entendermos segurança assistencial como um pilar essencial e adotarmos práticas de uma assistência segura que contribua com a criação de uma cultura de segurança. Ainda segundo a RDC n. 36, a cultura de segurança é o conjunto de valores, atitudes, competências e comportamentos que determinam o comprometimento com a gestão da saúde e da segurança, substituindo a culpa e a punição pela oportunidade de aprender com as falhas e melhorar a atenção à saúde.

Cabe ao gestor incentivar a avaliação da segurança do paciente em sua organização e acompanhar a análise de eventos adversos com o objetivo de aprendizado organizacional e melhoria do desempenho assistencial.

A Associação Nacional de Hospitais Privados (ANAHP) disponibilizou uma publicação com 16 indicadores de qualidade hospitalar como parâmetro de qualidade para estarem disponíveis a beneficiários e contratantes de serviços de saúde, uma forma de disponibilizar informações para que o usuário possa avaliar critérios de segurança assistencial. Alguns exemplos desses indicadores são: taxa média de permanência, taxa de mortalidade institucional (≥ 24h), taxa de mortalidade operatória (até sete dias após procedimento cirúrgico), taxa de parto normal, densidade de infecções (infecção na corrente sanguínea, infecção no trato urinário associada à cateter vesical de demora, pneumonia associada à ventilação mecânica), densidade de incidência de lesão por pressão adquirida no hospital e densidade de incidência de erro de medicação com dano ao paciente.

▎ Desfecho clínico

Porter e Teisberg (2007) afirmam que "a grande revolução nos sistemas de saúde só será possível quando o cerne da discussão for o valor gerado para o usuário". Discutir o valor gerado para o paciente é avaliar o desfecho – resultados que importam para o paciente – e entender o custo para atingir esses resultados:

$$Valor = \frac{\text{Resultados em saúde que importam aos pacientes}}{\text{Custo para atingir esses resultados}}$$

Segundo o *International Consortium for Health Outcomes Measurement* (ICHOM), um cuidado de saúde baseado em valor é um sistema que entrega os melhores resultados possíveis aos pacientes com o mais baixo custo possível.

Alguns dos princípios fundamentais para avaliar valor em saúde são:

- Padronização na busca pelos desfechos e custos do cuidado

- Definição dos segmentos populacionais (perfil epidemiológico e perfil de risco)

- Criação de intervenções específicas por segmento em toda a linha de cuidado.

Trabalhar o desfecho como a base de toda a experiência do paciente é o maior desafio! Entender a importância de um sistema de saúde integrado, coordenado pela atenção primária, conhecendo o perfil epidemiológico e o perfil de gravidade dos pacientes, possibilitando uma proposta de plano de cuidado que proporcione a satisfação (do paciente e do profissional), com um cuidado centrado no paciente e de forma segura, é o caminho para obtenção de melhores resultados (desfechos favoráveis).

Alguns exemplos de medidas habituais de desfechos já utilizadas nas organizações de saúde são: média de permanência, tempo para realização do diagnóstico, taxa de adesão ao protocolo, condições na alta, entendimento de orientações recebidas, tolerância a sintomas (dor, desconforto), estado funcional, bem-estar emocional, grau de autonomia, adesão a autocuidado, entre outros.

O ICHOM entende que, atualmente, os hospitais mensuram os desfechos principalmente por meio de indicadores clínicos básicos como mortalidade, reinternação, taxa de infecção e reputação. Esses indicadores são importantes, mas não conseguem capturar todo o cenário. O que mais importa são os resultados vivenciados na experiência dos pacientes. Precisamos evoluir em critérios de medição dos resultados a longo prazo, principalmente aqueles que refletem na avaliação da experiência do paciente e que entreguem realmente valor.

▎ Desafios: mais que a experiência do paciente, uma experiência humana em saúde

A experiência do paciente não é algo que prestadores de serviços de saúde proporcionam aos que precisam de cuidado, mas como todos (prestadores de cuidados, pacientes, familiares, provedores e comunidade) vivenciam essas interações.

Alguns pontos importantes a serem considerados:

- Engajamento do colaborador e, especialmente, do profissional médico, no cuidado centrado na pessoa

- Capacitação e treinamento de todos (pacientes e profissionais)

- Segurança do paciente e segurança psicológica do colaborador

- Avaliação de todo o fluxo do paciente (acesso)

- Entendimento sobre a importância do ambiente no cuidado

- Transformação digital: pacientes esperam agilidade

- Avaliação dos desfechos durante toda a linha de cuidado

- Saúde como um sistema integrado (redes de atenção à saúde).

O The Beryl Institute, no artigo "Reexaminando: definindo a experiência do paciente: expandindo nossa perspectiva para experiência humana na área da saúde" (2021), apresenta conceitos-chave que complementaram a experiência do paciente na ideia mais abrangente de experiência humana em saúde:

- Compromisso com culturas organizacionais fortes e vibrantes

- Foco da liderança e compromisso para apoiar os esforços focados na experiência

- Comunicação eficaz, aberta e clara

- Parceria ativa entre todos os envolvidos, incluindo planejamento baseado em valores em todas as fases da assistência à saúde

- Elevada consciência do poder do cuidado em si

- Equipe de cuidado positiva e coesa

- Suporte bidirecional entre aqueles que estão sendo cuidados e os profissionais de saúde que prestam serviços

- Oportunidades de aquisição e transferência de conhecimento para todos os envolvidos

- Transparência de informações

- Coordenação e continuidade dos serviços

- Métodos abrangentes para medir resultados que capturam as experiências, as necessidades e as preferências do paciente, como abordagem qualitativa, investigação narrativa e estratégias participativas

- Foco nos resultados (qualidade técnica) além dos indicadores de experiência (qualidade percebida)

- Reflexão para além do ambiente de cuidado direto, por meio de transições para o terceiro setor e ambientes comunitários.

Fica realçada a importância de inserir famílias e parceiros de cuidados e a força de trabalho de saúde no conceito da experiência, agora com uma definição ampliada: a definição da experiência do paciente estabelece a base para enquadrar a experiência humana, um conceito mais amplo que integra a soma de todas as interações de pacientes, famílias e parceiros de cuidados e a força de trabalho de saúde, impulsionado por culturas que apoiam um ecossistema de saúde em todo o *continuum* de cuidados dentro das comunidades.

A pandemia da covid-19 deixou claro o entendimento da importância não apenas da excelência clínica sobre a qual a saúde foi construída, mas também ressaltou a importância da humanização do cuidado. A necessidade de cuidar um dos outros, cuidar da comunidade, cuidar dos profissionais da saúde e de todos os outros serviços essenciais ficou ainda mais evidente. O artigo cita que

> a experiência que tivemos (e continuamos a ter) é humana, e o que ficou evidente é que a experiência assistencial em si não pode ser unidirecional, ou seja, centrada apenas nos atendidos pela saúde, mas também deve considerar as necessidades e experiências daqueles que atuam na área da saúde e a experiência das comunidades e dos ambientes nos quais as organizações de saúde operam.

O *The Beryl Institute* preconiza que:

- A experiência do paciente não é algo que fazemos, é quem somos!

- A experiência do paciente é orientada por tudo o que fazemos e, portanto, todos os esforços devem ser abordados com uma visão integrada de como afetará a experiência geral que fornecemos

- Para ter sucesso externamente, devemos nos concentrar internamente. As ideias de que a cultura importa ou que a forma como tratamos aqueles que trabalham em uma organização afetará a experiência daqueles a quem serve não são novas, mas os líderes da área da saúde demoraram a transformar esse entendimento em ação
- Um compromisso com a experiência não termina e nunca deve terminar.

Nesse sentido, é preciso discutir não apenas a experiência dos pacientes, mas a experiência em saúde!

Referências bibliográficas

BARRY, Michael J.; EDGMAN, Susan. Shared decision making: the pinnacle of patient-centered care. *The New England Journal of Medicine*, v. 366, n. 9, p. 780-781, 2001.

BISOGNANO M.; KENNEY, C. *Persuing the Triple Aim*. San Francisco: Jossey Bass, 2012.

BRASIL. Ministério da Saúde. Resolução – RDC n.º 36, de 25 de julho de 2013. Institui ações para a segurança do paciente em serviços de saúde e dá outras providências. https://bvsms.saude.gov.br/bvs/saudelegis/anvisa/2013/rdc0036_25_07_2013.html. Acesso em: 28 out. 2021.

CBA – Consórcio Brasileiro de Acreditação de Sistemas e Serviços de Saúde. *Padrões de Acreditação da Joint Comission International para Hospitais*. 7. ed. Rio de Janeiro: CBA, 2021.

COMMITTEE ON QUALITY OF HEALTH CARE IN AMERICA. Institute of Medicine. *Crossing the quality chasm*: a new health system for the 21st Century. Washington, DC: National Academy Press, 2001.

DONALDSON, Liam J.; SCALLY, Gabriel. *Donaldsons' essential public health*. Oxford: Radcliffe Publishing, 2009.

HEALTH FOUNDATION. *Person-centered care made simple*. What everyone should know about person-centered care. London: Health Foundation, 2016.

INDICADORES de Qualidade Hospitalar ANAHAP. Disponível em: https://bit.ly/indicadores-qualidade-Anahp-2T2021. Acesso em: 27 out. 2021.

LOWN, B. A.; ROSEN, J. Marttila. An agenda for improving compassionate care: a survey shows about half of patients say such care is missing. *Health Aff*, Millwood, v. 30, n. 9, p. 1772-1778, 2011.

MERLINO, James. *Obcecados por servir*: construindo valor a partir da experiência do paciente. Rio de Janeiro: Atheneu, 2016.

PERLO, J.; BALIK, B.; SWENSEN, S.; KABCENELL, A.; LANDSMAN, J.; FEELEY D. IHI framework for improving joy in work. *IHI White Paper*. Cambridge, Massachusetts: Institute for Healthcare Improvement, 2017. Disponível em: www.ihi.org. Acesso em: 28 out. 2021.

PETTIGREW, Andrew M. A cultura das organizações é administrável? *In*: FLEURY, M. T. L.; FISCHER, R. M. (coord.). *Cultura e poder nas organizações*. São Paulo: Atlas, 1996.

PORTER, M. E.; TEISBERG, E. *Repensando a saúde*: estratégias para melhorar a qualidade e reduzir os custos. Porto Alegre: Bookman, 2007.

REICHHELD, Frederick F. The one number you need to grow. *Harvard business review*, v. 81, n. 12, p. 46-55, 2003.

SIKKA, R.; MORATH, J. M.; LEAPE, Lucian. *The Quadruple Aim*: care, health, cost and meaning in work. *BMJ Qual Saf*, v. 24, p. 608-610, 2015.

TRZECIAK, Stephen; ROBERTS, Brian W.; MAZZARELLI, Anthony J. Compassionomics: hypothesis and experimental approach. *Med Hypotheses*, v. 107, p. 92-97, Sept. 2017.

WOLF, Jason A. The state of patient experience 2019 – a call to action for the future of human experience. Disponível em: https://www.theberylinstitute.org/page/DefiningPatientExp. Acesso em: 24 out. 2021.

WOLF, Jason, A.; NIEDERHAUSER, V.; MARSHBURN, D.; LAVELA, S. L. Reexamining "defining patient experience": the human experience in healthcare. *Patient Experience Journal* v. 8: Iss. 1, Article 4. Disponível em: https://pxjournal.org/journal/vol8/iss1/4. Acesso em: 28 out. 2021.

WORLD HEALTH ORGANIZATION; WHO PATIENT SAFETY. (2010). Conceptual framework for the international classification for patient safety version 1.1: final technical report. Jan. 2009. Disponível em: https://apps.who.int/iris/handle/10665/70882. Acesso em: 28 out. 2021.

Capítulo 8

Modelo Assistencial Contemporâneo para Idosos: Impactos e Soluções

Renato Peixoto Veras

- Envelhecimento e saúde 103
- A inovação 105
- Proposição de modelo 106
- O ingresso 107
- Transição e coordenação dos cuidados 109
- Tecnologia como diferencial 109
- Pagamento por desempenho 110
- Considerações finais 111
- Referências bibliográficas 112

A ampliação do tempo de vida foi uma das maiores conquistas da humanidade. Chegar à velhice, antes privilégio de poucos, passou a ser a norma mesmo nos países menos desenvolvidos. Houve melhora substancial dos parâmetros de saúde das populações, ainda que isso não ocorra de forma equitativa nos diferentes países e contextos socioeconômicos. Essa conquista maior do século 20 implica, no entanto, um grande desafio: agregar qualidade aos anos adicionais de vida.

No Brasil, não foi diferente. Os modelos assistenciais vigentes são do tempo em que éramos um país de jovens e de doenças agudas. No entanto, a transição demográfica e a melhoria dos indicadores sociais e econômicos a partir da segunda metade da década de 1990 trouxeram a ampliação do contingente de idosos e uma maior pressão fiscal sobre os sistemas de saúde público e privado. Se essa parcela da população aumenta, ampliam-se naturalmente as doenças crônicas e os gastos, e um dos resultados é a demanda crescente por serviços de saúde, o que pode, em contrapartida, gerar escassez e/ou restrição de recursos. As internações hospitalares tornam-se mais frequentes e o tempo de ocupação do leito é maior se comparado com outras faixas etárias. As doenças que acometem os idosos são majoritariamente crônicas e múltiplas, exigem acompanhamento constante e cuidados permanentes.

A atual prestação de serviços de saúde fragmenta a atenção ao grupo etário dos idosos, com multiplicação de consultas de especialistas, informação não compartilhada, inúmeros fármacos, exames clínicos e de imagem, entre outros procedimentos que sobrecarregam o sistema, provocam forte impacto financeiro em todos os níveis e não geram benefícios significativos para a saúde ou para a qualidade de vida. Observa-se, no Brasil, um excesso de consultas realizadas por especialistas, pois o modelo atual de assistência prioriza a fragmentação do cuidado e a utilização excessiva do hospital.

A ação preventiva ainda é vista como uma sobrecarga de procedimentos e custos adicionais. Contudo, ela pode, em médio e longo prazos, reduzir internações e outros procedimentos de muito maior custo.

Um dos problemas da maioria dos modelos assistenciais é o foco exclusivo na doença. Mesmo quando se oferece um programa com uma lógica de antecipação dos agravos, as propostas são voltadas prioritariamente para a redução de determinada moléstia, esquecendo-se de que normalmente o idoso convive com diversas doenças crônicas, aquelas já estabelecidas. O objetivo, portanto, não deve ser a cura, mas buscar a estabilização do quadro clínico e o monitoramento constante, de modo a impedir ou amenizar o declínio funcional.

Um modelo contemporâneo de saúde do idoso precisa reunir um fluxo de ações de educação, promoção da saúde, prevenção de doenças evitáveis, postergação de moléstias, cuidado precoce e reabilitação de agravos, ou seja, uma linha de cuidado que pretenda apresentar eficácia e eficiência deve pressupor uma rede articulada, referenciada e com um sistema de informação desenhado em sintonia com essa lógica.

Envelhecimento e saúde

Envelhecer sem nenhuma doença crônica é mais uma exceção do que a regra. A maioria dos idosos apresenta doenças ou disfunções orgânicas que, na maioria das vezes, não estão associadas à limitação das atividades ou à restrição de sua participação social. Mesmo com algum problema de saúde, o idoso pode continuar desempenhando seus papéis sociais. Assim, o monitoramento das condições de saúde e de seus fatores associados é um instrumento-chave para orientar estratégias de prevenção, que devem ter como objetivo interferir favoravelmente na história natural da doença; antecipar o surgimento de complicações; prevenir as exacerbações e complicações das doenças crônicas; aumentar o envolvimento do paciente no autocuidado; e construir uma base de dados sobre os doentes crônicos. Em linhas gerais, esses são os fundamentos e a abordagem necessária para modelos de saúde resolutivos para o público idoso.

A saúde pode ser definida como uma medida da capacidade individual de realização de aspirações e da satisfação das necessidades, independentemente da idade ou da presença de doenças. Assim, uma avaliação geriátrica eficiente e completa, a custos razoáveis, torna-se cada vez mais premente. A história, o exame físico e o diagnóstico diferencial tradicionais não são suficientes para um levantamento extenso das diversas funções necessárias à vida diária do indivíduo idoso.

Segundo a Organização Mundial da Saúde (OMS), uma doença crônica apresenta uma ou mais das seguintes características: é permanente, produz incapacidade ou deficiências, é causada por alterações patológicas irreversíveis e precisa de períodos longos de supervisão, observação ou cuidados. Em geral, as doenças crônicas iniciam-se lentamente, têm duração longa ou incerta, sem uma causa única. O tratamento envolve mudanças no estilo de vida e cuidados contínuos, que não costumam levar à cura, pois doença crônica não se cura, estabiliza-se. Isso possibilita uma vida com qualidade apesar da doença – ou seja, é possível manter a enfermidade sob controle, melhorando a qualidade de vida do paciente.

Porter e Teisberg (2009) defendem um gerenciamento abrangente das enfermidades e a garantia de serviços de prevenção para todos os pacientes, inclusive os saudáveis. Nesse escopo, afirmam que a saúde deve envolver a preparação para o serviço – que aumenta a eficiência da cadeia de valor, a intervenção, a recuperação, o monitoramento, o gerenciamento da condição clínica, a garantia de acesso, a mensuração de resultados e, por fim, a disseminação da informação.

Nos modelos tradicionais, em geral, os pacientes entram nessa rede desarticulada em um estágio muito avançado, e a porta de entrada acaba sendo a emergência do hospital. Tal sistema, além de inadequado e anacrônico, tem péssima relação custo-benefício, pois é centrado na instituição hospitalar e faz uso intensivo de tecnologias caríssimas. Seu fracasso, no entanto, não deve ser imputado aos pacientes, mas ao modelo assistencial praticado, pois há sobrecarga de usuários nos níveis de maior complexidade, em função da carência de cuidado nos primeiros níveis.

Nada disso é razoável. O atendimento domiciliar, para alguns casos, pode ser uma alternativa mais contemporânea de cuidar. Aliás, a "invenção" do hospital é algo recente, pois até algumas décadas atrás o cuidado se dava na residência.

Programas de gerenciamento de doenças para idosos são complexos e têm relação custo-benefício bastante baixa, pois tratamento adequado apenas reduz os índices de morbidade de tal patologia. Como esses pacientes têm múltiplas doenças crônicas, fica evidente que priorizar apenas uma doença em detrimento das demais não é a melhor medida.

A informação epidemiológica traduz-se em capacidade para prever eventos, possibilitando diagnóstico precoce, retardando o aparecimento de agravos, melhorando a qualidade de vida e a abordagem terapêutica. A determinação das condições de saúde da população idosa deve considerar o estado global, ou seja, levar em conta um nível satisfatório de independência funcional, e não apenas a ausência de doença. Dessa forma, pensa-se como paradigma de saúde do idoso a ideia de funcionalidade, que passa a ser um dos mais importantes atributos do envelhecimento humano, pois trata da interação entre capacidades que funcionem de modo integrado e consigam dar conta de toda a gama de necessidades. Se não for assim, o problema dificilmente será resolvido, pois as demais doenças e suas fragilidades serão mantidas. Além disso, os recursos serão utilizados inadequadamente.

Bem-estar e funcionalidade são complementares. Significam a presença de autonomia – capacidade individual de decisão e comando sobre as ações, estabelecendo e seguindo as próprias convicções – e independência – capacidade de realizar algo com os próprios meios –, permitindo que o indivíduo cuide de si e de sua vida. Cabe ressaltar que a independência e a autonomia estão intimamente relacionadas, mas são conceitos distintos. Existem pessoas com dependência física, mas capazes de decidir as atividades de seu interesse. Por outro lado, há pessoas que têm condições físicas para realizar determinadas tarefas do cotidiano, mas não de decidir e escolher com segurança como, quando e onde se envolver nessas atividades.

A autonomia funcional é um importante preditor da saúde do idoso, mas avaliar sistematicamente toda a população idosa utilizando escalas longas e abrangentes não é o ideal. A avaliação funcional determina, então, a estratificação e a alocação corretas do paciente idoso em sua linha de cuidado, além de ser capaz de antecipar seu comportamento assistencial.

A inovação

É necessário obter melhores resultados assistenciais e econômico-financeiros. O que é preciso para isso? Que todos entendam a necessidade de mudanças e se permitam inovar no cuidado, na forma de remunerar e na avaliação de qualidade do setor. Muitas vezes, inovar significa apenas resgatar cuidados e valores mais simples, que se perderam dentro do nosso sistema de saúde. Em outras palavras, fazer o necessário de forma correta, com foco no elemento mais importante de todo o processo: o próprio paciente.

A atenção deve ser organizada de maneira integrada e a assistência precisa ser coordenada ao longo do percurso assistencial, em uma lógica de rede, desde a entrada no sistema até os cuidados ao fim da vida. O modelo deve ser baseado na identificação precoce dos riscos de fragilização do usuário. Uma vez identificado o risco, a prioridade é intervir antes que o agravo ocorra.

A melhor estratégia para um cuidado adequado é utilizar a lógica de permanente acompanhamento, variando apenas os níveis, a intensidade e o cenário da intervenção. Isso trará benefícios, qualidade e sustentabilidade não somente para o segmento populacional dos idosos, mas para o sistema de saúde como um todo.

Propõe-se que as carteiras de pacientes sejam compostas de indivíduos a partir dos 50 anos, pois a epidemiologia mostra que é a partir dessa idade que as doenças crônicas começam a se manifestar, e quanto mais precoce for estabelecida a estrutura de um modelo de educação em saúde e prevenção,

maiores serão as chances de sucesso. No entanto, também é possível determinar um ponto de corte para início aos 55 anos ou aos 60. No Brasil, o envelhecimento humano é fixado a partir dos 60 anos de idade.

Também é fundamental, sobretudo nos dias de hoje, que as informações de qualidade e os prontuários eletrônicos registrem tanto as ações clínicas como as "sociais", e que esse registro esteja disponível na nuvem, acessível pelo celular, para que médicos e demais profissionais de saúde possam monitorar o paciente a qualquer momento.

Nos projetos internacionais, o médico generalista ou de família absorve integralmente para si de 85% a 95% dos pacientes, sem necessidade da ação de um médico especialista. Além disso, esse médico pode utilizar profissionais de saúde com formações específicas (em nutrição, fisioterapia, psicologia, fonoaudiologia...), mas é o generalista quem faz a indicação e o encaminhamento.

O modelo inglês, o *National Health Service* (NHS), tem como figura central o médico generalista de alta capacidade resolutiva – o chamado *General Practitioner* (GP) –, que estabelece um forte vínculo com o paciente. O acesso a esse profissional é garantido a todos, independentemente de renda ou condição social, à semelhança do nosso Sistema Único de Saúde (SUS). Ao fazer seu registro com um GP, o cidadão britânico recebe assistência médica pública e gratuita em unidades de saúde compostas por médicos generalistas e enfermeiros. Qualquer atendimento necessário, desde que não seja de extrema urgência ou em função de algum acidente, será feito ali. O modelo norte-americano, por outro lado, opta pelo encaminhamento do paciente para inúmeros médicos especialistas. São dois países ricos, de grande tradição na medicina. Utilizam, no entanto, sistemas diferentes, que proporcionam resultados também bastante distintos.

Um estudo da Organização de Cooperação e Desenvolvimento Econômico (OCDE), em países desenvolvidos, mostra a diferença dos custos de saúde nos Estados Unidos em comparação com outros países ricos e de boa qualidade assistencial – onde, naturalmente, as despesas em cuidados de saúde são mais volumosas do que nos países em desenvolvimento. Ainda assim, o gasto dos norte-americanos é muito superior. Em 2017, foi de US$ 10.224 por pessoa, 28% maior que a Suíça e mais que o dobro do Reino Unido (US$ 4.246). Esses dados reforçam que investir maciçamente em tratamento de doenças não é suficiente.

Em alguns países, a acreditação e a avaliação de indicadores de qualidade são requisitos obrigatórios. No Brasil, porém, valoriza-se e premia-se o volume. Falta uma política de estímulo à qualidade. Os pacientes nem sempre a reconhecem como uma necessidade, e tanto a saúde pública como a privada percebem-na como um custo adicional.

A qualidade assistencial demanda maior conscientização de gestores de saúde e da sociedade. Discute-se que seria caro aplicar instrumentos de qualificação do atendimento, acreditações e certificações, mas bons serviços são mais efetivos em matéria de custo, têm menor desperdício e melhores resultados assistenciais para os pacientes.

▌ Proposição de modelo

Falar dos marcos teóricos ou das políticas que têm por objetivo permitir um envelhecimento saudável é algo louvável. Importantes organismos nacionais e internacionais de saúde defendem isso há muitos anos.

O fato de esse discurso ser bem recebido por gestores e profissionais de saúde, mas pouco ou nada disso ser aplicado na atualidade, soa anacrônico e evidencia pouca intimidade com esse conceito de saúde. Ninguém assume ser contrário à mudança da prática assistencial, por isso cabe uma reflexão: se todos debatem esse tema e as soluções já estão presentes nas mesas de decisão, por que a situação permanece inalterada? Por que a teoria não se traduz na prática do dia a dia? E por que líderes e gestores não promovem a mudança?

Ainda não existe a compreensão de que o cuidado ao idoso ultrapassa a saúde. Ainda há, no entanto, sobretudo na saúde suplementar, a tendência a separar ações "sociais" de ações "curativas".

Existem algumas reflexões a respeito dessa "dificuldade" do setor de saúde, particularmente no segmento dos idosos. Um dos itens a serem considerados é a desconfiança. Hoje, a sociedade desconfia do que é ofertado. Nesse clima, qualquer proposta de mudança é vista com reservas. Tudo que é multifatorial e foi construído ao longo de muitos anos é difícil de transformar. Mudar uma cultura não é simples.

O modelo que propomos é estruturado em instâncias leves, ou seja, de custos menores e compostas basicamente pelo cuidado dos profissionais de saúde, todos bem treinados, com utilização de instrumentos epidemiológicos de rastreio, além de tecnologias de monitoramento. O esforço deve ser empreendido para manter os pacientes nesses níveis leves, visando a preservar sua qualidade de vida e sua participação social. A meta é concentrar nessas instâncias mais de 90% dos idosos. Sabe-se que nem sempre é possível manter todos os pacientes nas instâncias leves, mas é importante reforçar que não se trata de impedir a progressão para instâncias mais pesadas. A utilização do hospital, por exemplo, deve ser uma exceção – se possível, pelo menor tempo possível. Para tal, foi organizada a estratégia do cuidado integral e do monitoramento intensivo.

O modelo adota como base a dupla "médico geriatra e enfermeiro gerontólogo", que tem a responsabilidade de acompanhar a saúde de uma carteira em torno de 800 pacientes para 20 horas de trabalho semanal do médico, e 25 horas para o enfermeiro. O médico faz a gestão clínica; o enfermeiro, os cuidados, monitorando as condições de saúde dos usuários e consolidando o papel de referência por meio do acolhimento e do fortalecimento de vínculo.

Além do geriatra e do enfermeiro, a equipe é composta por fisioterapeuta, psicólogo, assistente social, fonoaudiólogo, nutricionista, educador físico e oficineiros (profissionais que desenvolvem atividades dinâmicas integrativas no centro de convivência, vinculadas ao programa). Todas as vezes que forem identificadas necessidades de atendimento dos usuários em outros níveis de atenção, os encaminhamentos serão direcionados para os especialistas, mas sempre a partir do médico generalista. Deve-se considerar, entretanto, que as instâncias leves são capazes de reter mais de 80% dos pacientes – portanto, as instâncias pesadas são a exceção do cuidado.

Importante registrar que os médicos especialistas não são mantidos pelo modelo, a não ser por algumas exceções. Recomendam-se seis áreas de especialidades médicas relacionadas, pois fazem parte das avaliações anuais, ou atuando no auxílio ao médico generalista, em decorrência de sua especificidade, demanda e alta prevalência. Essas sete especialidades são de áreas nas quais se realizam anualmente exames preventivos de controle, a saber: cardiologia, ginecologia, uroproctologia, dermatologia, fonoaudiologia, otorrinolaringologia e oftalmologia. Uma observação importante: o profissional com especialização em otorrinolaringologia não precisa ser um médico, mas, sim, um fonoaudiólogo.

Agregado à equipe interdisciplinar que presta atendimento presencial, o modelo conta com uma equipe de médicos e enfermeiros que atuam no modo virtual, garantindo aos usuários uma cobertura *full time* que, no modo passivo, recebe ligações dos pacientes para orientações e, no modo ativo, faz contatos, mantendo os pacientes no "radar" de cuidados. Chamamos esse serviço de GerontoLine*. Favorecendo a interação, os profissionais da coordenação de cuidado (*on-line*) têm acesso às principais informações do histórico de saúde de seus pacientes.

A preocupação é oferecer o atendimento adequado, como forma de inibir o desperdício. O especialista somente deve ser utilizado em situação excepcional. No caso de uma internação, o médico generalista entrará em contato com o médico do hospital e a enfermeira ficará em contato com o

hospital e com os familiares, prestando a assistência necessária, obtendo todas as informações e facilitando a comunicação com a família. Esse simples procedimento de cuidado agrega valor ao oferecer e facilitar apoio efetivo ao paciente e seus familiares, pois estes se sentem protegidos e informados de tudo o que está ocorrendo.

A intenção é mudar a lógica operacional dos planos de saúde. Com esse cuidado intenso, aposta-se na diminuição da utilização dos hospitais e/ou na redução do tempo de permanência nessa unidade, do uso excessivo do médico especialista e da solicitação de exames desnecessários. Temos, assim, uma assistência de maior qualidade, com acompanhamento mais amiúde e fidelização do paciente e das famílias – tudo isto por um custo menor e com melhor resultado assistencial.

▌O ingresso

O ingresso no modelo ocorre por meio de uma ação denominada "acolhimento", que acontece em duas etapas. A primeira tem cunho administrativo e institucional, quando é feita ampla exposição das ações propostas, enfatizando sobretudo a promoção da saúde e a prevenção de doenças. O usuário tem uma compreensão abrangente do modelo, esclarecida de modo didático, e de toda a dinâmica de cuidados diferenciados que serão ofertados visando à melhoria de sua saúde e de sua qualidade de vida. Do mesmo modo, a participação do idoso deve ser incentivada, porque faz parte desse modelo de atenção à saúde.

Na segunda fase do acolhimento, inicia-se o atendimento propriamente dito. Para organizar o acesso aos níveis do modelo, sugere-se a utilização do Prisma-7. Trata-se de um questionário de identificação de risco composto por sete itens, desenvolvido no Canadá e destinado ao rastreamento do risco de perda funcional do idoso. Sua validação e adaptação transcultural para o Brasil mostrou que o ponto de corte referente à pontuação 4 (quatro ou mais respostas positivas) é o ideal. O instrumento não requer material especial, qualificação ou longo treinamento, podendo, inclusive, ser autoaplicado.

---

* A denominação GerontoLine visa diferenciar o atendimento telefônico de um *call center* comum – no qual os atendentes não são pessoas qualificadas na área da saúde e não têm um papel resolutivo. O GerontoLine é exatamente o oposto: são profissionais de saúde com acesso ao prontuário eletrônico do paciente e têm a função de resolver os problemas, não de postergá-los.

O tempo de aplicação é de três minutos e os níveis socioculturais e de escolaridade não influenciam a compreensão das questões. O Prisma-7 tem sido utilizado sistematicamente pelo sistema de saúde do Canadá, pela British Geriatrics Society e pelo Royal College of General Practitioners, na Inglaterra, como instrumento de rastreio para perda funcional e fragilidade.

Ao término da aplicação desse instrumento de triagem rápida, o resultado obtido vai para o sistema de informação. Em seguida, o paciente é submetido aos demais instrumentos que fazem parte da avaliação funcional. No modelo, essa avaliação funcional é realizada em duas fases e, para tal, são utilizados dois instrumentos, ambos de reconhecida confiabilidade e adotados pelos mais importantes grupos de pesquisa em geriatria.

O Índice de Vulnerabilidade Clínico-funcional (IVCF-20) avalia oito dimensões: a idade, a autopercepção da saúde, as atividades de vida diária (três AVD instrumentais e uma AVD básica), a cognição, o humor/comportamento, a mobilidade (alcance, preensão e pinça; capacidade aeróbica/muscular; marcha e continência esfincteriana), a comunicação (visão e audição) e a presença de comorbidades múltiplas, representada por polipatologia, polifarmácia e/ou internação recente. Cada pergunta recebe uma pontuação específica, de acordo com o desempenho do idoso, no total de 40 pontos. Além das perguntas, algumas medidas, como a circunferência da panturrilha, a velocidade da marcha e o peso/índice de massa corporal, são incluídas para aumentar o valor preditivo do instrumento.

A pontuação gera três classificações: de 0 a 6 pontos, o idoso tem provavelmente baixa vulnerabilidade clínico-funcional e não necessita de avaliação e acompanhamento especializados; de 7 a 14 pontos, verifica-se risco aumentado de vulnerabilidade, que vai apontar necessidade de avaliação mais ampla e atenção para identificação e tratamento apropriado de condições crônicas; com 15 ou mais pontos, considera-se alto risco de vulnerabilidade ou mesmo fragilidade instalada, que exigem avaliação ampliada, de preferência por equipe especializada em cuidado geriátrico-gerontológico e com suporte

psicossocial. O grupo coordenado pelo professor Edgar Moraes, da Universidade Federal de Minas Gerais (UFMG), disponibilizou *on-line* o instrumento.

A Escala de Lachs é utilizada após o IVCF-20. Ela visa a detalhar alguns tópicos e permite uma robustez maior para os resultados. Essa estratégia de utilizar os dois melhores instrumentos epidemiológicos busca ampliar a confiabilidade dos resultados.

São alguns instrumentos para a avaliação da saúde do idoso:

- Escala de Lachs: composta por 11 itens (perguntas, aferições antropométricas e testes de desempenho) para avaliação das áreas mais comumente comprometidas na pessoa idosa: visão, audição, membros superiores e inferiores, continência urinária, nutrição, cognição e afeto, atividades de vida diária, ambiente domiciliar e suporte social. A aplicação desse instrumento permite, de maneira rápida e sistematizada, identificar os domínios funcionais que deverão ser posteriormente avaliados mais detalhadamente para o estabelecimento de diagnóstico e planejamento de intervenções

- Escala de Katz: avalia as atividades de autocuidado na vida diária

- Escala de Lawton: avalia as atividades instrumentais

- Miniavaliação nutricional

- Escala de Tineti: teste de equilíbrio e marcha

- Cartão de Jaeguer: avalia a acuidade visual

- Miniexame do estado mental: teste de Folstein

- Escala de Yesavage: escala de depressão geriátrica.

Além da identificação de risco e outros protocolos de rastreio, os demais instrumentos epidemiológicos serão utilizados anualmente. O médico e o gerente de acompanhamento, além da equipe interprofissional geriátrica, farão avaliações mais detalhadas, a fim de propor um plano de intervenção. Essas informações farão parte do prontuário do paciente e serão mantidas até o fim do percurso assistencial. Depois dessa avaliação, é definido um plano terapêutico individual com periodicidade de consultas, encaminhamento para equipe multidisciplinar, centro de convivência e, se for o caso, avaliação de especialistas médicos.

É, então, aberto um registro eletrônico único, longitudinal e multiprofissional, no qual estarão armazenadas as informações de todas as instâncias de cuidado do modelo assistencial, desde o primeiro contato até o cuidado paliativo na fase final da vida.

Esse registro deve conter informações sobre a história clínica e os exames físicos do paciente idoso, mas é essencial que também constem informações sobre seu dia a dia, sua família e seu apoio social, entre outras. Seu prontuário deverá também contar com os registros dos demais profissionais não médicos, como fisioterapeutas, nutricionistas, psicólogos etc. A participação da família, a explicação das atividades e os *screenings* epidemiológicos são outros importantes diferenciais desse produto. A informação sobre todos os procedimentos é fundamental para o monitoramento do paciente.

Transição e coordenação dos cuidados

Um dos principais fatores para o controle de custos dos associados vinculados ao programa é o acompanhamento em todas as instâncias de cuidado. Não há lacuna na atenção ao paciente quando este é encaminhado à rede assistencial ou quando necessita de cuidados terciários ou atenção em nível hospitalar. A transição entre as instâncias é acompanhada pela equipe de gestão, que preza pela fluidez no fluxo de informações, aproximando os profissionais assistentes e buscando preservar o princípio da direção predominante da dupla formada por médico geriatra e enfermeiro.

O controle das hospitalizações se dá por intermédio de fluxo determinado com o objetivo de assistir o paciente, garantindo que os responsáveis pelo atendimento conheçam seu histórico clínico e de tratamento, além do entendimento de que essa pessoa tem um acompanhamento frequente e deve retornar à sua equipe de saúde quando o período de agravamento clínico for superado.

Em caso de internação, o monitoramento do paciente é feito diariamente por duas vertentes. Em uma delas, o enfermeiro mantém contato com a família para dar apoio, esclarecimento ou identificar necessidades (do paciente ou da própria família). A outra vertente envolve o gestor de prevenção, que atua como elo entre ambulatório e hospital, fazendo acompanhamento diário com o médico assistente hospitalar. Nos hospitais em que existe a figura do médico internista, esse contato é facilitado e direto. Nos demais, há o apoio dos médicos auditores ou da equipe assistente.

Com esse objetivo cumprido, nos momentos em que o idoso necessita de hospitalização, esta ocorre em tempo menor, evitando procedimentos desnecessários ou internações em setores de terapia intensiva, garantindo direcionamento pós-alta para a instância leve, sem necessidade de consulta a vários especialistas. Tudo converge para uma qualidade assistencial superior e com significativa redução de custos, e tem impacto positivo na sinistralidade desse grupo de pacientes.

Tecnologia como diferencial

É preciso um sistema de informação de qualidade superior e de tecnologia leve para auxiliar na fidelização dos pacientes. Sem o uso de tecnologia, esse modelo não é viável, por isso deve-se ter competência para utilizar ao máximo seu potencial. Um exemplo: o paciente, ao chegar ao centro de saúde, tem seu rosto identificado eletronicamente, o que abre de forma instantânea seu prontuário na mesa da recepcionista. Ao recebê-lo, ela o chama pelo nome, pergunta pela família e confere a lista de remédios que está tomando. São ações absolutamente simples, mas que agregam enorme confiança ao relacionamento, fazendo com que o paciente se sinta protegido e acolhido desde o primeiro momento.

O sistema de informação, que se inicia com o registro do beneficiário, é um dos pilares do programa. Por intermédio dele, todo o percurso assistencial será monitorado em cada nível, verificando a efetividade das ações e contribuindo para a tomada de decisão e o acompanhamento. Trata-se de um registro eletrônico único, longitudinal e multiprofissional, que acompanha o paciente desde o acolhimento.

Esse prontuário se diferencia dos existentes pelo fato de haver registro de sua história de vida e seus eventos de saúde, e será capaz de documentar não somente a evolução clínica da pessoa idosa, mas sua participação em ações de prevenção individuais ou coletivas, assim como o apoio do enfermeiro e as chamadas telefônicas realizadas, que devem ser resolutivas, com pessoal treinado e qualificado. O contato telefônico entre pacientes e profissionais deve ser feito com total compartilhamento da informação com a equipe, em benefício de uma avaliação integral do indivíduo.

O atual contexto de pandemia de Covid-19 e isolamento social propiciaram diversos desafios à prática da medicina. O uso de tecnologia para consultas, solução de dúvidas e promoção de atividades variadas teve de ser ampliado, o que deu grande impulso à telemedicina. Médico e enfermeira passaram a ter muito mais contato com seus pacientes – sobretudo com os que residem em locais distantes –, o que não anula o atendimento presencial, mas permite um número maior de consultas. A tecnologia e a inovação fazem com que o paciente seja mais bem monitorado, com uma assistência de padrão superior e significativa redução de custos. Ao adicionar a telemedicina, o objetivo não é substituir a consulta presencial, mas flexibilizar e facilitar os horários e os dias de consulta, já que médico (ou enfermeiro) e paciente não precisarão se deslocar.

A busca da inovação e do uso da tecnologia de ponta propicia um estreitamento do contato da equipe de saúde com o paciente e seus familiares. Essas ações trarão benefícios ao monitoramento. Com uma plataforma desenhada especificamente para esse cuidado, o contato dos gerontólogos será ampliado, viabilizando inúmeras ações individuais ou em grupo envolvendo nutricionista, psicólogo ou fisioterapeuta, com aconselhamento e ampliação do contato com os pacientes.

Outro importante diferencial é a disponibilização de um aplicativo para celular com informativos individualizados e lembretes de consultas e ações prescritas. O aplicativo poderá, entre outras ações, solicitar que o paciente faça uma foto do seu café da manhã e a envie para a nutricionista, que observará se a alimentação está balanceada, se há fibras em quantidade adequada etc. Todo o esforço do modelo será para manter os usuários nas unidades do programa, sem a utilização de especialistas.

Pagamento por desempenho

Em muitos países, o modelo hegemônico de remuneração dos serviços de saúde, tanto em sistemas públicos quanto naqueles orientados ao mercado de planos privados de saúde, ainda é o de *fee-for-service* (remuneração por desempenho).

Este se caracteriza, essencialmente, por estímulo à competição por usuários e remuneração por quantidade de serviços produzidos (volume). Não basta mudar o modelo de remuneração sem alterar o modelo assistencial (e vice-versa), pois os dois são interdependentes.

Alguns dos problemas do sistema de saúde brasileiro, em especial o suplementar, que afetam primordialmente o idoso são consequência do modelo adotado há décadas.

Para dar conta dessa nova e urgente demanda da sociedade, modelos alternativos de remuneração devem ser implementados para romper o círculo vicioso de sucessão de consultas fragmentadas e descontextualizadas da realidade social e de saúde da pessoa idosa, além da realização de procedimentos desconectados do desfecho esperado.

A remuneração atrelada ao desempenho é uma recompensa que contempla os resultados em determinado período de tempo. Como os requisitos técnicos e comportamentais exigidos dos profissionais do modelo são de alto padrão, pretende-se que a remuneração tenha a adequada equivalência.

No modelo, o pagamento por desempenho estabelece níveis de bônus que podem chegar a 30% a mais na remuneração no trimestre. A cada três meses, é feita uma avaliação do desempenho do profissional a partir de indicadores previamente determinados. Considerando que existe a necessidade de quatro consultas médicas/ano como premissa do programa, é exigida uma consulta por trimestre para a totalidade dos pacientes vinculados ao médico.

São pré-requisitos da bonificação a assiduidade e a pontualidade, fundamentais para a garantia do quantitativo de consultas, que é fator de qualidade do funcionamento do serviço. Outra exigência para participar do programa de pontuação para pagamento do bônus é o registro adequado das informações no prontuário eletrônico dos participantes, bem como de suas eventuais internações. Estas constituem o principal fator de custo. Assim, o controle rígido pela equipe determina o sucesso econômico-financeiro de qualquer iniciativa ou projeto.

Outro princípio básico é a resolutividade do médico geriatra. De acordo com estudos internacionais, médicos generalistas podem resolver de 85% a 95% das situações clínicas dos pacientes. Se o médico encaminhar até 15% dos pacientes da sua carteira no trimestre, estará demonstrada uma boa capacidade resolutiva, merecedora de pontuação.

O engajamento dos usuários do programa pela equipe multidisciplinar e pelo centro de convivência determina o vínculo do paciente e a resolutividade. Com isso, foi incluído um item que avalia a participação dos associados de cada carteira médica em consultas com os gerontólogos da equipe e nas atividades coletivas do centro de convivência, valendo pontos para a bonificação.

A sinistralidade é o principal indicador econômico-financeiro estabelecido para avaliação do programa, razão pela qual foi conferido peso maior a esse item, podendo o médico ganhar até dois pontos na avaliação de seu desempenho. Com essa avaliação, o que está sendo exigido é a excelência do cuidado, sendo justo o estímulo aos profissionais dentro da premissa de ganha-ganha.

Não há como falar de reorganização da prestação dos serviços sem mencionar modelos de remuneração, pois um determina o outro. Precisamos enfrentar esse debate para avançar em direção a uma maior qualidade do cuidado em saúde e para que seja possível remunerar de forma adequada.

Não há dúvidas de que modelos de pagamento por desempenho serão uma realidade em nosso país. Os profissionais do setor de saúde devem ter consciência de que não se trata de uma questão de como ou se, mas de quando ocorrerá.

Considerações finais

Transformar a lógica do cuidado em saúde no Brasil é um grande desafio e também uma necessidade. Ganha uma relevância ainda maior quando falamos da atenção à saúde de pessoas em situações de maior vulnerabilidade, como é o caso dos idosos. Esse tipo de mudança e inovação precisa ser construído no cotidiano dos serviços, na formação dos profissionais de saúde, na forma como o sistema de saúde é gerido e organizado para a assistência e em seu financiamento.

É possível envelhecer com qualidade de vida desde que os atores do setor de saúde se percebam responsáveis e se permitam inovar. Um modelo de atenção ao idoso que se pretenda eficiente deve aplicar todos os níveis de cuidado: um fluxo bem desenhado de ações de educação, promoção da saúde, prevenção de doenças evitáveis, postergação de moléstias e reabilitação de agravos. Tem início na captação e no acolhimento e somente se encerra nos momentos finais da vida, na unidade de cuidados paliativos.

Não se nega a importância das instâncias pesadas de cuidado, e é sabido que sempre haverá necessidade de bons hospitais. O que não parece razoável é transformar os hospitais em porta de entrada do sistema de saúde.

Devemos incluir o debate sobre curar e cuidar nas discussões acerca da formação profissional e organização dos serviços assistenciais. Essa transformação fará grande diferença neste momento de envelhecimento populacional, pois é possível que a maior longevidade seja acompanhada de sustentabilidade, saúde estabilizada e qualidade de vida.

Em todo o mundo, ainda existem divergências sobre o percentual ideal de investimento em promoção da saúde, em comparação com o volume destinado à assistência. Apesar de essa conta ser complexa e flexível, uma coisa é certa: é necessário investir cada vez mais para evitar que as pessoas adoeçam. Prevenção não é custo, mas investimento com retorno certo, desde que bem realizada.

Já perdemos um tempo precioso. Precisamos iniciar agora a construção dessa nova forma de cuidar dos idosos. Não podemos mais esperar.

Referências bibliográficas

ABICALAFFE, C. L. *Pay for performance program for Brazilian private health plan.* How to implement and measure. Payment man. 13th International Congress. Toronto, Canada. Canada: ISPOR, 2008. (Value in Health, v. 11, n. 3.)

CALDAS, C. P.; VERAS, R. P.; MOTTA, L. B.; SIQUEIRA, R. C.; CORREA, R. F.; CARLOS, M. J. *et al.* Models of approach to outpatient older persons care. *Science Journal of Public Health*, v. 2, n. 5, p. 447-453, 2014.

CARVALHO, V. K. S.; MARQUES, C. P.; SILVA, E. N. A contribuição do Programa Mais Médicos: análise a partir das recomendações da OMS para provimento de médicos. *Ciência & Saúde Coletiva*, v. 21, n. 9, p. 2773-2784, 2016.

COSTA, A. L. F. A.; SANTOS, V. R. Da visão à cidadania: tipos de tabelas de avaliação funcional da leitura na educação especial. *Revista Brasileira de Oftalmologia*, v. 77, n. 5, p. 296-302, 2018.

FOLSTEIN, M. F.; FOLSTEIN, S. E.; MCHUGH, P. R. "Mini-mental state". A practical method for grading the cognitive state of patients for the clinician. *Journal of Psychiatric Research*, v. 12, p. 189-198, 1975.

GEYMAN, J. P. Disease management: panacea, another false hope, or so – mething in between. *Annals of Family Medicine*, v. 5, n. 3, p. 257-260, 2007.

KATZ, S.; FORD, A.; MOSKOWITZ, R. W.; JACKSON, B. A.; JAFFE, M. W. Studies of illness in the aged. The index of ADL: a standardized measure of biological and psychosocial function. *JAMA*, v. 12, p. 914-919, 1963.

LACHS, M. S.; FEINSTEIN, A. R.; COONEY JR., L. M.; DRICKAMER, M. A.; MOROTTOLI, R. A.; PANNILL, F. C. *et al.* A simple procedure for general screening for functional disability in elderly patients. *Annals of Internal Medicine*, v. 112, p. 699-706, 1990.

LAWTON, M. P.; BRODY, E. M. Assessment of people: self--maintaining and instrumental activities of daily living. *The Gerontologist*, v. 9, n. 3, p. 179-186, 1969.

LIMA-COSTA, M. F.; VERAS, R. P. Saúde pública e envelhecimento [Editorial]. *Cadernos de Saúde Pública*, v. 19, n. 3, p. 700-701, 2003.

LIMA, K. C. de; VERAS, R. P.; CALDAS, C. P.; MOTTA, L. B.; BONFADA, D.; SANTOS, M. M. *et al.* Effectiveness of intervention programs in primary care for the robust elderly. *Salud Pública México*, v. 57, n. 3, p. 265-274, 2015.

LOURENÇO, R. A.; VERAS, R. P. Miniexame do Estado Mental: características psicométricas em idosos ambulatoriais. *Revista de Saúde Pública*, v. 40, p. 712-719, 2006.

MACHADO, R. S. P.; COELHO, M. A. S. C.; VERAS, R. P. Validity of the portuguese version of the mini nutritional assessment in Brazilian elderly. *BMC Geriatrics*, v. 15, p. 1-10, 2015.

MORAES, E. M. de; MORAES, F. L. de. *Avaliação multidimensional do idoso.* Belo Horizonte: Folium, 2014.

MORAES, E. M.; REIS, A. M. M.; LANNA, F. M.; MORAES, F. L. *Manual de terapêutica segura no idoso.* Belo Horizonte: Folium, 2019. v. 1.

MORAES, E. N. *Atenção à saúde do idoso*: aspectos conceituais. Brasília, DF: OPAS, 2012.

MORAES, E. N. *Princípios básicos de geriatria e gerontologia.* Belo Horizonte: Coopmed, 2009.

NUNES, B. P.; SOARES, M. U.; WACHS, L. S.; VOLZ, P. M.; SAES, M. O.; DURO, S. M. S. *et al.* Hospitalização em idosos: associação com multimorbidade, atenção básica e plano de saúde. *Revista de Saúde Pública*, v. 51, p. 1-10, 2017.

OLIVEIRA, M. R. *Idoso na saúde suplementar*: uma urgência para a saúde da sociedade e para a sustentabilidade do setor. Rio de Janeiro: ANS, 2016.

OLIVEIRA, M. R.; MAMBRINI, J. V. M.; PEIXOTO, S. V.; MALTA, D. C.; LIMA-COSTA, M. F. A mudança de modelo assistencial de cuidado ao idoso na Saúde Suplementar: identificação de seus postos-chave e obstáculos para implementação. *Physis*, v. 26, n. 4, p. 1383-1394, 2016.

OLIVEIRA, M.; CORDEIRO, H.; VERAS, R. P. O modelo de remuneração definindo a forma de cuidar: por que premiar a ineficiência no cuidado ao idoso? *Jornal Brasileiro de Economia da Saúde*, v. 10, p. 198-202, 2018.

OLIVEIRA, M. R.; VERAS, R. P.; CORDEIRO, H. A. O modelo de remuneração definindo a forma de cuidar. *Jornal Brasileiro de Economia da Saúde*, v. 10, n. 2, p. 198-202, 2018.

OLIVEIRA, M. R.; VERAS, R. P.; CORDEIRO, H. A. Supplementary Health and aging after 19 years of regulation: where are we now? *Revista Brasileira de Geriatria e Gerontologia*, v. 20, n. 5, p. 624-633, 2017.

PORTER, M. E. A strategy for health care reform: toward a value-based system. *N. England Journal Medicine*, v. 361, p. 109-112, 2009.

PORTER, M. E.; TEISBERG, E. O. *Repensando a saúde*: estratégias para melhorar a qualidade e reduzir os custos. Porto Alegre: Artmed, 2009.

SAENGER, A. L. F.; CALDAS, C. P.; MOTTA, L. B. Adaptação transcultural para o Brasil do instrumento Prisma-7: avaliação das equivalências conceitual, de item e semântica. *Cadernos de Saúde Pública*, v. 32, n. 9, p. 1-7, 2016.

SILVA, A. M. M.; MAMBRINI, J. V. M.; PEIXOTO, S. V.; MALTA, D. C.; LIMA-COSTA, M. F. Uso de serviços de saúde por idosos brasileiros com e sem limitação funcional. *Revista de Saúde Pública*, v. 51, supl., p. 1-10, 2017.

SZWARCWALD, C. L.; DAMACENA, G. N.; SOUZA JÚNIOR, P. R. B. de; ALMEIDA, W. S.; MALTA, D. C. Percepção da população brasileira sobre a assistência prestada pelo médico. *Ciência & Saúde Coletiva*, v. 21, n. 2, p. 339-350, 2016.

TANAKA, O. U.; OLIVEIRA, V. E. Reforma(s) e estruturação do Sistema de Saúde Britânico: lições para o SUS. *Saúde e Sociedade*, v. 16, n. 1, p. 7-17, 2007.

TINETTI, M. E. Performance-oriented assessment of mobility problems in elderly patients. *Journal of the American Geriatrics Society*, v. 34, p. 119-126, 1986.

VERAS, R. P. A contemporary care model for older adults should seek coordinated care, grater quality and the reduction of costs. *International Journal of Family & Community Medicine*, v. 3, p. 210-214, 2019.

VERAS, R. P. An innovative healthcare model for the elderly in Brazil: care coordination extends care quality and reduces costs. *International Journal of Family & Community Medicine*, v. 1, n. 2, p. 33-42, 2019.

VERAS, R. P. Coordination of care: a contemporary care model for the older age group. *MOJ Gerontology & Geriatrics*, v. 5, n. 2, p. 50-53, 2020.

VERAS, R. P. Experiências e tendências internacionais de modelos de cuidado para com o idoso. *Ciência & Saúde Coletiva*, v. 17, n. 1, p. 231-238, 2012.

VERAS, R. P. New model of health care improve quality and reduce costs. *MOJ Gerontology & Geriatrics*, v. 4, n. 4, p. 119-122, 2019.

VERAS, R. P. The current challenges of health care for the elderly. *Journal of Gerontology & Geriatric Research*, v. 4, n. 3, e1000223, 2015.

VERAS, R. P.; CALDAS, C. P.; CORDEIRO, H. A. Modelos de atenção à saúde do idoso: repensando o sentido da prevenção. *Physis*, v. 23, n. 4, p. 1189-1213, 2013.

VERAS, R. P.; CALDAS, C. P.; MOTTA, L. B. da; LIMA, K. C. de; SIQUEIRA, R. C.; RODRIGUES, R. T. S. V. *et al*. Integração e continuidade do cuidado em modelos de rede de atenção à saúde para idosos frágeis. *Revista de Saúde Pública*, v. 48, n. 2, p. 357-365, 2014.

VERAS, R. P.; ESTEVAM, A. A. Modelo de atenção à saúde do idoso: a ênfase sobre o primeiro nível de atenção. *In*: LOZER, A. C.; LELES, F. A. G.; COELHO, K. S. C. (org.). *Conhecimento técnico-científico para qualificação da saúde suplementar*. Brasília, DF: OPAS, 2015. p. 73-84.

VERAS, P. R.; GOMES, J. A. C.; MACEDO, S. T. A coordenação de cuidados amplia a qualidade assistencial e reduz custos. *Revista Brasileira de Geriatria e Gerontologia*, v. 22, n. 2, e1900073, 2019.

VERAS, R. P.; OLIVEIRA, M. Envelhecer no Brasil: a construção de um modelo de cuidado. *Ciência & Saúde Coletiva*, v. 23, n. 6, p. 1929-1936, 2018.

VERAS, R. P.; OLIVEIRA, M. R. Linha de cuidado para o idoso: detalhando o modelo. *Revista Brasileira de Geriatria e Gerontologia*, v. 19, n. 6, p. 887-905, 2016.

YESAVAGE, J. A.; BRINK, T. L.; ROSE, T. L.; LUM, O.; HUANG, V.; ADEY, M. *et al*. Development and validation of a geriatric depression screening scale: a preliminary report. *Journal of Psychiatric Research*, v. 17, n. 1, p. 37-49, 1983.

Capítulo 9

A Economia da Longevidade e as Oportunidades na Saúde

Vagner Lacerda

- O envelhecimento populacional no mundo 117
- Dinâmica da expectativa de vida no mundo e capacidade absortiva dos fatores que a influenciam ... 118
- Grau de separação entre os países 119
- Bônus demográfico 119
- Sustentabilidade da aposentadoria 120
- Risco de longevidade 120
- Como se proteger do risco de longevidade? 122
- Economia da longevidade 123
- Análise de alguns fundos ETF 124
- Risco, economia da longevidade e oportunidades para a gestão de saúde no Brasil 125
- Referências bibliográficas 126

Imagine viver em um mundo onde o ser humano é imortal. Alguns dos livros mais antigos e que retratam essas condições são os hebraicos, os quais deram origem ao livro do Gêneses, há mais de 3.250 anos, presentes na Torá e na Bíblia (Livro da Vida). No livro, Adão e Eva, primeiros representantes da espécie humana na Terra, usufruíam originalmente do benefício da vida eterna, a qual foi comprometida a partir do momento em que desrespeitaram as regras do Criador de não comer o fruto da árvore do conhecimento sobre o bem e o mal.

Ainda assim, Adão teria vivido por aproximadamente 930 anos. Cerca de 25 personagens no Gênesis viveram entre 300 e mais de 900 anos, dentre eles o mais longevo, Matusalém, com 969, e Noé, com 950 anos. Há quem defenda que essas idades não se referem a das pessoas na época, mas, sim, a uma questão teológica de proximidade e obediência a Deus: quem obedecia mais, vivia mais. Apesar de ser um mistério até hoje para o qual não temos o propósito de esgotar o assunto neste texto, resgatar essa história nos traz uma importante vinculação com a vida da pessoa mais longeva do mundo.

A pessoa com maior longevidade até hoje foi a francesa Jeanne Louise Calment (Arles, França: 1875-1997), com 122 anos. No entanto, ainda existem controvérsias sobre o assunto, principalmente por parte do matemático Nikolai Zak e do gerontólogo Valeri Novosselov, ambos russos, os quais alegam que a filha de Jeanne, Yvonne Calment, teria assumido a identidade da mãe, após a sua morte. Especulações à parte, chama a atenção a idade máxima estabelecida para o homem, há 3,2 mil anos, de 120 anos, e a idade da pessoa considerada a mais velha até hoje, 122.

Caso fôssemos imortais, estaríamos empenhados em discutir sobre o propósito principal deste livro, que é a Gestão da Saúde? E sobre este Capítulo, faria algum sentido conversar sobre Economia da Longevidade? Com a imortalidade, seria perdido ou, pelo menos, esvaziado o objeto de trabalho dos profissionais de saúde, economistas e, provavelmente, de diversas outras profissões.

No livro *As intermitências da morte* (2005), do escritor português José Saramago, desenvolve-se uma crônica na qual a partir de certo dia, em determinado país, ninguém mais morre. Daí em diante, os impactos na economia e na sociedade vão se desenrolando, com reclamações dos proprietários de hospitais, das casas de cuidados de idosos, de funerárias, seguradoras, entre outras. No entanto, algumas oportunidades de negócios prosperaram, ainda que para outras tenha sido o fim.

Com essas reflexões em mente, convidamos o leitor a viajar pelo tema Economia da Longevidade, denominada por alguns segmentos como *Silver Economy* (Economia Prateada). Contudo, antes de adentrar no aspecto estritamente econômico sobre o assunto, destacamos a importância de revisar alguns conceitos com os quais se terá contato ao longo das próximas páginas.

O envelhecimento populacional no mundo

Falar sobre o tema longevidade, ainda que seja um assunto atualmente bem corriqueiro, permanece relativamente complexo. Começando pela necessidade de alinhamento sobre o próprio conceito literal de longevidade, o qual está relacionado com uma duração da vida mais longa do que o comum. Nesse aspecto, difere do conceito de expectativa de vida, que está justamente associado à vida média (comum) das populações, a partir do sexo, da região do planeta, dos grupos sociais, da idade atual, entre outros fatores.

O grande fato é que os ganhos de expectativa de vida em todo o mundo significam uma importante conquista social e que merecem uma discussão um pouco mais aprofundada para se buscar o entendimento sobre os principais fatores que influenciaram essa dinâmica.

Esses ganhos de expectativa de vida vêm evoluindo ao longo dos séculos 19 e 20 e foram impulsionados principalmente por melhorias no saneamento, na moradia e na educação, causando um declínio constante nas mortalidades precoce e média, ocasionadas por infecções. Posteriormente, essa tendência continuou com o desenvolvimento de vacinas e antibióticos.

A partir da segunda metade do século 20, houve ganhos de expectativa de vida influenciados principalmente pelo sucesso da medicina no combate às doenças cardiovasculares. No entanto, outros fatores também surgiram como influenciadores desse aumento da expectativa de vida, como situações econômicas, fatores nutricionais, de estilo de vida, fatores relacionados ao trabalho e sociais, bem como estratégias de saúde pública e cuidados médicos.

Com a redução da mortalidade infantil e o respectivo aumento da expectativa de vida, está havendo um fenômeno importante na demografia de muitos países, que é a diminuição das taxas de natalidade. Nos últimos 60 anos, foi experimentada uma redução na média mundial de cinco filhos para cada mulher para menos de 2,5, representando uma redução de mais de 50%. Para alguns países, essas taxas já se encontram abaixo da taxa mínima de reposição da população, que é de 2,1. A título de exemplo, podemos citar a França, com 1,9; o Brasil e a China, com 1,7; o Canadá e a Alemanha, com 1,5; o Japão, com 1,4; a Itália, com 1,3; e a Coreia, com 0,9. Há 60 anos, essa taxa no Brasil era de 6,3 filhos.

Como consequência, já podemos notar os efeitos combinados dessas duas variáveis na proporção de idosos em relação à população total. Entre os países com mais de 20% de sua população acima dos 65 anos, podemos citar: 1 – Japão, com 28,2%; 2 – Itália, com 22,8%; 3 – Finlândia, com 21,9%; 4 – Portugal, com 21,8%; 5 – Grécia, com 21,8%; 6 – Alemanha, com 21,4%; 7 – Bulgária, com 21,3%; 8 – Croácia, com 20,4%; 9 – França, com 20,3%; e 10 – Letônia, com 20,3%.

No caso do Brasil, atualmente, a população com mais de 65 anos representa aproximadamente 10%. No entanto, segundo as projeções efetuadas pela Divisão de População das Nações Unidas, o Brasil terá cerca de 22,5% da população com mais de 65 anos e 28,9% com mais de 60 anos até 2050. São números muito preocupantes, principalmente, quando se verifica a velocidade com que o Brasil chegará a essas taxas. A título de exemplo, Felix (2007) esclarece que a França levou 115 anos para dobrar sua proporção de idosos de 7% para 14%. Já o Brasil levará apenas 19 anos para chegar aos mesmos 14%. Além disso, a inversão da pirâmide demográfica coloca pressão nas contas públicas, tendo em vista que a manutenção do aumento do contingente de aposentadorias futuras cada vez mais dependerá de menos pessoas contribuindo de forma ativa no mercado de trabalho. Sobre esse ponto, retomaremos mais adiante.

Dinâmica da expectativa de vida no mundo e capacidade absortiva dos fatores que a influenciam

Entre as diversas questões que preocupam os pesquisadores e agentes do setor público, algumas merecem destaque: o crescimento da longevidade se dá de forma sustentável econômica e socialmente? Existe capacidade absortiva para inserir as novas tecnologias de produtos, serviços e empregos necessários para acompanhar o envelhecimento populacional?

Estudos sobre a capacidade absortiva de novas tecnologias e inovações ganharam destaque nos últimos anos, com aplicações para segmentos econômicos e empresariais. No estudo de Murovec e Prodan (2009) foi demonstrado que existem dois tipos de capacidade absortiva: uma relativa à "demanda empurra" e outra à "ciência puxa", e ambas estão relacionadas positivamente à geração de produtos e processos inovadores. Nesse sentido, a ciência "puxa" a capacidade absortiva à medida que apresenta inovações que possam trazer impactos desejados na vida das pessoas. Ao tomar conhecimento de novas possibilidades, a procura por novas soluções cresce e a necessidade "empurra" a demanda para as empresas.

Os desafios relacionados à capacidade absortiva, porém, ainda travam batalhas nos campos conceituais e empíricos. Segundo Versiani *et al.* (2010), os estudos tomaram maior ênfase na década de 1990 e relatam que

o conceito capacidade absortiva foi originalmente engendrado pelas ciências econômicas (MUROVEC; PRODAN, 2009) e transposto ao campo da gestão por

Cohen e Levinthal (1990), os quais o relacionaram à influência das atividades de pesquisa e desenvolvimento (P&D) nos resultados da inovação (VAN DEN BOSCH; WIJK; VOLBERDA, 2003).

Nesse aspecto, o conceito de capacidade absortiva, originalmente utilizado em macroeconomia, refere-se à habilidade de uma economia utilizar e absorver informações e pesquisas do ambiente externo.

A abordagem conceitual macroeconômica pode ser aplicada ao analisar o aspecto da evolução da longevidade nos países de forma geral. Em complemento, a abordagem no campo da gestão pode ter aplicações para o contexto da economia da longevidade, ao simular a incorporação de tecnologias que favoreçam a sustentabilidade econômica do envelhecimento, conectando empresas ao conhecimento, às oportunidades, a bens, a processos e a serviços para o gerenciamento e investimento de diversos stakeholders, como fundos de pensão, seguradoras, instituições financeiras e do mercado de capitais.

Grau de separação entre os países

Foram identificados 106 países com expectativa de vida ao nascer acima da média mundial. A título de exemplo, a expectativa de vida média mundial em 2016, de 72 anos, foi alcançada pelo Japão 45 anos antes daquela data, ou seja, em 1971. Seria possível dizer então que o Japão está a cerca de 45 anos de separação da média mundial em tecnologias pró-longevidade? Por outro lado, a atual expectativa de vida de Moçambique em 2016, de 57,71 anos, foi alcançada pela média mundial há 45 anos também. Poderíamos dizer, portanto, que Moçambique está há 45 anos de separação do mundo em tecnologias da longevidade? O que pensar quando se compara Moçambique e Japão? Estariam separados em 90 anos de tecnologias da longevidade? Fica a reflexão.

No caso do Brasil, que em 2016 tinha uma expectativa de vida média de 75,51 anos, ao compararmos com o Japão, por exemplo, verificamos que aquele país experimentou essa mesma expectativa de vida em 1976, ou seja, cerca de 40 anos atrás. Em 2016,

a expectativa de vida no Japão era de 83,79 anos. Do ponto de vista econômico, em 2019, coincidentemente, a renda per capita do brasileiro foi de US$ 7.628,00. Exatamente 40 anos antes, em 1979, o Japão registrava esse nível de renda para a população.

Adicionalmente, foram comparados os 30 primeiros países do ranking com maior expectativa de vida com aqueles 30 primeiros do ranking de inovação em saúde. À exceção de Hong Kong e Chanell Islands, que não figuram na lista do ranking de inovação, e da Grécia, que figura em 41º lugar, todos os outros encontram-se entre os 30 primeiros, ainda que não estejam na mesma ordem de classificação.

Esse fato pode ser um indicativo de que países com melhor posicionamento no ambiente de inovação tecnológica, principalmente em saúde, também podem ser aqueles com maior capacidade absortiva para as tecnologias da longevidade.

Nesse contexto, muitos países desenvolvidos já não olham para a longevidade apenas como um risco, conforme enfatiza Félix (2019). Tais países já conseguem visualizar a longevidade além das fronteiras do ponto de vista fiscal e previdenciário, identificando muitas oportunidades de negócios, inclusive remetendo a uma possível linha de desenvolvimento econômico, a qual se denomina economia da longevidade. Esse enfoque, no entanto, ocorre no contexto de países que possuem economias robustas e desenvolvidas e que com o envelhecimento da população também enriqueceram economicamente, aproveitando o bônus demográfico.

Bônus demográfico

O bônus demográfico trata do período em que se abre uma janela de oportunidades para o desenvolvimento do país, devido à estrutura etária da população, sendo mais impactante nos momentos em que existe uma maior proporção de pessoas em idade produtiva e uma menor proporção de idosos e crianças (dependentes). Com relação a esse ponto, estudo (2021) do Instituto de Pesquisa Econômica Aplicada (IPEA), baseado na projeção demográfica realizada pelo Instituto Brasileiro de Geografia e Estatística (IBGE), em 2018, demonstra que a taxa de crescimento da população com mais de 60 anos tem evoluído e evoluirá com uma intensidade maior do que a taxa de crescimento da população entre 15 e 64 anos.

Para se ter uma ideia, em 2018, o percentual da população entre 15 e 64 anos em relação à população total do País era de 69,4%. Para o ano de 2060, projeta-se o percentual de 59,8%, com um decréscimo de quase 10% em relação à população total. Segundo os estudos efetuados, a proporção entre adultos maiores de 65 anos em relação a adultos entre 20 e 64 anos subirá de 12,4%, em 2010, para 46,7%, em 2060.

Nesse contexto, projeta-se uma proporção cada vez maior da dependência de idosos quanto ao contingente da população economicamente ativa. Em um regime de previdência de repartição simples, como é o caso do Brasil e de muitos países no mundo, esse problema ganha destaque pelo fato de que o custeio da aposentadoria no futuro pode não ser sustentável pelo Estado, dado um possível desequilíbrio fiscal.

Em 2020, com a entrada em vigor das novas regras de aposentadoria, a idade mínima no Brasil passou de 55 e 60 anos, para 62 e 65, para mulheres e homens, respectivamente, o que amenizaria esse efeito. No entanto, em economias emergentes ou em desenvolvimento, que é o caso do Brasil, o conceito de idoso definido em lei remete (Lei n. 8.842 e Lei n. 10.741 – Estatuto do Idoso) a pessoas acima de 60 anos de idade, o que traz de impacto inicial uma situação fática que é um contingente de idosos trabalhando por cinco anos a mais, em média, para requerer a sua aposentadoria.

▍ Sustentabilidade da aposentadoria

Anualmente, a *Natixis – Manager Investments* publica o *Global Retirement Index – (GRI)*, que tem por finalidade apresentar um índice multidimensional para examinar os fatores que impulsionam a segurança na aposentadoria e fornecer uma ferramenta de comparação para as melhores práticas para aposentadoria. No relatório de 2021, apresentou resultados preocupantes para o Brasil, o qual, num

ranking de 44 países, ficou em 43, à frente apenas da Índia.

Os principais aspectos analisados são: saúde (expectativa de vida, despesas com saúde *per capita* e despesas de saúde não seguradas), finanças na aposentadoria (dependência na velhice, empréstimos bancários inadimplentes, inflação, taxa de juros, pressão tributária, governança, endividamento do governo), qualidade de vida (felicidade, qualidade do ar, água e saneamento, biodiversidade e *habitat*, fatores ambientais) e bem-estar material (igualdade de renda, renda *per capita*, desemprego). O pior indicador para o Brasil é o de bem-estar material, com nota de 8% em uma escala máxima de 100%.

Além do estudo da *Natixis*, chamam a atenção diversas outras pesquisas que remetem ao denominado risco de longevidade, que será abordado na sequência. Trata-se de um problema que tem preocupado várias nações, principalmente aquelas que têm experimentado ganhos de longevidade acima da média mundial. Ocorre que, com o aumento da expectativa de vida, o custeio das aposentadorias precisa ser realizado por mais tempo e nem todas as economias se preparam adequadamente para esse cenário.

Algumas estratégias que estão sendo adotadas pelos países na busca pela mitigação desse risco, invariavelmente, têm passado por reformas previdenciárias, principalmente envolvendo o aumento da idade mínima de aposentadoria.

▍ Risco de longevidade

Depois de termos nos abastecido com informações quantitativas e qualitativas sobre o processo de envelhecimento no mundo e no Brasil, passamos à fase seguinte, que é falar um pouco sobre o tema "risco de longevidade". O risco de longevidade é definido na literatura como a probabilidade de que os recursos financeiros de um indivíduo acabem antes do final de sua vida. É isso mesmo: o risco de longevidade está associado às chances de uma velhice sem recursos financeiros para que um idoso sustente suas necessidades.

Algumas nações vêm efetuando reformas em seus sistemas de previdência nos últimos anos com o propósito de equilibrar as contas públicas e tornar sustentável o pagamento das aposentadorias no futuro. A maioria dos sistemas de previdência ainda é de benefício definido, ou seja, o valor que a pessoa vai receber pelo resto da vida independe da formação de reservas, poupança, e é nutrido pela contribuição daqueles que ainda trabalham. Esse modelo é denominado de sistema de repartição simples. O problema, como comentamos antes, é que a proporção entre aposentados e população economicamente ativa é crescente (grau de dependência na aposentadoria), o que coloca uma pressão maior sobre um contingente de pessoas na fase laboral para sustentar um contingente cada vez maior de pessoas na fase de aposentadoria.

Algumas das ações que muitos países vêm adotando a fim de equilibrar as contas públicas são: aumentar a idade mínima de aposentadoria, aumentar a contribuição dos trabalhadores ativos/aposentados e/ou diminuir o benefício dos aposentados. No Brasil, com a reforma da previdência efetuada em 2019, houve o fim da aposentadoria por tempo de contribuição e o aumento da idade mínima para 62 anos e 65 anos, para mulheres e homens, respectivamente. Além disso, houve também a elevação da alíquota de contribuição para aposentados do serviço público, o que equivale na prática a uma redução no seu benefício. Para os países-membros da Organização para Cooperação e Desenvolvimento Econômico (OCDE), a idade média de aposentadoria atualmente situa-se em 63 anos, podendo chegar a 65 nos próximos anos.

Os efeitos dessa política de aumento da idade de aposentadoria já vêm sendo sentidos nos países--membros da OCDE. Segundo o estudo divulgado (GLOBAL, 2019), o aumento das idades mínimas de aposentadoria ajudou a limitar o impacto do envelhecimento da população nos sistemas de pensões. No período entre 2008 e 2018, o número de aposentados aumentou 20%, número menor do que o aumento de 27% de pessoas com 65 anos ou mais, em média. Como consequência, no período entre 2000 e 2020, a taxa de ocupação dos trabalhadores com idades entre 55 e 64 anos e entre 65 e 69 anos subiu 17,7% e 7,4%, respectivamente, diante de um aumento muito menor na faixa etária entre 25 e 54 anos, que subiu apenas 3% (76,5% para 79,5% do total da faixa etária). Na prática, isso significa que as pessoas estão trabalhando mais tempo.

No Brasil, esse movimento teve sinal contrário naqueles 20 anos. A participação de trabalhadores com idades entre 55 e 64 anos e entre 65 e 69 anos reduziu cerca de 6,8% e 10,8%, respectivamente.

O que mais chama a atenção nesse aumento do contingente de pessoas com idade acima dos 55 anos no mercado de trabalho identificado nos países-membros da OCDE é que isso não parece acontecer pela busca de propósito ou de ocupação no envelhecimento – estratégia muito defendida por alguns cientistas como fator para a manutenção da saúde na velhice –, mas sim por uma questão de necessidade. No caso de países como o Brasil, o problema é que, quando a economia está estagnada, não há espaço para expansão do número de empregos, principalmente entre idosos.

Na iniciativa privada, em alguns fundos de pensão, esse movimento também tem se difundido. Pelo menos dois artigos abordam a estratégia de transferência do risco de longevidade para os participantes do sistema de previdência. O primeiro é abordado em Boyer *et al.* (2014), no qual é apontada a forma como as empresas no mercado americano estão se "livrando" dos planos de benefício definido (planos que garantem um benefício preestabelecido até o final da vida do participante) e transferindo o risco da aposentadoria para os participantes. Outra análise foi desenvolvida por Milevsky e Song (2010), que trazem uma reflexão sobre o modo como algumas empresas parecem tratar a eliminação do risco de longevidade, fazendo com que seus trabalhadores desempenhem suas atividades nos últimos anos laborais até a exaustão, de forma a terem baixa expectativa de vida após a aposentadoria.

O aumento da longevidade não é uma doença, mas sim uma conquista de toda a sociedade mundial que, infelizmente, foi negligenciada por muitas nações a ponto de transferirem para os seus trabalhadores o ônus da falta de planejamento e da ausência de políticas públicas eficazes, que interrompem o planejamento de vida daqueles que contribuíram para o sistema durante anos. Os sentimentos com relação ao envelhecimento da população não podem mais se limitar ao campo dos preconceitos, da violência, do idadismo e muito menos como um movimento especulativo de se tratar a economia da longevidade como a oportunidade de "arrancar" os últimos centavos dos idosos. A economia da longevidade, tratada com responsabilidade, pode ser uma excelente (ou talvez a última) oportunidade para se exercer justiça social e conduzir duas agendas indissociáveis: a econômica e social.

Como se proteger do risco de longevidade?

Além do aumento da idade de aposentadoria, do aumento das contribuições e/ou diminuição de benefícios, existem outras soluções para mitigar o risco de longevidade? Primeiro, é importante destacar que o risco de longevidade não é do Estado ou das empresas, transcendendo o componente fiscal das contas públicas ou dos balanços. Ele afeta em última instância a vida das famílias, a sua vida, e pode implicar viver os últimos anos de aposentadoria na pobreza. Segundo estudo do Fórum Econômico Mundial (WEF), foi constatado que, em países como Estados Unidos, Holanda, Reino Unido, Austrália, Canadá e Japão, os recursos poupados para a aposentadoria pelos países, calculados com um benefício de 70% do último salário do trabalhador, poderiam implicar déficits de recursos entre 8 e 20 anos.

No mercado financeiro, quando desejamos nos proteger da oscilação nos preços e da respectiva perda do poder aquisitivo provocada pela inflação – a exemplo do ocorrido no ano de 2021, com cerca de 10% – procuramos por investimentos que consigam entregar resultados semelhantes aos da inflação. Equivale dizer que se temos obrigações que vão se elevar com o aumento da inflação, o ideal seria que nossos direitos também assim o fossem, correto? Algumas categorias de trabalhadores em seus dissídios coletivos de empregados ainda garantem o reajuste e a recomposição da perda inflacionária, contratos de aluguel com Índice Geral de Preços do Mercado (IGPM), reajustes da aposentadoria, do salário mínimo, entre outros. Isso poderia configurar o que chamamos de *hedge* (proteção) no mercado financeiro, aplicado aos contratos sociais.

Em 2012, quando trabalhava como executivo da área de governança das entidades patrocinadas de saúde e previdência de uma grande instituição financeira, deparei-me com a situação de elevação sem controle dos gastos decorrentes da chamada "inflação saúde", a qual representa a evolução dos preços praticados nos procedimentos, produtos e serviços relacionados ao mercado de saúde. Diante desse fato, propus para o administrador de recursos (Asset) desenvolver e ofertar um produto inovador no mercado. O produto foi denominado de Fundo de Investimento em Saúde e Bem-estar e era composto basicamente por investimentos em companhias de capital aberto, negociadas na bolsa de valores, e que tinham como foco a atuação no segmento de saúde e bem-estar. A ideia era testar uma estratégia de proteção efetiva para a inflação saúde. Na sequência, conversamos com o executivo de investimentos da autogestão em saúde, que concordou em fazer um teste investindo determinado montante de recursos no Fundo.

Os resultados foram desanimadores nos três primeiros anos (mar./2013 a dez./2015), pois, conforme sabemos, o mercado de capitais é caracterizado pela alta volatilidade, o que requer a aptidão para estratégias de longo prazo. No entanto, em 2016 e 2017, os resultados foram surpreendentes e superaram os seguintes indicadores: INPC, IPCA, FIPE-Saúde, Inflação do Setor e, por último, o aumento dos gastos da própria entidade em quase 20%. Importante destacar que o Ibovespa, no mesmo período, deu um salto de 34%, enquanto o Fundo rendeu 91%. Essa foi uma estratégia de proteção para a inflação saúde para a qual foram utilizados como *hedge* os ativos do próprio segmento. Isso pode significar que a construção da proteção contra a inflação saúde pode ser realizada no mercado de capitais, sendo uma estratégia complementar à verticalização (compra ou construção de hospitais, por exemplo) dos negócios por autogestões e/ou operadoras de saúde.

Retornando ao nosso tema e fazendo uma analogia ao caso apresentado, havendo riscos relacionados à sobrevida além dos recursos guardados para a aposentadoria (risco de longevidade), parece intuitivo buscar proteção investindo nos negócios que estão relacionados à economia da longevidade e seus respectivos resultados? Quem se beneficiaria dessa estratégia? Na sequência, vamos aprofundar essa análise.

Economia da longevidade

Estudo publicado pela *American Association of Retirement Persons* – AARP, em parceria com a Oxford Economics, revela que a economia da longevidade, definida como a "soma de todas as atividades econômicas conduzidas por pessoas com 50 anos ou mais de idade, incluindo bens e serviços adquiridos diretamente no mercado e as atividades econômicas adicionais geradas por esses gastos", apresentou poder aquisitivo para pessoas com mais de 50 anos em cerca de US$ 8,3 trilhões em 2018, por volta de 40% do PIB, somente nos EUA. Esse número representa cerca de 56% de cada dólar gasto nos EUA.

Conforme vimos no caso do Fundo de Investimento em Saúde e Bem-estar, foi necessário selecionar um grupo de empresas do setor, com capital aberto na bolsa, que pudessem representar o segmento de saúde, ou seja, enquanto a operadora estava gastando, as empresas investidas pelo Fundo estavam faturando.

Em 2004, a B3 (antiga Bolsa de Valores do Estado de São Paulo – Bovespa) inaugurou a primeira emissão de *Exchange Traded Fund* (ETF). O ETF de Ações é um fundo negociado em bolsa que representa uma comunhão de recursos destinados à aplicação em uma carteira de ações que busca retornos que correspondam, de forma geral, a um índice de referência. No caso do Brasil, como índice de referência do ETF de Ações admite-se qualquer índice de ações reconhecido pela Comissão de Valores Mobiliários (CVM). Atualmente, existem 24 ETF listados, mas nenhum deles com foco no mercado de saúde ou de envelhecimento/longevidade.

Entretanto, no exterior, já se identificam diversas iniciativas voltadas para a criação desses veículos de investimentos, inclusive para a economia da longevidade. Segundo estudo da *McKinsey Global Institute* (2016), até 2030, dois terços do crescimento do consumo acima de 60 anos nos mercados desenvolvidos serão gastos em vários setores dedicados a viver bem. Dentre estes, destacam: beleza/estética, cuidados pessoais, *fitness*, habitação, viagens, lazer e entretenimento.

Ao encontro dessas estratégias já são identificados diversos *Assets* (administradores de recursos) que estão originando fundos voltados para os investimentos em fundos de longevidade ou na economia da longevidade. A título de exemplo, podemos citar a *AXA Investment Managers*, com o fundo *AXA WF Framlington Longevity Economy*. Segundo a *AXA Investment Managers*, as principais razões para investirem nesse fundo são:

> Bem-estar – À medida que os custos médicos aumentam, a prevenção é a maneira mais econômica de conter os gastos. Investimos em todo o mercado de bem-estar, que abrange medicina preventiva, tratamentos personalizados, nutrição, beleza e tratamentos antienvelhecimento. Tratamento – As doenças crônicas relacionadas ao envelhecimento (isto é, câncer, diabetes e doenças cardiovasculares) estão afetando uma proporção cada vez maior da população em geral, que também vive com essas condições por mais tempo do que as gerações anteriores, à medida que as expectativas de vida aumentam. Investimos nas empresas que buscam soluções de tratamento sustentáveis para as próximas gerações. Atendimento ao idoso – A crescente dependência da coorte acima de 80 anos, que cresce rapidamente, está influenciando continuamente os cuidados de longo prazo, e os mercados para moradias seniores e instalações especializadas para moradia, como o *Memory Care*, que se concentra em pacientes com demência, devem se expandir nos próximos anos.

Acredita-se que esse movimento de potencialização da busca por investimentos na economia da longevidade pode gerar um efeito cíclico, contribuindo também para o aumento da capacidade absortiva dos efeitos da longevidade, a partir do momento em que mais investimentos estariam direcionados para as empresas e o fomento de novas pesquisas, negócios e empregos envolvidos no processo de envelhecimento. Tais investimentos poderiam gerar um efeito de proteção dupla, contribuindo para a mitigação do risco de longevidade e para a redução dos riscos associados ao envelhecimento, numa dimensão social, conforme já foi dito.

▌ Análise de alguns fundos ETF

A título de exemplo, foram selecionados alguns fundos ETF existentes no exterior, particularmente nos Estados Unidos, e que são relacionados ao mercado da economia da longevidade. Na sequência, serão detalhadas algumas características desses tipos de investimentos, tendo como base o ano de 2019. É importante destacar que não se busca nesse ponto fazer propaganda de empresas ou mesmo dos seus resultados, mas apenas demonstrar que elas existem (empresas reais), são acessíveis como investimentos e estão atuando no mercado de forma profissional, podendo inspirar a geração de outros negócios e parcerias no Brasil.

O primeiro fundo que vamos analisar é o *ETF The Long-term Care* (NASDAQ: OLD). O OLD é um ETF da Janus Henderson (NYSE:JHG) que busca investir em empresas, de todo o mundo, que prestam cuidados de longo prazo a uma população em envelhecimento. Acompanhando o Índice de Cuidados de Longo Prazo, OLD é um portfólio de 46 ações que funcionam dentro e fora dos cuidados de longo prazo. As dez principais *holdings* representam 68% dos US$ 16,5 milhões do total de ativos.

Esse fundo persegue o Índice de Cuidados de Longo Prazo Solativos – ETF *Tracker*, o qual busca capturar os ganhos de uma cesta de ações globais que se concentram no envelhecimento da população. Isso inclui empresas que operam instalações residenciais para idosos, serviços de enfermagem, hospitais especializados, casas para idosos e empresas de biotecnologia.

O segundo fundo é o ETF temático *Global X Longevity* (NASDAQ:LNGR), que rastreia o Índice Temático *Indxx Global Longevity*. No prospecto do fundo, ele é descrito da seguinte forma: "Se você vai investir em ETFs que se beneficiam da economia da longevidade, não há investimento mais apropriado do que o ETF temático *Global X Longevity*".

A principal característica desse ETF é que o índice se concentra em quatro temas de longevidade: produtos de saúde, serviços de saúde, dispositivos médicos e casas para idosos. Dentro desses quatro temas, há 19 setores relacionados. Uma empresa deve gerar pelo menos 50% de sua receita com um dos quatro temas para se qualificar para inclusão. O objetivo do índice é montar um portfólio de 100 empresas. Nenhum estoque pode representar mais de um limite de peso de 3%, e um piso de peso de 0,3%. Nenhum setor pode responder por mais de 60% do portfólio. Segundo informações, ele é reconstituído e reequilibrado anualmente em abril. Estando em vigor desde maio de 2016, o LNGR conseguiu atrair US$ 17,1 milhões em ativos sob gestão, o que não é muito, mas, dada a competitividade do espaço da ETF, é melhor do que muitos outros fundos de nicho.

A principal característica do terceiro fundo, que é o ETF iShares para imóveis com limite de imóveis residenciais (NYSEARCA:REZ), é a de que ele é atuante no setor imobiliário, sendo que duas das dez principais participações do fundo são Ventas (NYSE:VTR) e Welltower (NYSE:WELL), duas das maiores imobiliárias proprietárias de serviços de saúde do país. A REZ possui 33% de seus US$ 421 milhões em ativos líquidos investidos em *Real Estate Investments Trust – REITs* (fundos de investimentos imobiliários) de assistência médica, tornando a economia da longevidade uma razão importante pela qual esse ETF deve se sair bem entre os próximos cinco a dez anos, segundo avaliação dos especialistas.

O quarto fundo é o *Vanguard*, o qual também se beneficia da economia da longevidade. O *ETF* da *Vanguard Health Care* (NYSEARCA:VHT) apresenta cerca de 385 ações da área de saúde. Das indústrias em que investe, as quatro principais em peso são produtos farmacêuticos (29%), equipamentos de saúde (21%), biotecnologia (20%) e saúde gerenciada (11%). As dez principais *holdings* da VHT representam 44% dos US$ 10,3 bilhões em ativos líquidos totais.

Risco, economia da longevidade e oportunidades para a gestão de saúde no Brasil

Antes de adentrarmos nas oportunidades que existem para a economia da longevidade, cabe uma reflexão de cada um de nós sobre onde e como estão os idosos que nos cercam. Cabe pensar sobre familiares, pais, avós, tios e/ou amigos e tentar compreender como é a jornada dessas pessoas: a vida social, relacionamentos, situação financeira, saúde cognitiva e física. Tratar do mercado sênior sem antes "fazer o dever de casa" pode ser incondizente com a atitude de querer atuar num mercado sem conhecê-lo na prática, ainda que nem todas as situações se apliquem ao nosso caso ou o contrário. É a armadilha do diagnóstico precoce do contexto, seja por uma experiência pessoal preconceituosa, no sentido estrito da palavra, ou simplesmente pela ausência de experiência.

Na verdade, aparentemente, não temos sido educados para cuidar dos nossos idosos, pais ou avós. Foi efetuado um levantamento simples na *web*, em 23 de fevereiro de 2022, e, ao colocar na busca por assunto no Amazon.com as palavras "Cuidando de Crianças", foram encontradas cerca de 561 respostas, contra apenas 56 do "Cuidando de Idosos", uma relação 10:1, no tocante a publicações de livros e serviços. Quando a mesma busca é realizada no Google Acadêmico, já se consegue obter um equilíbrio muito maior, em que as publicações contendo a expressão "Cuidando de Crianças" alcança o número de 943 e a expressão "Cuidando de Idosos", 879, o que pode demonstrar um maior interesse da academia em contribuir para o tema.

Curiosamente, quando o assunto é "Como envelhecer", a resposta do Amazon.com é da ordem de 3 mil resultados, encontrando muito material de autoajuda, como se o processo de envelhecimento fosse autônomo e igual para todos. Sem querer, obviamente, cair no erro da infantilização do cuidado

do idoso, a vulnerabilidade de crianças e idosos não pode ser tratada sem a ajuda especializada, principalmente quando envolve cuidados cognitivos e de mobilidade.

Feitas essas reflexões, voltamos ao centro da discussão de como aproveitar as oportunidades que o processo de envelhecimento traz, inclusive para a mitigação do risco de longevidade. Como visto, os fundos ETF buscam investir na economia da longevidade, ou melhor, na economia real da longevidade, canalizando capital para empresas com a perspectiva de desempenhar um duplo benefício: melhoria da rentabilidade e da oferta de produtos, serviços e empregos, a fim de melhorar a qualidade de vida da população que envelhece.

É notório que uma das maiores classes de ativos da economia da longevidade passa pelo segmento de saúde e bem-estar. Conforme destacado nos exemplos de fundos ETF americanos, os negócios estão associados a *senior livings*, *home care*, laboratórios de biotecnologia, hospitais, clínicas, entre outros prestadores de serviços no segmento de saúde.

Os fundos de pensão brasileiros, Entidades Fechadas de Previdência Complementar (EFPC), por exemplo, capitalizam em conjunto um montante superior a R$ 1 trilhão. Tais entidades se veem às voltas com o fantasma do risco de longevidade nos planos administrados para seus associados, que são aproximadamente 7 milhões de pessoas. No entanto, não encontramos registros de investimentos de nenhum desses fundos de pensão no segmento da economia da longevidade nos últimos anos, mesmo em ativos relacionados a segmento de saúde. Ocorre que os atores do mercado de capitais brasileiro não parecem estar muito preocupados ou atentos em ofertar produtos financeiros que estariam mais alinhados às necessidades e estratégias desses importantes investidores que são os fundos de pensão. A FinHealth, empresa brasileira de *Venture Capital* e *Private Equity*, é uma das exceções. A empresa é pioneira em investimentos na área de saúde, possuindo inclusive como uma das empresas investidas a Placi, primeira rede brasileira e líder em hospitais de transição, segundo informações da FinHealth.

Por outro lado, apesar de já existirem diversos prestadores de serviços no segmento do envelhecimento atuando no Brasil, ainda não se veem sinais de aproximação de grandes corporações dedicadas a esse mercado, como aquelas instaladas no exterior. No caso dos *senior living*, por exemplo, não existe nenhuma estrutura disponível no Brasil, no conceito moderno de moradia completa, em que as pessoas possam passar por várias etapas e transições do seu envelhecimento, desde a independência total até as necessidades mais rigorosas de atendimento, em um local prazeroso e preparado para oferecer conforto, segurança e carinho. Para o profissional do mercado de saúde, existem várias oportunidades de negócios que precisam ser desenvolvidas para assegurar o atendimento das necessidades dessa população, com destaque para fisioterapia, terapia ocupacional, fonoaudiologia, geriatria, gerontologia, entre outras. Há, também, oportunidades no segmento imobiliário, com a necessidade de residenciais sênior, instalações de centro-dia públicos ou privados, adaptação da moradia, consultoria financeira para aposentadoria e mitigação do risco de longevidade, novos produtos financeiros, de previdência e de seguros.

Para o mercado de capitais, também cabe uma lição de casa que seria a identificação dos negócios maduros e já disponíveis para a formação de um fundo de investimentos que possa abarcar os negócios da economia da longevidade e ofertá-los para os investidores. Ao Estado caberia fomentar uma política de apoio aos empreendedores e ao desenvolvimento dessa agenda, tendo em vista que se trata de uma excelente oportunidade para o surgimento de novos negócios com a consequente disponibilização de serviços adequados à população brasileira. Essa agenda iria ao encontro do estímulo à capacidade absortiva de novas tecnologias voltadas à longevidade de forma econômica e socialmente sustentável.

Por fim, como cidadãos, cabe uma reflexão sobre o nosso papel como cuidadores e futuramente cuidados, por profissionais ou parentes, sobre os atuais equipamentos e infraestruturas de saúde existentes para a atenção dos idosos no Brasil. Estamos satisfeitos com o que vemos e ouvimos? Se não, vamos trabalhar e aproveitar as oportunidades, uma vez que os riscos já fazem parte da vida.

Referências bibliográficas

BÍBLIA SAGRADA. São Paulo: Paulinas, 2005. 1472 p. Gênesis 3-22,23 e 3-14,19.

BONIFÁCIO, Gabriela; GUIMARÃES, Raquel. *TD 2698*: projeções populacionais por idade e sexo para o Brasil até 2100. Rio de Janeiro, set. 2021. Textos para Discussão IPEA.

BOYER, M. M.; MEJZA, J.; STENTOFT, L. Measuring Longevity Risk: an application to the Royal Canadian Mounted Police Pension Plan. *Risk Management and Insurance Review*, [s. l.], v. 17, n. 1, p. 37-59, 2014. Disponível em: https://doi.org/10.1111/rmir.12018.

FÉLIX, J. *Economia da longevidade*: o envelhecimento populacional muito além da previdência. [S. l.]: Ed. 106, 2019.

FELIX, J. S. O planeta dos idosos. [Entrevista cedida a] Alexandre Kalache, coordenador do programa de envelhecimento e longevidade da OMS. *Revista Fator*, São Paulo, edição do Banco Fator, 2007.

GLOBAL Innovation Index 2019 Creating Healthy Lives – The Future of Medical Innovation.

GLOBAL Retirement Index. Disponível em: https://www.im.natixis.com/us/research/2021-global-retirement-index.

KLENK, Jochen *et al*. Changes in life expectancy 1950-2010: contributions from age- and disease-specific mortality in selected countries. Disponível em: Changes in life expectancy 1950-2010: contributions from age- and disease-specific mortality in selected countries | Population Health Metrics | Full Text (biomedcentral.com).

MCKINSEY GLOBAL INSTITUTE. Urban world: the global consumers to watch, April 2016. Disponível em: https://www.mckinsey.com/featured-insights/urbanization/urban-world-the-global-consumers-to-watch.

MILEVSKY, M.; SONG, K. Do markets like frozen defined benefit pensions? An event study. *The Journal of Risk and Insurance*, [s. l.], v. 77, n. 4, p. 893-909, 2010.

MUROVEC, N.; PRODAN, I. Absorptive capacity, its determinants, and influence on innovation output: cross-cultural validation of the structural model. *Technovation*, v. 29, p. 859-872, 2009.

OECD. Pensions at a Glance 2021: OECD and G20 Indicators. Disponível em: https://www.oecd.org/publications/oecd-pensions-at-a-glance-19991363.htm

SARAMAGO, J. *As intermitências da morte*. São Paulo: Companhia das Letras, 2005.

SCITABLE. Life expectancy around the world has increased steadily for nearly 200 years. Disponível em: https://www.nature.com/scitable/content/life-expectancy-around-the-world-has-increased-19786/.

VERSIANI, A.; CRUZ, M.; CASTRO, J.; FERREIRA, M.; GUIMARÃES, L. Mensuração da capacidade absortiva: até que ponto a literatura avançou? *In*: XXXIV ENCONTRO DA ANPAD, *Anais...* Rio de Janeiro, 2010.

WORLD ECONOMIC FORUM. *White paper*: investing in (and for) our future. Switzerland: WEF, July 2019.

Capítulo 10

Marketing em Saúde: Evolução e Diferenciação de Serviços

Christiano Quinan
Bento Alves Costa Filho

- Introdução 131
- Estratégia no segmento de saúde 131
- Estratégias de marketing por diferenciação no segmento de saúde 133
- Fidelização na saúde 135
- Considerações finais 138
- Referências bibliográficas 138

Introdução

Que o mercado de saúde brasileiro vem passando por uma verdadeira transformação, é um movimento inquestionável. A pandemia, a telessaúde, as fusões e aquisições e os custos médicos com comportamento de montanha-russa somam-se a desafios antigos, que se mantêm, como o envelhecimento e as doenças crônicas e a falta de coordenação de acesso e engajamento no cuidado etc. Por causa destes e de outros fatores, vivemos mudanças organizacionais no ambiente de gestão na saúde e a disseminação do conhecimento de gestão, que foi acelerado por conta da pandemia.

Sob esse novo ambiente de negócio do mercado de saúde e pelo o prisma das estratégias de marketing de serviços que vêm para atender à mudança no comportamento do paciente, ele passou a ser chamado, respeitosamente, de consumidor da saúde. Nesse novo cenário, identificamos o aumento da demanda por atendimento nos serviços de saúde privados no Brasil, além da progressiva sofisticação da sociedade que busca serviços diferenciados no segmento de saúde, e alguns desses estabelecimentos vêm estrategicamente buscando maiores oportunidades de crescimento, diferenciação e vantagem competitiva, por meio do uso do marketing.

Vecina e Malik (2011) já afirmavam que, de maneira geral, no âmbito da área privada, as organizações hospitalares vinham enfrentado níveis acirrados de concorrência, associados a uma pressão dos maiores financiadores, que são as operadoras privadas de assistência médica. Essa grande procura pela saúde privada faz com que aumente a já acirrada concorrência entre serviços de saúde privados. Também por esse motivo, alguns buscam distinguir-se dos concorrentes por meio de oferta de um excelente serviço médico-hospitalar e diferenciais como conforto, facilidades e serviços, agregando valor à assistência médica prestada ao consumidor.

Dessa forma, identifica-se a tendência das organizações de saúde em aprimorar estratégias de marketing com destaque para diferenciais de aten-

dimento e serviços, como abordado por McCray *et al.* (2018) e por Nor (2010), na disponibilização de *room services* em hospitais para melhoria da satisfação do paciente, *concierge*, desjejum diferenciado, além da construção de marca, buscando agregar valor aos seus clientes/pacientes, gerenciando seu relacionamento com eles e promovendo seus objetivos de cuidados à saúde.

Para Porter (1999), se uma empresa conseguir estabelecer uma diferença preservável, ela será capaz de superar os concorrentes em desempenho. No mesmo sentido, Barney e Hesterly (2011) afirmam que, em geral, uma empresa tem vantagem competitiva quando é capaz de gerar maior valor econômico que suas concorrentes. Courtney e Makarand (2017) asseveram que o foco no atendimento centrado no paciente resultou em uma nova geração de serviços de saúde, que é muito diferente dos modelos institucionais familiares, serviços estes que identificamos em hospitais e serviços de saúde no Brasil.

Dessa forma, com o fim de contribuir para aprofundar o conhecimento sobre o mercado de saúde e suas estratégias, levantamos, neste artigo, uma reflexão a respeito da contribuição e da aplicabilidade do marketing de serviços para a transformação das estratégias em serviços de saúde.

Estratégia no segmento de saúde

O funcionamento do mercado de saúde é muito diferente daquele de outros mercados. Ao contrário de carros, computadores ou do varejo, por exemplo, os serviços de saúde não se tornaram melhores e mais baratos com o passar do tempo. Em vez disso, eles ficaram mais caros e os pacientes também se preocupam mais com a qualidade (HERZLINGER, 2011, p. 153), e vale ressaltar que é qualidade na visão do paciente e de seus familiares, não na visão dos prestadores.

Há uma mudança no direcionamento da atividade de prestação de serviços de saúde. No passado, a única e verdadeira preocupação era a qualidade clínica dos cuidados com a saúde: tudo se tratava de resultados da qualidade clínica. Médicos e os demais membros da equipe assistencial eram os atores-chave no processo dos serviços de saúde. No entanto, mesmo aqueles que vão somente para uma consulta ou para cirurgias pequenas precisam de um ambiente agradável, onde se sintam bem. Quase todas as pessoas apresentam certa aversão a serviços de saúde, pois inconscientemente fazem a correlação com doença. Mais do que nunca, hospitais, clínicas e médicos estão compreendendo que os pacientes são pessoas que constituem mercados, e que mercados têm necessidades que devem ser atendidas.

Hoje os pacientes exercem um papel cada vez mais ativo em seus próprios cuidados médicos e buscam informações em tempo real pela internet e pelos canais de serviços ao consumidor. Aplicações interativas permitem aos pacientes visualizar suas informações pessoais e médicas, seu histórico de saúde. O uso de ferramentas de pesquisa e de tomada de decisão atualmente ajuda os médicos e os pacientes na escolha entre alternativas de tratamento de saúde. A internet é usada para agendamentos, manutenção de dados médicos e de saúde, visualização de resultados de exames, passando pela telemedicina e o telemonitoramento remoto domiciliar.

Serviços de saúde investem em equipamentos de última geração, e trazem com esse investimento a elevação constante dos custos, porém não são percebidos pelo cliente, o que vem fazendo com que os serviços de saúde invistam em hotelaria hospitalar, em serviços de *concierge*, em atendimento domiciliar, em instalações físicas com mais conforto, em estratégias de marketing, em que o atendimento passa a ser comparável com o de hotéis cinco estrelas, ou a uma boutique de saúde, que reúne produtos seletos e diferenciados, o que cria uma imagem de excelência, estendida para seus equipamentos, estrutura e pessoal, gerando valor ao seu produto, permitindo, assim, sua diferenciação.

A especificidade do mercado de saúde vem com a constante renovação da tecnologia voltada para atender aos novos tratamentos e atualização de terapias, bem como o avanço nas técnicas de antigos e novos tratamentos, como o avanço da cirurgia aberta para a cirurgia robótica, bem como o trata-

mento do câncer com medicamentos orais que os pacientes usam em casa, genoma, nanorrobôs e inteligência artificial.

Para Vecina e Malik (2011, p. 129), conceitualmente, o mercado de saúde é imperfeito e as leis de mercado não se aplicam mecanicamente ao setor, considerando as necessidades humanas e prioridades não mercantis, particulares do segmento. Os compradores, o paciente ou sua família, na maioria das vezes, são leigos e não têm capacidade de julgar ou mensurar a qualidade do tratamento proposto, nem sua necessidade, dificultando a comparação entre um tratamento ou outro.

As empresas bem-sucedidas são aquelas que conseguem adaptar-se adequadamente às demandas ambientais. As características das organizações dependem das características do ambiente de negócios em que estão inseridas (CHIAVENATO, 2006). Hoje, o mercado de saúde passa por mudanças, pelo acesso de novos competidores, de novos clientes, além das alterações demográficas e epidemiológicas, um segmento em ascensão que entrega serviços personalizados, que geram valor na perspectiva do consumidor da saúde.

Pacientes atualmente participam ativamente dos cuidados com sua saúde, por meio do acesso às informações disponíveis e públicas, principalmente pela internet, contribuindo com seu empoderamento (BUCCOLIERO *et al.*, 2016). A tecnologia é uma realidade na informação à saúde. O fenômeno internet na saúde não pode ser desconsiderado pelas organizações de saúde que buscam construir relacionamentos de longo prazo com seus pacientes, e para a manutenção desse relacionamento é primordial a retomada do vínculo médico e paciente, que foi se desgastando ao longo dos últimos anos. O resgate passa, também, por ações de marketing para a reconstrução dessa confiança.

O segmento de saúde vem utilizando estrategicamente o marketing, monitorando e procurando entender os momentos e movimentos permanentes pessoais e sociais. A essência de fazer marketing é entender mais sobre a filosofia da mente humana e sobre os fenômenos sociais (AJZENTAL, 2010), e, dessa forma, entender de pessoas, levando em consideração aspectos filosóficos, antropológicos e psicológicos. Para Ajzental (2010, p. 9), o marketing deve compreender o comportamento humano, suas percepções e os processos que formam e consolidam seus valores e crenças.

Em um ambiente de cuidados médicos, no qual o ato da avaliação médica e diagnóstica não pode ser mensurado, considerando que o paciente é leigo, os clientes avaliam qual oferta proporciona maior valor (BUCCOLIERO *et al.*, 2016). Eles procuram sempre maximizar o valor, dentro dos limites impostos pelos custos envolvidos na procura e pelas limitações de conhecimento, mobilidade e receita. Eles formam uma expectativa de valor e agem com base nela. A probabilidade de satisfação e repetição da compra depende de a oferta atender ou não a essa expectativa, colabora Kotler (2000, p. 78).

Hamel e Prahalad (2005, p. 282) abordam a formulação de estratégias, em que prevalecem elementos como criatividade, exploração e entendimento de descontinuidades. Empresas precisam de um novo processo de formulação estratégica, um que seja mais exploratório e menos ritualístico, utilizar recursos variados, basear-se na criatividade de centenas de administradores e não só na sabedoria de alguns planejadores.

Os mesmos autores Hamel e Prahalad (2005, p. 194) comentam sobre a predisposição do cliente em adquirir um produto. O ponto discutido por ambos e apropriado para o serviço de saúde é a questão de como a imagem da organização é processada na mente do consumidor. Cria-se a predisposição no cliente para procurar determinado serviço de saúde quando necessitar de serviços que aquela organização oferece. A familiaridade com uma marca de alta qualidade cria uma forte predisposição por parte do cliente de, pelo menos, considerar a compra de um novo produto que o leve à mesma marca.

Na área de saúde, o marketing pode ser abordado de forma diferenciada diante de outras aplicações tradicionais de marketing, pois seu objetivo não é criar demanda, ou seja, não é gerar consumo, mas sim orientar a demanda e suprir a necessidade. O marketing deve ser um instrumento de melhora da qualidade de vida (LUCAS, 1994, p. 21).

Em um estudo sobre as concepções errôneas que médicos têm de marketing, Porter e Teisberg (2007) enumeram várias delas associadas ao foco do conceito de produto. Médicos acreditam que as pessoas precisam da Medicina. Logo, ela não precisa ser vendida nem há motivo para estudar a satisfação do paciente. O marketing, entendido erroneamente como um nome disfarçado para propaganda, só serviria para gastar a receita que os profissionais da saúde geram, e desnecessariamente, já que a qualidade se vende por si só: pacientes bem atendidos certamente são leais aos profissionais da saúde, acatando de bom grado suas indicações de especialistas e confiando plenamente em suas orientações.

Para Kotler e Armstrong (2003, p. 475), a atração e retenção de clientes pode ser uma tarefa difícil, considerando a grande oferta de produtos, marcas, preços e fornecedores. Em vista disso, a abordagem da qualidade no atendimento nos serviços de saúde vem se tornando estratégica, com objetivo de gerar uma nova experiência de atendimento ao paciente e sua família, e fidelizá-los.

Estratégias de marketing por diferenciação no segmento de saúde

Conforme Kotler e Keller (2006), diferenciação é o ato de desenvolver um conjunto de diferenças significativas para distinguir a oferta de cada empresa comparada à dos concorrentes, nas dimensões de produtos, serviços, pessoas, canal e imagem, que pode ser por meio da segmentação, buscando um posicionamento no mercado, gerando valor ao cliente e vantagem competitiva à empresa.

Para estabelecer conexão com os seres humanos, as marcas precisam desenvolver uma identidade autêntica, o núcleo de sua verdadeira diferenciação, que se vê em alguns serviços diferenciados em saúde. Essa identidade refletirá a marca nas redes sociais de consumidores, nas redes de relacionamentos, na mídia e em outros meios de propagação de imagem. A personalidade de marca com identidade singular será construída ao longo de sua vida. Atingir a diferenciação já é difícil para os profissionais de marketing. Atingir a diferenciação autêntica é ainda mais difícil (KOTLER, 2011, p. 39).

A segmentação é uma abordagem que fica entre o marketing de massa e o marketing individual. Supõe-se que os compradores de determinado segmento tenham preferência e necessidade muito similares (KOTLER, 2000). O segmento de saúde vem utilizando o marketing individual para atingir a pessoalidade no atendimento, algo recente.

Um nicho é um grupo definido mais estritamente, um mercado pequeno cujas necessidades não estão sendo totalmente satisfeitas. Um nicho atraente tem clientes com um conjunto de necessidades distintas e que concordam em pagar um preço mais alto para a empresa que melhor suprir essas necessidades (KOTLER, 2012). No mercado de alta renda, com o movimento de massificação do acesso à assistência médica privada, ficou limitado e sujeito à massificação dos processos e do atendimento dos serviços de saúde credenciados aos planos de saúde, surgindo, assim, um nicho de serviços de saúde que estão levando o *design* da assistência médica próximo ao nível de luxo, competindo por clientes de alta renda que estão dispostos a pagar mais, mimados com tudo, desde lençóis italianos de alta contagem de fios a banheiros de mármore, *menus* semelhantes aos de restaurantes, além de serviços de *concierge* privados (COURTNEY; MAKARAND, 2017).

A vantagem competitiva surge fundamentalmente do valor que uma empresa consegue criar para seus compradores e que ultrapassa o custo de fabricação pela empresa. O valor é aquilo que os compradores estão dispostos a pagar, e o valor superior provém da oferta de preços mais baixos do que os da concorrência por benefícios equivalentes ou do fornecimento de benefícios singulares que mais do que compensam um preço mais alto (PORTER, 1999, p. 2).

Na esfera do marketing, o posicionamento é o ato de definir a oferta e a imagem de uma empresa, de forma a ocupar um lugar distintivo na mente do consumidor-alvo. Um bom posicionamento de marca ajuda a guiar a estratégia de marketing, ao esclarecer a essência da marca, que objetivos ela

ajuda o consumidor a atingir e de que forma única o faz (KOTLER; KELLER, p. 2006).

Corroborando esse posicionamento de marketing, Kotler e Armstrong (2003) indicam que os profissionais de marketing devem planejar quais posições e vantagens desejam que seus produtos ou serviços tenham nos mercados-alvo e desenvolver os compostos de marketing adequados para criar essas posições – por exemplo, um cardápio como o de um restaurante oferecido aos pacientes internados e seus acompanhantes.

No direcionamento ao mercado de saúde, um dos ensinamentos do marketing de serviços é que a qualidade percebida do serviço varia em função dos segmentos de clientela e do nível de suas expectativas (LIPOVETSKY; ROUX, 2005). De fato, as expectativas dos clientes que buscam assistência médica são altas, por estarem doentes ou com alguma necessidade diagnóstica.

Segundo Yeoman e McMahon-Beattie (2006), para criar um valor que entusiasme os clientes a pagar um preço extra, o marketing deve identificar os principais fatores que levam os consumidores a fazê-lo, e esses fatores incluem a necessidade de criar benefícios verdadeiros que resultem em vantagens emocionais, além de elevar o nível de inovação e de qualidade e proporcionar uma experiência impecável.

Boeger (2003) afirma que houve um período em que a preocupação de um hospital exclusivamente em curar pode ter obliterado a preocupação com o cuidado e, segundo a definição de hospitalidade, o cuidado é uma das formas mais claras de se praticar hospitalidade em instituições de saúde. Cuidados que transcendem as necessidades assistenciais e podem chegar minimamente ao cuidado com pequenos desejos do cliente ou respeito a determinados hábitos que possam não ter ligação direta obrigatoriamente com a sua internação hospitalar, mas com sua hospedagem durante os dias que transcorrem entre sua chegada ao hospital e sua alta.

Kotler define valor como a razão entre o que o cliente recebe e o que ele dá. O cliente recebe benefícios e assume custos. Os benefícios incluem benefícios funcionais e emocionais. Os custos incluem dispêndios monetários, de tempo, de energia e psicológicos (2000). Os clientes estão exigindo cada vez mais qualidade e serviços superiores, além de alguma customização. Eles percebem menos diferenças reais mostrando menos fidelidade a marcas (KOTLER, 2000). Alguns serviços de saúde já buscaram certificações internacionais para se diferenciar técnica e mercadologicamente, por exemplo, a certificação pela *Joint Commission*, o mais importante e respeitado órgão certificador de qualidade das organizações de saúde no mundo.

▌Fidelização na saúde

Para Kast e Rosenzweig (1987), os serviços de saúde colocam-se entre as mais complexas organizações da sociedade moderna e caracterizam-se por uma divisão de trabalho extremamente acurada, bem como por uma refinada sucessão de aptidões técnicas. A um só tempo, eles fazem o papel de hotel, de centro de tratamento, de laboratório e de universidade. Em virtude da alta especialização das suas operações, executadas com base em vasta escala de pessoal profissional e técnico, um grande hospital enfrenta problemas muito sérios de coordenação e autoridade.

Os serviços de saúde são uma das mais complexas organizações devido à coexistência de inúmeros processos assistenciais e administrativos, diversas linhas de produção de decisão assistencial com a presença de uma equipe multiprofissional com elevado grau de autonomia (KAST; ROSENZWEIG, 1987).

Serviços de saúde privados, hoje, concorrem pelos melhores clientes, e não pelo volume deles. Os serviços tornam-se parte da barganha comercial na negociação (WEED, 2016). O cliente de saúde, por ser leigo e incapaz de julgar os serviços médicos recebidos, resume-se a julgar os serviços tangíveis a ele, que muitas vezes são comparados por outros segmentos como de hotelaria, viagem e consumo.

Nesse nicho, é possível identificar, por exemplo, entre os serviços de saúde aqueles com estratégias claras de fidelização. A renovação constante da infraestrutura física e tecnológica, associada à sofisticação dos serviços e à qualificação do corpo clínico e assistencial são estratégias que visam a aumentar o valor agregado que sustenta a fidelização (VECINA; MALIK, 2011, p. 121).

Os serviços não podem ser vistos, provados, sentidos, ouvidos ou cheirados antes da compra. Para reduzir a incerteza, os compradores buscam sinais de qualidade e, para isso, tiram suas conclusões com base nas instalações, no pessoal, nos preços, nos equipamentos e na comunicação, que é o que podem ver (KOTLER; ARMSTRONG, 2003).

Nesse sentido, os serviços de saúde já investem em áreas não assistenciais, ou seja, investimentos não só em equipamentos, em tecnologia, em aprimoramento técnico, mas também em treinamentos de colaboradores, em serviços, em *design*, em instalações. Kotler, Hayes e Bloom (2002) identificaram o papel que as evidências físicas exercem em relação à estratégia e à influência no comportamento de clientes e funcionários. Elas são classificadas em três categorias: instalações externas, instalações internas e outras evidências. As instalações externas contemplam o *design* exterior, a sinalização visual, a facilidade de estacionamento, o paisagismo e o ambiente circundante. As instalações internas incluem decoração interna, equipamentos, sinalização visual, qualidade e temperatura do ar. As outras evidências englobam itens como cartões de visita, os impressos timbrados, os relatórios, a aparência e os uniformes dos funcionários.

Clientes são leigos em medicina e enfermagem e avaliam aspectos estruturais, ofertas de serviços e, principalmente, o comportamento das pessoas que os atendem. A percepção de qualidade de um cliente atendido em um serviço de saúde está mais ligada à forma como foi atendido do que aos protocolos clínico-cirúrgicos, os quais ele não entende, embora sejam importantíssimos do ponto de vista da segurança dos pacientes. Aquilo que mais aborrece e frustra clientes são fatores ligados aos aspectos de serviços, como a morosidade na entrega de uma solicitação, a demora em prestar uma informação, a passividade da equipe diante de uma reclamação, uma longa espera.

Um tratamento médico correto, comida adequada, ambiente limpo e um quarto tolerável não ganham necessariamente flores dos clientes, porque na verdade tudo isso faz parte do produto esperado. Os créditos reais de bom serviço estão mais claramente associados à maneira pela qual o paciente é tratado como pessoa. Os profissionais da área de saúde começam a perceber que é aí que estão as grandes possibilidades de se diferenciar, conquistando vantagens competitivas e superando as expectativas do cliente.

Em um serviço de saúde, o foco das estratégias de marketing deve estar no cliente e no relacionamento da empresa com ele. Segundo Kotler e Armstrong (2003), o marketing de relacionamento significa que as empresas devem focar não somente o gerenciamento de produtos, mas o de clientes também. A fidelidade do cliente não está estritamente ligada à marca, e sim arraigada nas experiências que os produtos e serviços proporcionam, com valor vitalício. Portanto, quando tratamos do cuidado médico, há entrega não somente do tratamento, mas da experiência no atendimento diferenciado, com detalhes tangíveis, que geram a fidelização.

Kotler, Hayes e Bloom (2002) afirmam que todos gostam de ser tratados como alguém importante, fazendo cada cliente se sentir especial, com objetivo de estabelecer empatia. Para a construção de um relacionamento diferenciado, que gere satisfação e fidelização, os serviços de saúde precisam conhecer cada paciente, suas preferências, suas demandas, tornando o atendimento único, algo que as empresas de saúde vêm entregando com serviços de *concierge*, com escritórios internos que cuidam da experiência do paciente e outras estratégias para satisfazê-los e fidelizá-los. Nesse sentido, Courtney e Makarand (2017) corroboram ser imperativo identificar as preferências dos pacientes por atributos de hospitalidade que possam contribuir para uma melhor experiência em saúde.

Um mercado maduro é sempre um desafio para os profissionais de marketing. O crescimento é pequeno ou inexistente. Os consumidores existentes são bem informados e começam a ver os produtos como *commodities*, ou seja, de baixo valor agregado. As empresas criativas se diferenciam nesses mercados com um ótimo serviço e uma experiência diferenciada (KOTLER; KARTAJAYA; SETIAWAN, 2010), como é o caso de alguns serviços de saúde.

Kotler (2000) afirma que a imagem da marca tem a ver com conquistar as emoções dos consumidores. O valor da marca deve apelar para as necessidades e os desejos emocionais dos consumidores, ultrapassando, assim, as funcionalidades e características do produto, e neste quesito a saúde traz o cliente com níveis elevados de emoção, de intenções claras de cura ou tratamento, no que o mercado vem focando, mas não deve perder parâmetros de ética e respeito à condição desse cliente, que é paciente. Como estratégia de marketing, a fidelização dos clientes, utilizando-se a oferta de serviços e estruturas diferenciadas, vem trazendo resultados positivos na retenção de pacientes, no marketing boca a boca, no relacionamento, inclusive na retenção dos médicos nessas estruturas de saúde.

Com o objetivo de contribuir com estudos futuros, considerando as reflexões feitas neste texto e a observação do movimento do mercado de saúde, compreendendo a evolução e a adaptação dos modelos de gestão nos serviços de saúde no Brasil para atender uma demanda de mercado ou para viabilizar a manutenção da qualidade de serviços prestados na saúde hoje, compara-se no Quadro 10.1 a evolução dos modelos de gestão desse segmento sob a ótica passada e a atual:

O Quadro 10.1 traz diversos aspectos que compõem o que se pode chamar de um novo modelo na área de gestão de saúde. Alguns pontos que merecem destaque estão agrupados nas dimensões "mercado", "missão" e "gestão". Tratava-se de um mercado no qual o paciente tinha uma postura passiva com pouca ou nenhuma informação, passando para uma situação na qual predomina o excesso de informações, advindas principalmente do fenômeno da internet. Também merece destaque o fato de que havia pouca competição entre as instituições de saúde, passando para uma nova realidade em que predomina uma forte competição, mas com questões éticas sempre sendo consideradas.

Capítulo 10 | Marketing em Saúde: Evolução e Diferenciação de Serviços

Quadro 10.1 Evolução dos modelos de gestão em saúde.

Dimensões	Modelo antigo	Modelo novo
Mercado	Paciente não tem informação	O paciente tem informação em excesso, é ativo no tratamento médico
	Pouca concorrência	Concorrência acirrada
Missão	Hospital era somente um local para internações e cirurgias	O hospital, além de internações e cirurgias, tem serviços diferenciados, hotelaria, salão de beleza, cafeteria, restaurante, manobrista, entre outros serviços que agregam valor e comodidade
	Hospital tratava de doenças	Hospital trata doenças, mas tem programas e preocupação com a saúde e a qualidade de vida
	Não havia preocupação com a família e com os acompanhantes dos pacientes	A família e os acompanhantes são tratados tão bem quanto os pacientes, ou até melhor
	Não havia hotelaria hospitalar	A hotelaria hospitalar é primordial para a gestão
	Ambiente desagradável	Ambiente com hospitalidade, humanização, com preocupações estéticas e físicas para minimizar o ambiente de tratamento médico
	Cuidados assistenciais eram a preocupação	Além dos cuidados assistenciais, há preocupação com pequenos desejos dos pacientes
Gestão	O médico era o ator principal	O paciente também é protagonista
	O médico determinava os serviços de saúde para cirurgia, internação e exames	O paciente tem influência na escolha desses serviços
	Não havia preocupação com certificações	Hoje, fazem parte do planejamento a manutenção e a conquista de novas certificações de qualidade e segurança
	Administração realizada por médicos	Administração realizada por profissionais com formação em gestão, mesmo que médicos
	A marca era somente o médico	A marca é a instituição também
	Pouco uso de tecnologia	Tecnologias de ponta

Fonte: Adaptado de Quinan e Costa Filho (2021).

Na dimensão "missão", identificava-se o hospital como um lugar de internações e cirurgias, que existia para tratar doenças. Não havia preocupação com relação ao ambiente no sentido de dar conforto a pacientes e familiares: o foco principal eram sempre os cuidados assistenciais. No novo modelo, a missão da instituição de saúde inclui aspectos como hospitalidade e humanização, que transformem a experiência do paciente em uma jornada agradável em busca da saúde, saindo de um ambiente frio e técnico para um lugar aconchegante que contribua para o bem-estar físico e mental de seus usuários.

No tocante à dimensão "gestão", é possível perceber algumas mudanças importantes, como o crescente espaço que o paciente tem conquistado na administração da saúde, principalmente por meio da presença marcante das pesquisas de satisfação. O paciente tem se tornado um protagonista no que diz respeito a sua saúde, na medida em que exerce forte influência na escolha dos tratamentos aos quais se submeterá, rivalizando, inclusive, com as sugestões dos próprios médicos. Há de se destacar, também, no aspecto "gestão", a profissionalização da gestão médica, hoje também exercida por outros profissionais que não somente o médico, além da valorização das certificações (*Joint Commission International* [JCI], *National Accreditation Organization* [ONA]), do intenso uso de tecnologias e da gestão de marca, mesmo considerando os tradicionais condicionantes éticos que esse tema suscita na medicina.

▌ Considerações finais

Há pouco tempo, a imagem de superlotação, de demora de atendimento e de piora da qualidade de atendimento era comum para a população brasileira que acessava o sistema público de saúde, mas hoje se trata de uma realidade mercadológica para o sistema privado de saúde também, como os hospitais, as clínicas, os serviços de diagnósticos e os médicos que atendem em serviços privados no Brasil.

Ter um plano de saúde, tempos atrás, era privilégio de parte da sociedade, mas, hoje, tornou-se um produto de desejo. A expectativa de acessar um modelo de atendimento diferenciado, com qualidade, conforto e agilidade, é raridade nos serviços atualmente entregues. A progressiva sofisticação das sociedades modernas tem levado os consumidores a buscarem não somente a satisfação de necessidades básicas, mas também produtos e serviços diferenciados. Somado a isso, o crescimento do padrão de vida vem trazer um movimento contra a massificação dos serviços de saúde, o que vem incluindo na pauta estratégica dos serviços de saúde a diferenciação do atendimento prestado a esses clientes. Uma das abordagens mais instigantes é o fato de considerar "luxo em saúde", ponderando que a concepção do luxo não se reduz ao supérfluo, mas carrega a necessidade de mudanças estratégicas e de gestão, e, assim, vê-se um movimento no segmento de saúde no sentido de encontrar formas de escutar e conhecer as necessidades dos pacientes.

Identificamos ampla utilização da personalização do produto, na individualização, na construção, na manutenção e no aprofundamento de relacionamentos, proporcionando aos pacientes e suas famílias um ambiente diferente do que comumente encontramos em serviços de saúde, com novas experiências, com sofisticação. Kotler (2011) afirma que a imagem da marca tem a ver com a conquista das emoções dos consumidores, e o valor da marca deve apelar para as suas necessidades e os seus desejos. Como escutar e entender as necessidades desse consumidor, que não entende de medicina, mas percebe e valora os detalhes, o atendimento, o cuidado?

Sem dúvida alguma, é extremamente relevante e essencial que os serviços assistenciais e a excelência profissional do corpo clínico sejam inquestionáveis, mas nada adianta oferecer toda essa excelência técnica se a comida estiver fria, se não houver também um conforto para o paciente e seus acompanhantes. Aqui, temos a especificidade do segmento de saúde, cujo foco em saúde ainda não ficou transparente e evidente. Pacientes são pessoas que constituem mercados, e mercados têm necessidades que devem ser atendidas, e, hoje, cada vez mais os pacientes exercem um papel mais ativo em seus próprios cuidados médicos.

▌ Referências bibliográficas

AJZENTAL, A. *História do pensamento em marketing*. São Paulo: Saraiva, 2010.

BARNEY, J. B.; HESTERLY, W. *Administração estratégica e vantagem competitiva*. São Paulo: Prentice Hall, 2011.

BOEGER, M. A. *Gestão em hotelaria hospitalar*. São Paulo: Atlas, 2003.

BUCCOLIERO, L.; BELLIO, E.; MAZZOLA, M.; SOLINAS, E. A marketing perspective to "delight" the "patient 2.0": new and challenging expectations for the healthcare provider. *BMC Health Services Research*, 2016.

CERVO, A. L.; BERVIAN, P. A.; SILVA, R. *Metodologia científica*. 6. ed. São Paulo: Prentice Hall, 2007.

CHIAVENATO, I. *Administração*: teoria, processo e prática. 4. ed. São Paulo: Campus, 2006.

COURTNEY, S.; MAKARAND M. Hospitality healthscapes: a conjoint analysis approach to understanding patient responses to hotel-like hospital rooms. *International Journal of Hospitality Management*, v. 61, p. 59-72, 2017.

GODOI, A. F. *Hotelaria hospitalar e humanização no atendimento em hospitais*. São Paulo: Ícone, 2008.

HAMEL, C.; PRAHALAD, C. K. *Competindo pelo futuro*. Rio de Janeiro: Elsevier, 2005.

HERZLINGER, R. *Valor para o paciente*: o remédio para o sistema de saúde. Tradução Franscisco Araujo da Costa. Porto Alegre: Bookman, 2011.

KAST, F. E.; ROZENZWEIG, E. J. *Organização e administração*: um enfoque sistêmico. São Paulo: Pioneira, 1987.

KOTLER, P. *Administração de marketing*. Tradução Cristina Bazan. 10. ed. São Paulo: Prentice Hall, 2000.

KOTLER, P. *Administração de marketing*: análise, planejamento, implementação e controle. 5. ed. São Paulo: Atlas, 2011.

KOTLER, P.; ARMSTRONG, G. *Introdução ao marketing*. Rio de Janeiro: LTC, 2000.

KOTLER, P.; ARMSTRONG, G. *Princípios de marketing*. 9. ed. São Paulo: Prentice Hall, 2003.

KOTLER, P.; HAYES,T.; BLOOM, P. N. *Marketing de serviços profissionais*: estratégias inovadoras para impulsionar sua atividade, sua imagem e seus lucros. 2. ed. Barueri: Manole, 2002.

KOTLER, P.; KARTAJAYA, H.; SETIAWAN, I. *Marketing 3.0*. Tradução Ana Beatriz Rodrigues. Rio de Janeiro: Elsevier, 2010.

KOTLER, P.; KELLER, K. L. *Administração de marketing*. Tradução Mônica Rosenberg. 12. ed. São Paulo: Prentice Hall, 2006.

LAKATOS, E. M.; MARCONI, M. A. *Fundamentos da metodologia científica*. São Paulo: Atlas, 2003.

LIPOVETSKY, G.; ROUX, E. *O luxo eterno*: da idade do sagrado ao tempo das marcas. Tradução Maria Lucia Machado. São Paulo: Companhia das Letras, 2005.

LUCAS, M. C. M. L. *Administração de marketing em hospitais particulares*. Rio de Janeiro: Faculdades Integradas Candido Mendes, 1994.

MACCRAY, S.; MAUNDER, K.; KRIKOWA, R.; MACKENZIE-SHALDERS, K. *Room service improves nutritional intake and increases patient satisfaction while decreasing food waste and cost*. Academy of Nutrition and Dietetics, 2018.

MALHOTRA, N. K. *Pesquisa de marketing*: uma orientação aplicada. Tradução Laura Bocco. 4. ed. Porto Alegre: Bookman, 2006.

MARTINS, M. H. *O que é leitura?* 19. ed. São Paulo: Brasiliense, 1994.

NASSAR, M. R. F. *Princípios de comunicação excelente para o bom relacionamento médico-paciente*. 2003. Tese (Doutorado) – Escola de Comunicações e Artes da Universidade de São Paulo, São Paulo, 2003.

NOR, M. Z. *Hospital foodservice directors identify the important aspects when implementing room service in hospital foodservice*. Iowa State University Capstones, 2010.

PORTER, M. E. *Competição*: estratégias competitivas essenciais. Rio de Janeiro: Campus, 1999.

PORTER, M. E.; TEISBERG, E. O. *Repensando a saúde*: estratégias para melhorar a qualidade e reduzir os custos. Tradução Cristina Bazan. Porto Alegre: Bookman, 2007.

QUINAN, C.; COSTA FILHO, B. A. Hospitality as differentiated services in Brazilian private hospitals. *Journal of Hospitality and Tourism Insights*, v. 4, n. 4, p. 473-489, 2021.

ROEMER, M. J. *National health systems of the world*. Oxford: Oxford University Press, 1991. v. 1.

SEYBOLD, P. B. *A revolução do cliente*. São Paulo: Makron, 2002.

VECINA NETO, G.; MALIK, A. M. *Gestão em saúde*. Rio de Janeiro: Guanabara Koogan, 2011.

WEED, J. W. With room service and more, hospitals borrow from hotels. *The New York Times*, Ago. 1, 2016.

YEOMAN, I.; MCMAHON-BEATTIE, U. Luxury markets and premium pricing. *Journal of Revenue and Pricing Management*, v. 4. n. 4, p. 319-328, 2006. Disponível em: http://www.ingentaconnect.com. Acesso em: 16 mar. 2015.

YIN, R. K. *Estudo de caso*: planejamento e métodos. Porto Alegre: Bookmann, 2010.

Capítulo 11

Liderança e Saúde

Evandro Tinoco Mesquita
Thiago Inocêncio Constancio

- Liderança transformacional 144
- Liderança servidora 145
- Liderança sênior – *Delos "Toby" Cosgrove* 145
- Liderança digital 146
- Considerações finais 148
- Referências bibliográficas 149

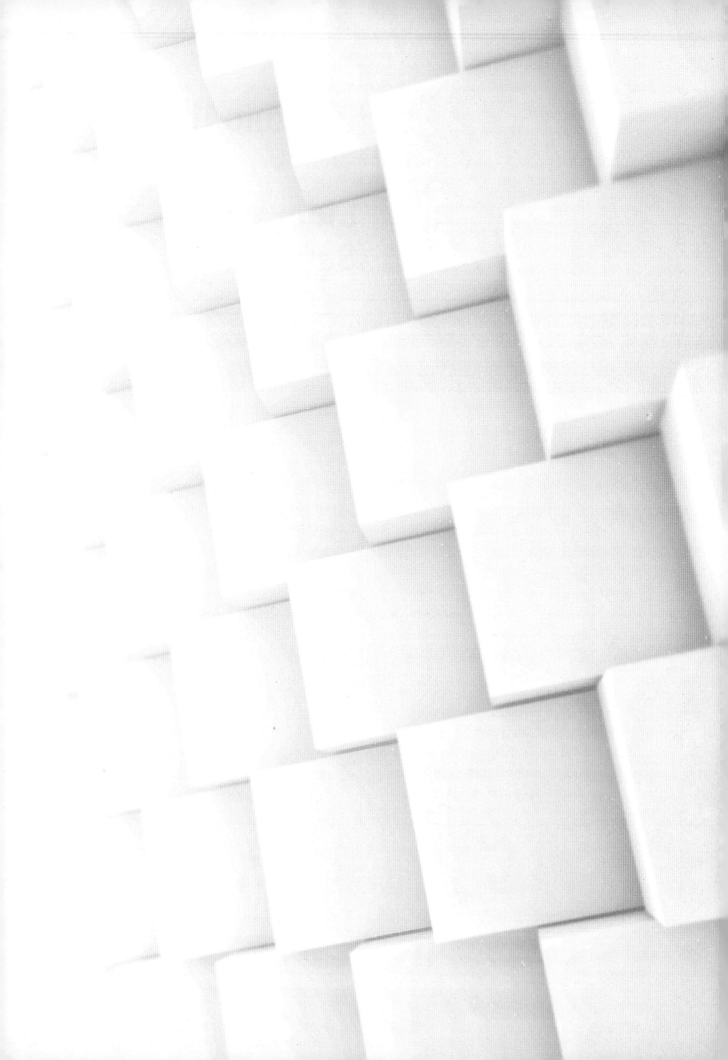

A saúde é, na nossa opinião, uma locomotiva para a economia mundial, conforme demonstrado na pandemia da covid-19, e os líderes são os "maquinistas" que conduzem "passageiros" vulneráveis e sua tripulação, durante uma complexa jornada, que vai do nascimento ao momento da morte, buscando entregar uma viagem segura e humanizada, com compromisso de evitar desperdícios e gerar uma experiência encantadora. No passado, líderes da saúde frequentemente eram médicos, exemplos de lideranças carismáticas e empreendedoras, enquanto no setor público, sanitaristas e médicos assistenciais experientes lideravam as instituições. Nas últimas cinco décadas, a saúde tem sido uma área em que custos crescentes, aceleradas mudanças demográficas e epidemiológicas e a atração de investidores privados têm promovido imensas transformações; além disso, o paciente se deslocou de uma posição "passiva" para um papel central e proativo. O papel das lideranças executivas, assistenciais e também dos setores de "apoio" ao cuidado clínico passou a se tornar prioritário nas instituições de saúde, que também passaram a ter como foco principal a segurança do paciente. O modelo clássico de um chefe focado no comando-controle, atuando recompensando ou punindo os seus comandados, tem gerado uma experiência anacrônica de gestão do capital humano e de construção de um ambiente de segurança psicológica, colaborativa e de inovação, hoje fundamentais na área da saúde.

No ano de 2010, discutíamos na Associação Nacional dos Hospitais Privados (ANAHP) a importância do desenvolvimento de lideranças médicas e de gestão do corpo clínico, como indispensáveis para entrega de resultados assistenciais de excelência e de entrega de valor para o paciente e para o sistema de saúde. Uma importante publicação da *Harvard Business Review* (2003) trouxe naquela ocasião um conjunto de artigos e novos conceitos que apontavam para os principais desafios das lideranças médicas e executivas, diante das mudanças do sistema de saúde norte-americano e da chegada do modelo baseado em valor. Ao longo de uma década, identificamos que é indispensável a integração entre modelos de liderança – por exemplo, (i) de liderança transformacional; (ii) de liderança servidora na saúde (modelo de dupla camada); (iii) de liderança sênior e, mais recentemente, incorporando um novo paradigma, o modelo (iv) de liderança digital, para o enfrentamento dos atuais cenários de saúde, o que foi acelerado na pandemia da covid-19.

Dessa forma, a pandemia reforçou a importância do líder, horizontalizando os processos de governança, a relevância das boas práticas de segurança assistencial, o cuidar da saúde física e mental dos membros de suas equipes, o gerenciamento e a tomada de decisões embasados em dados e a resiliência em ambientes de grandes incertezas.

As escolas tradicionais de negócios e administração, em seus cursos de MBA, sempre olharam para o líder executivo da saúde como os outros líderes do mercado – empreendedores, com grande ênfase nas competências gerenciais, na implementação do planejamento estratégico, maximizando o lucro, e direcionados à eficiência operacional e à cultura da satisfação do cliente. A assistência à saúde, porém, tem passado por uma profunda mudança de prioridades desse líder para entregar um cuidado de alto valor, a partir da formação e do desenvolvimento de suas equipes de alto desempenho.

Nas últimas duas décadas, tivemos a oportunidade de conviver, diariamente, com líderes que vivenciaram centros de excelência nos Estados Unidos (*Cleveland Clinic*) e na Suécia (*Instituto Karolinska*), aprendemos a importância da formação de lideranças por essas instituições que, de tempos em tempos, atualizavam o *framework* das suas equipes para os novos tempos de saúde. Centros de excelência, até o final do século 20, tinham nos seus líderes médicos indivíduos altamente especializados, conduzindo instituições respeitadas na reputação técnica e na produção científica/acadêmica. O poder do líder médico era o centro das ações do dia a dia, sua visão e "desejos" moldavam a cultura organizacional, o que gerava, por vezes, desalinhamento entre a área assistencial e a administrativa. Sendo comum, dessa forma, um modelo em silos e profissionais médicos liderando seus serviços em dissonância com as metas institucionais e as boas práticas de gestão do negócio. Aos poucos, esse problema aumentava, a sustentabilidade passou em muitas instituições a ser ameaçada pela competição do subdesempenho das lideranças, em um ambiente de complexidade regulatória e de elevada competição do setor. Esse novo cenário promoveu a mudança da governança das organizações, com conselhos de administração e profissionalização, e da priorização para desenvolver seus líderes a partir de programas institucionais para formação de melhores lideranças para os "novos tempos" (Figura 11.1). A seguir, vamos abordar os principais modelos e aspectos a respeito da liderança na saúde, visando à integração e ao enlace dos conceitos e visões.

Liderança transformacional

A saúde ao redor do mundo apresenta grandes desafios que podem ser resumidos em: oferecer cuidados de alta qualidade, reduzir os custos assistenciais, educar e informar os pacientes para exercerem boas escolhas, mantendo o bem-estar e colaborando como protagonistas do autocuidado. Portanto, mudar o cenário das organizações e dos sistemas de saúde é uma tarefa diária em que líderes com perfil transformacional levam sua visão/missão aos seus liderados e, com uma dose de carisma/persuasão, podem promover mudanças efetivas e crescimento da instituição. Eles também ampliam a reputação da instituição para o público leigo e entre profissionais de saúde. A capacidade de mobilizar pessoas envolve diferentes fatores presentes nesse tipo de liderança – motivação inspiracional e estímulo intelectual, por exemplo, levam os seguidores a acreditar na paixão da liderança pela causa e na necessidade de promover o abandono das "velhas" práticas/comportamentos. Contudo, diante do aumento da complexidade do ambiente da saúde, é preciso entender mais profundamente as necessidades do paciente e capturar ideias a partir da escuta empática dos seus colaboradores, criando um ambiente de inovação. Estes últimos desafios foram se tornando fraquezas e limitações desse modelo da liderança transformacional no ambiente contemporâneo de saúde.

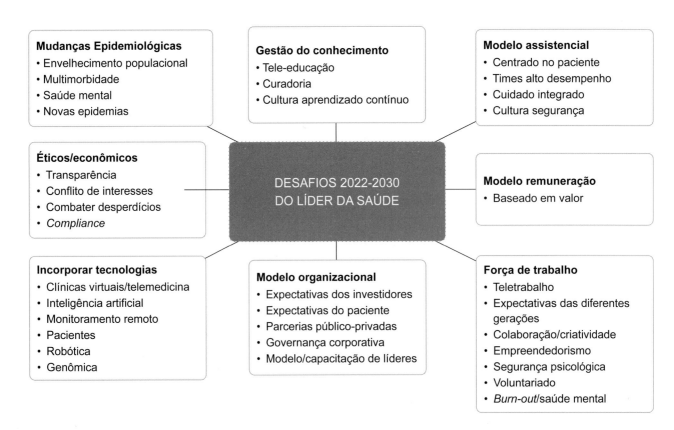

Figura 11.1 Novos e atuais desafios nas organizações da saúde.

Liderança servidora

O modelo da liderança servidora introduzida por *Greenleaf* vem sendo utilizado em muitas instituições de saúde pelo mundo, porém a Clínica *Mayo* tem treinado seus colaboradores nesse conceito, com sucesso. O líder-servidor busca, por meio do seu autoconhecimento, ajudar atender à necessidade dos pacientes e auxilia seus membros de equipe a alcançar as metas individuais e organizacionais. A reflexão e os *insights* éticos promovem consciência pessoal ao considerarem os efeitos das suas ações para ele e os indivíduos do seu time e, particularmente, para o paciente.

Alguns atributos destacados no *mindset* do líder-servidor são: escuta empática, compromisso com o cuidado do paciente, uso racional dos recursos, comprometimento com o desenvolvimento pessoal, educação continuada e a construção de uma comunidade. Ao colocar o paciente como o centro das atenções, promove uma comunicação verdadeira e efetiva com o paciente e familiares, estimulando a autonomia mais segura e efetiva na tomada de decisões.

O modelo de líderes servidores tem inspirado o crescimento da Clínica *Mayo*, tornando-se a mais respeitada instituição hospitalar ao redor do mundo. Esse *framework* auxilia o ambiente da segurança psicológica entre seus colaboradores, reforça o trabalho em equipe, a melhoria contínua da qualidade de assistência e a inovação, ao capturar oportunidades de melhoria vindas de todos os envolvidos com a instituição.

Homenagem ao líder

"Já estive no inferno, mas trouxe de volta todos os meus homens.".
(Sir Ernest Shackleton)

O ano de 2022 representa a data comemorativa do centenário da morte (5 de janeiro de 1922) do exemplar Sir Ernest Shackleton. O seu modelo de liderança servidora foi posto à prova durante a sua expedição ao Polo Sul, numa fase heroica, em que os exploradores estavam desprovidos de recursos tecnológicos modernos de transporte ou de comunicação por rádio. Após ter seu barco preso no gelo e afundado, ele e seus companheiros, que buscavam atravessar o continente antártico a pé, presenciaram o naufrágio do seu navio *Endurance*. Ao sobreviverem em condições precárias e após 22 meses, todos os seus comandados foram resgatados pela força da liderança de *Ernest Shackleton*.

Essa epopeia e seu exemplo de líder têm servido como um *case* da Universidade de *Harvard* – colocar a segurança e o bem-estar dos comandados em primeiro lugar, fortalecer o espírito de grupo e o trabalho em equipe, estimulando a transparência e o otimismo, adaptalidade, determinação e o seu comportamento exemplar, dividindo tarefas e sem nunca ter solicitado algo que ele não fazia ou não poderia fazer. Portanto, esse estudo de caso do *Sir Ernest Shackleton*, para líderes e executivos que precisam lidar com crises e situações extremas, foi elaborado pela professora de Administração *Nancy Koehn* e se tornou um clássico modelo da importância dos atributos do líder-servidor.

Liderança sênior – *Delos "Toby" Cosgrove*

Um médico famoso e ultraespecializado, com uma forte liderança carismática, pode se tornar num exemplo de um líder-servidor e transformacional? A resposta é sim. O Dr. *Toby (Delos) Cosgrove*, cirurgião cardíaco chefe da *Cleveland Clinic*, recebia pacientes de todo o mundo, publicava nas maiores revistas científicas mundiais, realizava dezenas de participações, em congressos anuais, ao redor do mundo, treinava residentes e *fellows* e inovava com suas criativas técnicas operatórias. Esse brilhante cirurgião, ao se tornar CEO da *Cleveland Clinic*, promoveu uma profunda revolução na sua forma de enxergar o cuidado prestado naquela instituição, na importância da liderança para gestão médico-assistencial e nas relações hierárquicas da instituição. Em duas décadas, o prestígio e a liderança exemplar na condução da transformação de sua organização acabaram levando-a ao crescimento, fazendo-se presente em vários países e constituindo um sistema de saúde robusto, moderno e lucrativo. É, porém, na experiência do paciente e no resultado assistencial de excelência de um moderno e inovador centro de medicina baseada em valor que se consolida o legado de *Delos "Toby" Cosgrove*, num período entre 2004-2017. Sua "persistência", aliada à determinação para aprender e focar as necessidades do paciente, torna-se um exemplo para líderes jovens e seniores, na gestão da saúde.

O livro *The Cleveland Clinic way: lessons in excellence from one of the world's leading health care organizations* (2014), ensina e nos faz refletir como um líder médico, aos 64 anos, ao receber um grande desafio, é capaz de aprender, mudar hábitos (tradicional cirurgião cardíaco) e se tornar um apaixonado por experimentar transformar para melhor aquilo que já aparentava ser uma marca global de excelência assistencial.

A obra, que relata a transformação da *Cleveland Clinic* sob a liderança do Dr. *Toby Cosgrove*, parte da visão de colaboração entre seus líderes assistenciais e administrativos, representados naquela época pelo experiente *Jim Merlino*, construindo um trabalho de equipe, colocando o paciente como prioridade – *Patient FIRST*. Expõe, também, a organização de seus médicos de forma a cooperar em grupos interligados, comprometidos com a excelência operacional/assistencial – protocolos, indicadores de desempenho, médicos contratados com duração anual e avaliados de forma objetiva, focados na melhoria contínua da qualidade assistencial e na experiência do paciente, oferecendo assistência com menor custo e reduzindo desperdícios.

Ao lado disso, esse pioneiro nas técnicas de cirurgia cardíaca minimamente invasiva organizou e incentivou a inovação na *Cleveland Clinic*, estimulando práticas de segurança baseadas em evidências científicas e pesquisas translacionais, dando início ao uso de inteligência artificial, em parceria com a IBM – projeto *Watson*. A comunicação com o paciente-família desenvolveu uma contínua cultura de educação/literacia em saúde, estimulando o protagonismo do paciente com sua condição clínica. Além disso, começou a desenvolver o conceito de bem-estar e prevenção, e não apenas cuidar de indivíduos doentes, uma visão que foi sendo desenvolvida e partilhada em cada contato dos profissionais da instituição com os pacientes. Dessa forma, os profissionais estimulavam os pacientes a cuidarem da qualidade da alimentação, do tempo do sono, a promoverem a prática de atividade física (10 mil passos por dia), a visitar seu médico regularmente, a manter peso, glicose, pressão arterial, gorduras no sangue na faixa normal e a combater o tabagismo. A parceria com a medicina de família e o desenvolvimento de uma visão para incorporar a medicina personalizada, a partir dos testes genéticos, mostram o quão contemporâneo foi o legado desse líder transformacional e servidor – modelo de liderança de dupla camada na saúde.

Em resumo, uma trajetória exemplar e inovadora, que construiu um sistema de saúde com oito hospitais de comunidade, 16 centros de saúde e clínicas na Flórida, em Nevada, no Canadá e em Abu Dhabi. Uma marca de excelência global, que estava pronta pra formar líderes nos seus programas para executivos da saúde.

▌ Liderança digital

A saúde é um setor que continua, predominantemente, analógico e ainda temos dificuldades, no dia a dia, de implantar o prontuário eletrônico e a troca eletrônica das informações dos pacientes, por exemplo, mesmo diante de tão intensas e rápidas mudanças promovidas pelo que denominamos de transformação digital.

Uma pesquisa do Colégio Brasileiro de Executivos da Saúde (CBEXs) identificou em 2021 que, para 74% dos líderes, a pandemia acelerou as transformações digitais em suas organizações. Esse novo modelo de liderança, ainda em construção, tem como missão fomentar a discussão sobre a potente combinação entre o protagonismo e a influência de gestores e líderes, os ativos digitais das organizações e o desenvolvimento de pessoas como estratégia para alcançar mais rapidamente eficiência, sustentabilidade e impacto econômico desejados nas organizações de saúde, no contexto da transformação e melhoria. A gestão desses ativos gera VALOR para o paciente ao trabalhar com dados, construindo novas informações e conhecimentos para a instituição e para a cadeia da saúde.

O líder digital, portanto, deve interagir e aprender com a cultura, entender e se relacionar com as *startups* e utilizar metodologias ágeis, aprendendo a reagir rápido às mudanças presentes no ambiente da saúde. O paciente 4.0 também vai acelerando as mudanças no caminho da transformação dos serviços de saúde. Entender essas novas e crescentes demandas deixa o líder crítico para adquirir e reter seus clientes. A jornada digital do paciente passa a ser construída e monitorada, removendo retrabalho pelos profissionais da instituição e a sensação de perda de tempo e desorganização pelo paciente.

A liderança digital é um modelo em desenvolvimento para formação de novos líderes, representa um conjunto de competências ou capacidades que procura acelerar as transformações desejáveis com apoio dos novos atributos ou ativos digitais das pessoas e organizações, buscando desfechos mais satisfatórios, redução de eventos, menores custos, oferta de experiência e jornada únicas ao paciente, melhorando o acesso e ampliando a comunicação entre os diferentes profissionais.

Entende-se por ativos digitais todo componente digital de uma organização que gera valor para clientes e colaboradores e também lucratividade para acionistas – por exemplo, sua estratégia de relacionamento, conteúdo, geração de dados e informações, serviços e produtos a partir ou por meio das tecnologias digitais. Nutrir e gerenciar adequadamente esses ativos amplia os pontos de contato entre organização, colaboradores e clientes, consolida a marca e extrapola o alcance geográfico e variedade de oferta de serviços e produtos, que agora podem ser digitais em parte ou no todo.

Ao lado disso, metodologias ágeis de gestão e solução de problemas serão cada vez mais empregadas para melhorar os projetos e dar velocidade às transformações e à tomada de decisão dos líderes. Esse modelo também passa por apoiar a inovação no contexto do trabalho, desenvolvendo um ambiente em direção ao *mindset* de crescimento exponencial, oferecer práticas de mentoria e estímulo

às pessoas na ponta, captando soluções criativas de forma aberta e colaborativa.

Nesse sentido, torna-se mandatório ao líder atual conduzir pessoas (ou ele mesmo transitar) pela linguagem do mundo da tecnologia da informação e da comunicação, da internet, das inovações e dos aplicativos, entendendo e conhecendo como extrair e aplicar o melhor uso dessas ferramentas tecnológicas no cotidiano da instituição, visando à melhoria da performance e produtividade, à assertividade nas decisões e ao alinhamento estratégico das atividades cotidianas aos objetivos do negócio.

Um conjunto de habilidades e competências é muito importante para o líder digital na saúde, as quais vêm sendo consolidadas em diferentes publicações, quais sejam:

- **Visionário com mentalidade de crescimento exponencial:** o líder digital, a partir de um propósito bem definido e diligente, tem a capacidade de antever cenários em evolução, avistar novas possibilidades de negócio e elencar soluções para problemas complexos com o modo digital e exponencial de pensar

- **Aprendiz conectado:** líderes digitais têm sede por aprender e reaprender o que traz resultado e impacta a vida das pessoas nesse cenário digital. Investe seu tempo em conectar-se com mentores, comunidades inovadoras e é um usuário ativo de ferramentas digitais que lhe permitem desenvolver a destreza necessária

- **Facilitador e mentor:** horizontalizar a relação a partir do entendimento de que o conhecimento e as informações estão distribuídos pela organização, necessitando de orquestramento e facilitação para que sejam estruturados numa direção comum

- **Criativo e *designer*:** as lideranças digitais percebem que podem desenhar e criar novos projetos nunca antes imaginados, por conta das limitações do mundo analógico e presencial. Investe seu tempo pensando e desenhando a entrega de um futuro possível na era digital

- **Eficiente e guiado por dados:** entender que na era digital a eficiência anda ao lado do uso de dados é o primeiro passo. A liderança digital baseia sua atuação em dados e fatos concretos, gerados pela estruturação de sua operação. No entanto, em nenhum momento deixa de lado a experiência e a intuição humanas
- **Incorporador de metodologias ágeis para a inovação:** o digital impacta como as novas ideias são desenvolvidas, validadas, então, em protótipos de viabilidade mínima e lançadas no mercado. A experimentação rápida e menos custosa, com base no aprendizado contínuo, permite que a inovação seja vista de forma mais leve e atrativa
- **Focado nas necessidades, comportamentos e "dores" de pacientes e suas redes:** na era digital, são as redes de clientes que direcionam as mudanças e não mais os mercados de massa. Clientes se conectam e interagem dinamicamente, mudando as relações entre si e com as empresas: descobrem, avaliam, comentam, usam os produtos e serviços a partir de ferramentas digitais
- **Obstinado pela segurança dos dados e privacidade:** a maneira como empresas geram, armazenam e processam informações é outra na era digital. Ferramentas de *big data* e inteligência artificial fornecem condições para que as companhias façam previsões e antecipações de cenários e padrões indesejados. Com isso, a obsessão pela manutenção ampla da segurança dessas informações pessoais e/ou sensíveis surge como algo nunca antes visto, pela possibilidade de vazamentos, roubos e uso inadequado em larga escala.

As questões contemporâneas do mundo digital de toda liderança da saúde envolvem agora, como vimos, pontos nevrálgicos como a segurança e a privacidade dos dados do paciente. Ao lado disso, capacitar toda a força de trabalho na saúde para a medicina digital, como hoje está sendo feito com o sistema de saúde inglês, um dos maiores empregadores do mundo, que prepara seus profissionais para esses novos desafios.

Considerações finais

A liderança na saúde passa por uma profunda mudança diante dos novos e diferentes *drivers* socioeconômicos, técnico-científicos, organizacionais e do ecossistema da saúde. Nas últimas três décadas, o líder apaixonado por transformações tem auxiliado suas instituições e os seus seguidores a abandonarem as velhas práticas e a melhorar o desempenho organizacional. No entanto, teve de agregar novas competências para se tornar um exemplo de líder-servidor – como carisma e força motivacional – em um ambiente de profundas e novas demandas, tanto do paciente e sua família quanto dos seus colaboradores.

O modelo do líder-servidor na saúde tem sido empregado na Clínica *Mayo*, gerando impactos positivos na experiência/satisfação do paciente, resultados assistenciais, satisfação da força de trabalho e reputação organizacional. O CEO da *Cleveland Clinic* é um exemplo extraordinário de um líder sênior, que liderou a sua organização, combinando um modelo de dupla camada – transformacional e servidora. Na última década, emerge o conceito de liderança digital na saúde que, provavelmente, agrega uma terceira camada, sendo um modelo em construção que se apropria dos ativos digitais das organizações para promover adaptação ao ambiente do mundo atual menos previsível, no qual precisamos ser ágeis, inovar e tomar decisões embasadas em dados. A incorporação dessa nova camada ao líder efetivo da saúde tem sido fortemente acelerada no contexto da covid-19.

Um caminho a ser trilhado para promovermos soluções viáveis na área de saúde é desenvolver e abrir espaço para líderes que orquestram e integram as três camadas da liderança supramencionadas e que têm a capacidade de conduzir e dirigir times heterogêneos, multiprofissionais, multigeracionais e questionadores às práticas obsoletas, até alcançarmos a transição e transformação tanto desejadas.

Referências bibliográficas

CONSTANCIO, T. I.; SIQUEIRA, I.; BALESTRIN, F. *Manual do Gestor Hospitalar*. Capítulo 6 – Liderança digital na saúde. Brasília: Federação Brasileira de Hospitais, 2021. p. 98-109.

COSGROVE, T. *The Cleveland Clinic way*: lessons in excellence from one of the world's leading health care organizations. New York: McGraw Hill, 2014.

FRAHER, E. P.; FRIED, B. J. Health-care workforce. *Chronic illness care*: principles and practice. New York: Springer International Publishing, 2018. p. 527-536. Disponível em: doi.org/10.1007/978-3-319-71812-5_43. Acesso em: 21 jan. 2019.

KOEHN, N. F.; HELMS, E.; MEAD, P. Leadership in crisis: Ernest Shackleton and the epic voyage of the endurance. *Harvard Business Review*, 2003.

PATRNCHAK, J. M. Implementing servant leadership at Cleveland Clinic: a case study in organizational change. *Servant Leadership: Theory & Practice*, v. 2, n. 1, p. 36-48, 2015.

TOPOL, E. Preparing the healthcare workforce to deliver the digital future Internet. *NHS Health Education England*. Fev. 2019. Disponível em: URL: https://topol.hee.nhs.uk/wp-content/uploads/HEE-Topol-Review-2019.pdf. Acesso em: 22 jun. 2019.

TRASTEK, V. F.; HAMILTON, N. W.; NILES, E. E. Leadership models in health care – a case for servant leadership. *Mayo Clinic Proceedings*, v. 89, n. 3, p. 374-381, 2014.

U.S. News best hospitals. *Cleveland Clinic*, 2018. Disponível em: http://health.usnews.com/best-hospitals/area/oh/cleveland-clinic-6410670/rankings. Acesso em: 18 jan. 2019.

Capítulo 12

Tecnologia, Sistemas de Informação e Inovações Disruptivas

Giovanni Guido Cerri

Marco Antonio Bego

Antonio Valerio Netto

Marcio Biczyk Amaral

Bruno Kunzler Roriz Pontes

- Inovação como fator preponderante na área de saúde 155
- Importância da gestão dos dados na saúde 157
- Aplicação de Inteligência Artificial na área de saúde 159
- Referências bibliográficas 163

É cada vez mais importante que as intervenções médicas estejam baseadas em evidências científicas rigorosas. As informações originadas dessas evidências são utilizadas para apoiar a prática clínica, a qualificação do cuidado e a tomada de decisão na gestão da saúde do paciente. É nesse contexto que a Saúde Baseada em Evidências (SBE) busca avaliar e reduzir a incerteza na tomada de decisão do profissional de saúde. Inclusive, a Organização Pan-Americana da Saúde (OPAS) cita a SBE como uma das grandes tendências da prática médica deste século 21, assim como a incorporação de tecnologias que permitam adquirir e pré-analisar as evidências de forma fidedigna, segura e com acuracidade (SANTANA, 2014).

Diante desse contexto e da quantidade de pacientes que precisam ser assistidos, é fundamental a aplicação de soluções tecnológicas que apoiem o processo de sistematização da informação de saúde. Os sistemas de informação em saúde (SIS) precisam ampliar seu escopo e produzir mecanismos que vão além da presença do paciente em um hospital, já suportados por ferramentas baseadas em HIS (*Hospital Information System*) e pelo prontuário eletrônico do paciente (PEP). Cita-se, como exemplo, os processos de desospitalização e transição do cuidado de um paciente. Nesse caso, é fundamental ter um conjunto de evidências para que o profissional de saúde consiga êxito nesse processo sem aumentar as taxas de readmissão não programada e de reinternação. Para isso, o profissional de saúde precisa estar monitorando constantemente os dados fisiológicos e também determinados hábitos de seu paciente para que consiga ter segurança e apoio na sua decisão. Além disso, é importante a construção de um histórico contínuo desses dados para que suas decisões sejam baseadas em evidências. Importante comentar que desospitalizar inclui atividades de caráter ambulatorial, programadas, continuadas e desenvolvidas, por exemplo, no domicílio do paciente em tempo integral. Isso reduz o chamado custo social de uma internação prolongada e traz uma série de benefícios ao paciente, como a redução de riscos no ambiente hospitalar, a diminuição de complicações clínicas e a humanização no atendimento, entendendo que o paciente está perto da sua família (CASTRO, 2016).

A análise dos gastos públicos com atenção à saúde revela que há disparidade entre os gastos hospitalares e os gastos na atenção básica e de média complexidade. O peso na elevação dos custos da atenção hospitalar está relacionado com as altas taxas de internação, respaldadas na hegemonia do modelo hospitalocêntrico, e com os gastos decorrentes do uso crescente de tecnologia. Martinelli *et al.* (2011), em seus estudos, apontavam que nas últimas décadas tem sido crescente um movimento que busca respostas para os fenômenos de altos custos sociais com a atenção hospitalar e a insatisfatória resposta comprovada pelos indicadores de qualidade de saúde das populações. Vecina e Malik (2007) já ressaltaram que a gestão do cuidado hospitalar é um importante objeto de pesquisa em serviços de saúde, tanto pelo seu papel fundamental na assistência como também pelo alto custo desse cuidado. Na atualidade, a assistência hospitalar passa por carência ou deficiência de leitos. Não há como saber se os leitos disponíveis são suficientes e de boa qualidade, apesar de serem excessivamente caros. Estima-se que 70% dos gastos do Sistema Único de Saúde (SUS) são destinados aos hospitais.

Diante do exemplo citado, o serviço de desospitalização é importante não só para os pacientes e seus familiares, mas também para todos os atores envolvidos no processo de internação e na jornada do paciente. É o caso da equipe médica e multidisciplinar, das operadoras de planos de saúde e de outras que gerenciam a "conta hospitalar" nas situações classificadas como risco. A redução do tempo de permanência hospitalar oferece aos hospitais a oportunidade de criar a chamada "capacidade virtual". Isto é, o número de leitos disponíveis em determinado momento do dia para realizar a admissão de pacientes, o que depende diretamente do número de saídas reais (alta hospitalar) com a imediata disponibilidade do leito para uma nova ocupação. As modalidades de assistência extra-hospitalar vêm sendo estimuladas para melhor otimização dos leitos hospitalares, bem como para melhorar o gerenciamento da capacidade hospitalar, principalmente de instituições com parques de alta tecnologia, especializadas em pacientes agudos e graves.

Com a aplicação das tecnologias emergentes, por exemplo, é possível agilizar os agendamentos e intensificar o giro de leitos, salas cirúrgicas e mesas de exame. O resultado prático disso é a otimização dessas estruturas, permitindo que elas sejam utilizadas por mais pacientes e possibilitando a criação virtual de leitos adicionais. Com isso, a construção de novos edifícios pode ser postergada e, até mesmo, abandonada. É possível aumentar os leitos sem qualquer investimento em ampliação da estrutura física. Dos tratamentos menos invasivos aos avanços da digitalização nas mais diversas fronteiras das atividades de saúde nos hospitais, são múltiplos os fatores que podem contribuir para diminuir o tempo médio de permanência dos pacientes. Em apenas uma década, passamos de 4,3 para 3,2 dias (KLAJNER, 2020).

Além disso, o profissional de saúde, habitualmente, trabalha com um grande volume de pacientes. Um desafio presente é como manter um acompanhamento do estado de saúde desses pacientes desospitalizados que acabam retornando para suas residências ou outros locais de moradia e, naturalmente, diminuem o contato com esse profissional. Será que o paciente desospitalizado está se medicando adequadamente (horário, dosagem etc.)? Será que ele está engajado no tratamento indicado? Como está sendo a resposta desse paciente ao tratamento sugerido? Será que não deveria ser mudado? Como auditar essas atividades a distância? Enfim, trata-se de um conjunto de questões de difícil resolução porque o processo é contínuo, isto é, precisa ser respondido diariamente. Imaginando um grupo grande de pacientes residindo em diferentes locais, com hábitos e perfis específicos, essa gestão se torna onerosa e desgastante.

Diante disso, a busca por soluções acaba se tornando uma equação de resolução complexa na qual se faz necessária a união de várias habilidades, *expertises* e tecnologias para construir uma proposta adequada. Em resposta a esse desafio, propõe-se uma ampliação na jornada do paciente, com a implantação do cuidado híbrido para interferir positivamente no processo de desospitalização com objetivo de diminuir o tempo médio de internação sem aumentar as taxas de readmissão não programada e de reinternação de pacientes. O cuidado híbrido se baseia na junção de atividades envolvendo o atendimento presencial e o cuidado digital para prover o acompanhamento do desempenho do paciente no seu autocuidado (VALERIO NETTO; TATEYAMA, 2018). Para isso, são utilizadas plataformas de biotelemetria com telemonitoramento ativo baseada em *MHealth* e algoritmos analíticos (*Health Data Science*) que sejam capazes de apoiar o processo de teletriagem.

Entende-se como consequência da implantação desse tipo de plataforma a diminuição dos custos financeiros dos processos de saúde, da sobrecarga do sistema de saúde pública e dos exames médicos desnecessários. Além disso, existe uma inovação associada à introdução do processo do cuidado digital vinculada ao cuidado físico (cuidado híbrido) para os pacientes. Esse processo está focado na realização da medição dos dados fisiológicos e de comportamento pelo próprio paciente, ou mesmo pelo seu cuidador ou ente familiar; e o envio automático dessas medidas, para que o sistema possa realizar uma averiguação por meio dos algoritmos analíticos. Com isso, é possível identificar os momentos corretos de intervenção, que será realizada via cuidado digital, cujo objetivo é manter esse paciente dentro de um melhor quadro de saúde, inclusive procurando trabalhar com ele um maior engajamento do seu tratamento de saúde.

Com relação à massa de dados advinda do telemonitoramento do paciente, ela deve ser analisada por um sistema inteligente baseado em algoritmos analíticos – por exemplo, da categoria dos preditivos (*machine learning*) – para análise dos comportamentos de risco mediante a identificação de padrões fisiológicos e de aspectos de rotinas físicas (VALERIO NETTO, 2021). Além disso, um sistema com esse perfil permite oferecer aos profissionais de gestão de saúde populacional uma base de dados estruturada para a formatação de ações que podem apoiar a definição de pontos de intervenção para aplicação das medidas preventivas à evolução da doença crônica.

A criação de uma solução baseada em *MHealth* e *Health Data Science* permite melhorar a curva de adoção da tecnologia e de aprendizado das atividades do paciente, além de potencializar a presença do dispositivo em qualquer ambiente devido à sua mobilidade. É importante que o sistema proposto não dificulte o dia a dia do paciente e que seja possível acompanhá-lo em várias de suas atividades físicas ou operacionais sem que ele se incomode com a presença de um dispositivo de telemonitoramento. As justificativas de se empregarem as tecnologias propostas são principalmente pela facilidade de uso (usabilidade), além da forma com que ocorre a interação com o paciente. Para se adquirir os dados fisiológicos, basicamente utiliza-se um *smartphone* com um aplicativo instalado (app) e um conjunto de medidores com saída *bluetooth*, selecionados, ou não, conforme a necessidade individual de cada paciente. A princípio, esse paciente deve apenas usar o *smartphone*, realizar as medições nos horários estabelecidos, carregar na energia elétrica os dispositivos (medidores e *smartphone*) e atender às orientações oriundas do próprio app.

Referente aos benefícios dessa solução de forma geral, o sistema provê um grau de assimilação elevado do conhecimento do perfil do histórico de medidas fisiológicas e de atividades do paciente desospitalizado (comportamento), pois é um sistema que promove um estudo analítico dos hábitos e rotinas (toma o remédio adequadamente, faz caminhada etc.), podendo, inclusive, estimular novas rotinas para o paciente monitorado. Com isso, o sistema proposto visa a oferecer aos profissionais de saúde uma formatação de dados mais adequada (evidências), possibilitando, assim, que eles desempenhem suas funções de forma mais segura e eficaz com o paciente monitorado.

Esse exemplo de *storytelling* apresentado denota um contexto em que várias tecnologias apoiam os SIS e promovem nitidamente uma inovação disruptiva para o aprimoramento da jornada do paciente. Isso somente é possível porque a saúde digital (*ehealth*) avança continuamente, e conceitos, inicialmente estudados somente no âmbito da informática médica e informática em saúde, começam a tomar maior dimensão com a chegada dos avanços tecnológicos envolvendo a Internet das Coisas (IoT – *Internet of Things*) com aplicação em 5G, Inteligência Artificial (IA) e ciência de dados em saúde (CDS).

Inovação como fator preponderante na área de saúde

A inovação tecnológica está a cada momento mais presente na área da saúde e isso pode ser evidenciado na grande quantidade de instituições de saúde que têm a inovação tecnológica na declaração de valores e visão e também na crescente entrada no mercado de *startups* de tecnologia na saúde, as *healthtechs*.

A inovação pode ser um motor importante de mudanças nas empresas e também o meio para oferecer serviços e produtos em consonância com as necessidades dos usuários e com mais eficiência e eficácia na solução de problemas reais.

Nos últimos anos, a saúde vem experimentando a inovação tecnológica de forma diferente do que acontecia anteriormente, quando a inovação era sempre ofertada e comprada de grandes empresas, na maioria das vezes multinacionais. A inovação agora é ofertada também pelas grandes empresas, mas, muitas vezes, por pequenas empresas, *startups* e/ou por inventores individuais.

Este novo momento oferece a oportunidade de explorar novas ideias e possibilidades jamais testadas e, por conseguinte, a necessidade de entender essa inovação tecnológica, com seus novos participantes e o que muda nos relacionamentos.

Assim, para utilizar a inovação como parte da estratégia de um hospital, clínica ou outro equipamento do sistema de saúde, é muito importante que a instituição analise novamente quais os riscos e os benefícios de ter um programa de inovação nesse novo modelo e se ele será aberto ou somente interno. Importante também avaliar como será a relação da empresa com a inovação, muitas vezes havendo a necessidade de um facilitador que consiga traduzir os anseios das áreas e dos problemas internos da instituição com os empreendedores, as incubadoras, as aceleradoras e as *startups*.

Outro fator primordial para a um programa de inovação em saúde é a análise de maturidade da empresa, dos concorrentes e dos parceiros, ou seja, dos sistemas de inovação existentes, e uma boa alternativa para isso é a possibilidade de estar inserido em um ecossistema de inovação que possibilite discutir e avaliar caminhos e ações aderentes e complementares às capacidades da própria instituição.

Um ecossistema de inovação deve ser sempre pensado como um facilitador, e não necessariamente sem competição entre os participantes, mas com áreas de competição e também de colaboração. Um bom entendimento desses comportamentos auxilia a instituição no desenvolvimento da inovação.

Um exemplo de ecossistema de inovação é o InovaHC – Centro de Inovação do Hospital das Clínicas da Faculdade de Medicina da Universidade de São Paulo (HCFMUSP), em que estão inseridas diversas instituições ligadas ao governo, à academia, à iniciativa privada e à sociedade.

A inovação na saúde deve ser encarada como um fator essencial para o fortalecimento de todo o sistema e das instituições, mas para usufruir de todas essas novas oportunidades é necessário o entendimento de que na inovação o tempo adequado é muitas vezes o fator entre a inovação e o sucesso e uma ideia que já está ultrapassada.

Com isso, é muito importante a reflexão sobre como a empresa estará inserida na inovação tecnológica, com pelo menos duas opções iniciais: primeiro, a empresa opta por criar o seu programa de inovação tecnológica com as competências que tem, dentro de uma área já existente, a mais comum é na área de Tecnologia de Informação (TI) e se desenvolver ao longo do tempo; ou a empresa investirá em uma nova área dedicada a buscar inovação e por meio desses projetos desenvolver na empresa, como um todo, essa nova forma de pensar a operação.

Como tudo na inovação, a partida para escolha de um modelo leva a muitas perguntas e respostas e esse caminho é tão importante quanto as escolhas.

Uma pergunta importante: o programa irá focar o básico, com inovações incrementais em processos e produtos já existentes, ou será um programa disruptivo, com busca por produtos e serviços realmente diferentes?

Essa resposta poderá definir a escolha do tipo de programa de inovação, mas a resposta não é trivial, e começa na alta direção da empresa com outra pergunta: como a alta administração e o CEO e conselho enxergam a inovação tecnológica? A inovação é considerada um fator de sucesso para empresa hoje e no futuro ou, como citado, será alojada dentro de uma área já existente?

Supondo que o programa de inovação seja considerado estratégico, a escolha se a inovação é incremental e disruptiva já foi tomada, pois quanto mais apoio da alta administração e recursos, mais os projetos de inovação irão evoluir para solucionar os problemas, ou ofertar novos produtos e serviços mais eficientes e eficazes. Assim, a ideia de ter projetos mais simples ou mais complexos acontecerá de acordo com as necessidades, e não como uma escolha. O importante é a opção por um programa de inovação tecnológica independente dos demais setores da companhia e ligado à alta administração, para que possa criar e questionar o *status quo* de forma livre e sem viés.

Um programa de inovação tecnológica estruturado como estratégico para a empresa, independente e ligado à alta administração é, sem dúvida, uma ótima opção para ser competitivo na saúde, que a cada dia está se tornando um segmento mais inovador e tecnológico, com novas empresas de outros segmentos entrando nesse mercado e já propondo serviços e produtos diferentes. Sem um programa de inovação estruturado e conectado a um ecossistema, será muito difícil competir nesse novo cenário que se apresenta.

Assim, para concluir como a inovação é um fator preponderante no âmbito da saúde, é fundamental que todos os atores dessa área analisem muito bem não se terá, mas como será o seu programa de inovação e, consequentemente, posicionar a empresa com condições de competir nesse mercado, que tem recebido introduções tecnológicas e de novos produtos e processos com um comportamento exponencial. O entendimento dessas novas possibilidades será feito por meio de gestão da inovação, com profissionais especializados, integrados com a empresa, suportados pela estratégia e com métricas de acordo com o planejado.

Importância da gestão dos dados na saúde

O surgimento e a utilização intensiva de Sistemas de Informação (SI) vêm proporcionando uma verdadeira revolução na área da saúde. Atualmente, grande parte dos processos assistenciais e administrativos é realizada por meio dos sistemas computacionais. Apontamos não apenas o funcionamento dos hospitais, mas também de farmácias, laboratórios, centros de distribuição de materiais, unidades básicas de saúde, entre outros componentes do complexo sistema de saúde nacional, que inclui unidades públicas e particulares.

De acordo com Bittar *et al.* (2018), os SIS devem contribuir para a melhoria da qualidade e da produtividade da assistência de saúde, possibilitando a realização de pesquisas e atividades de ensino. A gestão da informação possibilita que os profissionais de saúde desempenhem atividades com efetividade e eficiência, integrando a informação, facilitando a comunicação, coordenando as ações entre os múltiplos membros das equipes. A eficiência está relacionada à otimização do uso de recursos para a realização dos diversos processos desempenhados pelos profissionais, tanto no cuidado direto como na administração. A gestão de dados é parte central dessa atividade. No âmbito hospitalar, ao longo dos anos, surgiram gerações de sistemas de informação que priorizam a integração de dados clínicos e administrativos, com o objetivo de quantificar e qualificar o atendimento, reduzir custos e obter informações relevantes que compõem um perfil da saúde em determinada região.

O prontuário eletrônico do paciente tornou-se a principal ferramenta com a qual médicos e equipes precisam lidar em suas atividades diárias. Entretanto, apesar dos aparentes benefícios trazidos pela adoção do prontuário do paciente, o avanço dessa tecnologia no setor de saúde exige não só um investimento de alto custo por parte das instituições de saúde, como também uma capacitação dos profissionais de saúde e um estudo destinado a melhorar as práticas de registro. No Brasil, existe uma organização, denominada SBIS (http://sbis.org.br/), que apoia tecnicamente as instituições para aspectos relacionados ao uso do prontuário eletrônico dos pacientes. Em relação à padronização de dados e informações em saúde no âmbito nacional, esse papel é realizado pelo Ministério da Saúde, Datasus (https://datasus.saude.gov.br/).

Os SIS desenvolvidos no SUS do Brasil baseiam-se nas necessidades da informação para gestão e monitoramento de situações de risco, para o controle de produtividade e repasse de recursos financeiros. Seguem políticas de saúde, estratégias de gestão e normas administrativas. Inúmeros SIS são utilizados pelas organizações de saúde, públicas e privadas, adotados com o intuito de reduzir custos e aumentar a qualidade dos serviços prestados. Desenvolvidos por diferentes fornecedores, têm arquiteturas, bases de dados e infraestruturas divergentes. Com isso, são criados aplicativos incapazes de se comunicarem entre si, gerando problemas de interoperabilidade. O Datasus disponibiliza um portal de dados nacional, com informações de todos os Estados.

A área da saúde é influenciada pelo expressivo número de variáveis internas e externas que interferem nos processos saúde-doença e na administração de programas, serviços e unidades de saúde. Há dificuldades de padronização de insumos, métodos, técnicas e processos tanto na infraestrutura como nas áreas-fim devido à grande diversidade de categorias profissionais além de outras especialidades profissionais que se ocupam das subáreas relacionadas. As diversas formas jurídicas, administrações direta e indireta, fundações, associações, entidades privadas filantrópicas, beneficentes e que visam ao lucro, exigem por força legal múltiplos controles e prestações de contas. As três esferas de governo, federal, estadual e municipal, têm autonomia de gestão, entretanto precisam de informações geradas por diferentes órgãos (próprios ou contratados). A articulação, a gestão, a regulação, a avaliação e o financiamento dos sistemas de saúde ficam prejudicados pelas dificuldades de tráfego de informações entre as três esferas. O SUS é complementado pelo Sistema Supletivo de Saúde (SS), porém, na prática, eles não têm conexões informacionais e operam como sistemas de saúde distintos, cada um com suas plataformas.

Os sistemas de informação e as bases de dados relacionadas a eles são um conjunto de componentes inter-relacionados que coletam, processam, armazenam e distribuem informações para a tomada de decisões no âmbito estratégico e operacional. Atualmente, a quantidade de dados gerados e armazenados nos bancos de dados é extraordinária. Nesse aspecto, devemos dar ênfase à qualidade da aquisição, da formatação e da padronização dos dados para que estes possam ser utilizados para os inúmeros propósitos analíticos possíveis. Deve-se também dar atenção à diversidade das organizações, dos profissionais e dos processos envolvidos nas operações técnicas e administrativas, pois essa multiplicidade de modelos precisa ser contemplada, ao mesmo tempo que algum grau de normatização dos dados permita sua comparação entre instituições. Nesse quadro, incluem-se não apenas os componentes básicos da tecnologia da informação, como técnica, desenvolvimento, uso e o gerenciamento, mas aspectos relacionados aos dados armazenados em grandes quantidades nas instituições. A estratégia de gestão de dados é fundamental para o sucesso organizacional de uma instituição, requerendo eficácia operacional, modelos de dados e metadados e ferramentas computacionais aderentes a modernas práticas de gerenciamento.

Na administração em saúde, a questão da gestão de dados é aspecto central para a eficiência e a qualidade. Por meio da observação desses dados e informações podemos acompanhar e medir os processos assistenciais e administrativos, de maneira analítica e precisa. Aspectos qualitativos e quantitativos são parte integrante da administração em saúde, e os dados possibilitam uma abordagem técnica, tecnológica e até científica quando apresentados como números puros, em tabelas e gráficos, mas também quando analisados com ferramental computacional mais sofisticado, como *Analytics*, *Big Data* e *Business Intelligence*. Atualmente, várias empresas de tecnologia disponibilizam seus produtos para o mercado. Podemos citar: Microsoft PowerBI, Google Analytics, Oracle BI, entre outros.

O fato é que, hoje, as instituições de saúde têm uma enorme quantidade de dados puros, gerados por meio dos sistemas de informação, que foram implementados e implantados nos últimos anos. Temos enormes *DBs databases* hospitalares disponíveis: por exemplo, nas farmácias (medicamentos), laboratórios (dados bioquímicos), unidades de radiologia e imagens (raio-x, tomografias, ressonância magnética etc.), entre outros. Entretanto, a utilização dessas enormes quantidades de dados ainda não é extensivamente realizada na prática. Por quê? Algumas possibilidades são: o surgimento relativamente recente da área de *Health data science* e a baixa disponibilidade no mercado de profissionais nessa especialidade. Por outro lado, particularmente em instituições ligadas a universidades, a utilização de dados para projetos de P,D&I (Pesquisa, Desenvolvimento e Inovação) está mais bem estabelecida porque nessas instituições existem programas específicos de iniciação científica, além de pós-graduações *lato sensu* e *stricto sensu*, mestrado e doutorado. Particularmente promissora é a associação de pesquisadores das faculdades de medicina com seus colegas provenientes das engenharias e da ciência da computação. Profissionais de saúde entram com dados e conhecimento em medicina e saúde, e os profissionais de exatas, com os algoritmos e técnicas computacionais para inovação multidisciplinar. Não é pura coincidência que boa parte dos projetos de inovação tecnológica em saúde seja na área de implementação de apps e de pequenos sistemas.

Por outro lado, grandes empresas de mercado, assim como pequenas *startups*, estão dando cada vez maior importância ao setor de saúde como área estratégica no presente e no futuro. Um caso particularmente interessante está relacionado às operadoras de planos privados de saúde. A Troca de Informações na Saúde Suplementar (TISS) foi estabelecida como um padrão obrigatório para as trocas eletrônicas de dados de atenção à saúde dos beneficiários de planos, entre os agentes da SS. O objetivo foi padronizar as ações administrativas, subsidiar as ações de avaliação e acompanhamento econômico, financeiro e assistencial das operadoras de planos privados de assistência à saúde e compor o Registro Eletrônico de Saúde (RES). A TUSS (Terminologia Unificada do Sistema Suplementar) é baseada na Classificação Brasileira Hierarquizada de Procedimentos Médicos (CBHPM).

O padrão TISS tem por diretriz a interoperabilidade entre os SIS preconizados pela Agência Nacional de Saúde Suplementar e pelo Ministério da Saúde e, ainda, a redução da assimetria de informações para os beneficiários de planos privados de assistência à saúde. Nesse aspecto, a gestão de dados em saúde tem considerável importância nas operadoras de planos de saúde privados.

A matéria-prima na gestão de dados são obviamente os dados gerados pelas organizações. Tratando-se de corporações, esses volumes hoje estão na casa dos Petabytes. Lembramos que 1 Petabyte é igual a 1.000 Terabytes, e 1 Terabyte = 1.000 Gigabytes. Trata-se de uma quantidade astronômica de dados. Os bancos de dados, que têm diversos tipos de tecnologias disponíveis, são os astros centrais nesse processo. É claro que a camada de *software* de análise acrescenta a derivação adicional de informações e conhecimento que são gerados após a aplicação de técnicas de análise dos dados. Cabe ressaltar que existem vários níveis de utilização e gestão dos dados. Desde aplicações simples, como a apresentação de volumes e totalizações nas áreas produtivas, até análise preditiva futura e modelos de aprendizagem com técnicas de IA, *machine learning*, e *neural nets*.

De acordo com Agarwal (2015),

é difícil, ou melhor, impossível, abrir uma publicação popular hoje, *on-line* ou no mundo físico, e não encontrar uma referência à ciência de dados, análise, *big data* ou alguma combinação deles. Não seria exagero afirmar que o *big data* é possivelmente uma das revoluções tecnológicas mais significativas nos ecossistemas acadêmicos e de negócios desde a ascensão da Internet e da economia digital.

São temas absolutamente essenciais para o mundo digital, atual e futuro.

Aplicação de Inteligência Artificial na área de saúde

Diante do contexto citado, relacionado ao processo de inovação, o InovaHC do HCFMUSP, em 2020, inaugurou o In.Lab – laboratório de inteligência artificial. Trata-se de uma unidade de pesquisas científicas, tecnológicas e de inovação em IA para saúde, inicialmente aplicada e orientada às imagens médicas. Para entender o papel do In.Lab no ecossistema de saúde e IA no Brasil, é fundamental compreender as oportunidades e os desafios da área no País.

São várias publicações que apontam para a importância do uso de IA na saúde. Entre elas, o relatório da *Broadband Commission for Sustainable Development*, denominado "Reimagining global health through Artificial Intelligence: the roadmap to AI maturity" aponta para cinco grandes casos de uso de IA na saúde: (1) saúde populacional; (2) pesquisa pré-clínica e ensaios clínicos; (3) jornada do paciente; (4) soluções voltadas para o paciente; e (5) otimização operacional.

Soluções baseadas em IA podem ser utilizadas para acompanhar a saúde de grandes grupos populacionais, possibilitando intervenções em grupos ou indivíduos que tenham alguma predisposição específica. Um dos exemplos mais recentes desse tipo de solução foi desenvolvido na Grécia, para ajudar na alocação de recursos para testes de pacientes com covid-19. O algoritmo, denominado EVA, é um sistema que utiliza *reinforcement learning* para identificar quais dos passageiros deveriam ser testados na fronteira. O algoritmo (BASTANI, 2021) tenta balancear entre dois principais objetivos: (1) o número de testes alocados para indivíduos que têm maior chance de ser portadores assintomáticos do vírus; e (2) alocação de testes para novos perfis de passageiros, a fim de estimar melhor sua probabilidade de infecção. O EVA identificou de 1.5 a 4.0 vezes mais infecções positivas do que o método tradicional de testes na Grécia, que é realizado de forma aleatória.

Soluções baseadas em IA também podem ser utilizadas para auxiliar no descobrimento e no *design* de novas drogas, para definição de tratamentos hiperpersonalizados e, também, para o desenho e execução de ensaios clínicos. Especificamente no campo de descobrimento de novas drogas, as ferramentas que utilizam IA têm se mostrado promissoras, como é o caso do AlphaFold. Desenvolvido por uma das empresas de IA do grupo Alphabet, a Dee Mind, o algoritmo foi o primeiro método computacional capaz de regularmente predizer estruturas proteicas com acurácia atômica, até mesmo em casos nos quais nenhuma estrutura similar é conhecida. Ainda que o potencial científico seja claro, o de mercado relacionado a esse tipo de solução, também, veio à tona com o primeiro *Initial Public Offering* (IPO) de uma empresa focada em descobrimento de drogas por IA. A empresa Exscientia abriu seu capital na NASDAQ em 1º de outubro de 2021 a um valor maior que US$ 3 bilhões, tornando-se a maior empresa de biotecnologia e a terceira maior biofarma da Inglaterra.

Também são diversas as soluções que podem ser implementadas na própria jornada de cuidado do paciente e integradas a fluxos clínicos novos ou já existentes. Um dos casos de maior sucesso desse tipo de solução é o caso da Viz.ai, uma *startup* norte-americana que utiliza IA para detectar indícios de derrames por imagens de *Computed Tomography Angiography* (CTA). Em 2021, o algoritmo foi utilizado em pacientes a cada 47 segundos nos EUA. Esse foi o primeiro *software* de IA a receber um *Medicare New Technology Add-on Payment*, garantindo um reembolso de até US$ 1.040,00 por paciente elegível.

Além de auxiliar os profissionais de saúde, soluções que utilizam IA também podem ser utilizadas para interagir diretamente com o paciente, para seu engajamento na mudança de comportamentos ou fornecer informações via *chatbots*, apps ou *coaches* virtuais. Uma das principais áreas para o emprego

desse tipo de tecnologia é a saúde mental. O Woebot, por exemplo, é um *chatbot* utilizado para dar suporte a pacientes com distúrbios mentais e que necessitam de terapias cognitivo-comportamentais (FITZPATRICK, 2017). Em um contexto cujo acesso a acompanhamento psicológico é escasso, o uso desse tipo de ferramenta aumenta a possibilidade de tratamento em pacientes, de forma conveniente, engajadora e disponível a qualquer momento.

Por fim, existem soluções utilizadas no lado operacional da saúde, otimizando processos como compra, logística, RH, escalas, alocação de salas etc. Nesse ponto, é possível citar a ferramenta "Covid-19 Hospital Capacity Management", desenvolvida pela Johns Hopkins University (PARKER, 2020). Essa ferramenta foi criada para auxiliar na distribuição de pacientes em hospitais norte-americanos, de forma a otimizar a capacidade de atendimento de cada hospital e garantir disponibilidade de leitos e atendimento para pacientes acometidos pela Covid-19.

São diversas as possibilidades, mas também muitos os desafios. Implementar uma solução baseada em IA no "mundo real", com suas incertezas e complexidades, pede por um entendimento mais profundo sobre o que constitui, na prática, um sistema de IA. Quando se fala sobre o assunto, não é incomum restringir a discussão somente ao algoritmo. O modelo em si (a parte matematicamente intensiva do sistema) é só uma parte da história. E não necessariamente a mais desafiadora e complexa.

Para padronizar o entendimento sobre o que molda um sistema de IA, a Organização para a Cooperação e Desenvolvimento (OCDE) propôs um *framework* de classificação desses sistemas envolvendo quatro dimensões: (1) contexto, (2) dados e *input*, (3) modelo de IA e (4) tarefa e *output*. O contexto pode ser encarado de duas formas: macro, o ambiente socioeconômico no qual a ferramenta será utilizada; e micro, o processo decisório específico (operacional, clínico ou financeiro) que será afetado pela solução. O *input* se refere aos dados que alimentam a solução, sejam eles gerados automaticamente ou não, que habitam o contexto, e que serão utilizados pelo modelo computacional para construir uma representação do ambiente. O modelo de IA em si é a representação computacional de um processo, objeto, ou interação reais, que inclui premissas sobre a realidade, transformando *input* em *output*. A tarefa é a atividade que o sistema efetivamente executa, e cuja ação resultante influencia o contexto diretamente.

A construção de sistemas de IA efetivos e responsáveis passa por um entendimento de como essas quatro dimensões interagem para cada problema específico que se quer resolver. Criar um produto de dados de sucesso é garantir que cada uma dessas quatro dimensões esteja alinhada, de diversos pontos de vista. Cada uma das quatro dimensões necessita de saberes e de capacidades específicas para ser realizada da melhor forma possível.

Como enfatizado, muita energia e atenção são dadas para o modelo de IA em si, mas os obstáculos para adoção desses sistemas no mundo real surgem primordialmente da dificuldade de integração entre as quatro dimensões. Por exemplo, quando há baixo grau de maturidade digital em determinada instituição de saúde, seus fluxos de dados não estarão otimizados e, mesmo com um modelo altamente performático, a solução não vai parar de pé. A dificuldade na integração clínica, por sua vez, provém da falta de clareza sobre o contexto no qual a solução deverá ser implementada, gerando *outputs* que não serão corretamente interpretados, ou que nem sequer serão úteis para os usuários finais durante a prática clínica. A própria falta de preparo para lidar com os trâmites regulatórios (também parte do contexto socioeconômico) pode levar a escolhas sobre *input* de dados que colocam em risco o desenvolvimento e a sustentabilidade das soluções. Foi do entendimento desses desafios que surgiu o In.Lab. À semelhança de laboratórios internacionalmente reconhecidos, o In.Lab tem como base de atuação as dimensões anteriormente descritas. A divisão em etapas distintas ajuda a dar maior clareza ao foco de atuação do laboratório e visibilidade sobre o potencial de integração entre as áreas.

▪ Dados e infraestrutura

Essa área foi constituída para enfrentar um dos principais desafios do desenvolvimento de sistemas de *machine learning* (ML). Esse tipo de sistema muitas vezes carrega o que pode ser chamado de "débito técnico" (SULLEY, 2015). Trata-se de um desalinhamento entre os requisitos necessários para a execução eficiente da solução proposta e a infraestrutura tecnológica disponível para tal. O código de ML constitui uma fração pequena do que é de fato um sistema inteligente que opera no mundo real. A infraestrutura que o circula, composta por tarefas como aquisição de dados, extração de *features*, gerenciamento de recursos em nuvem e monitoramento, compõe camadas de complexidade maior que o modelo. Em setores menos maduros e digitalmente atrasados, é comum partir diretamente para o desenvolvimento do modelo de ML sem ter clareza sobre essas complexidades que o rodeiam, gerando dificuldades em manter as soluções criadas.

Além de garantir que os dados gerados pelo hospital tenham clareza e qualidade, é papel dessa área compartilhar dados com parceiros, internos e externos, que desenvolverão seus produtos de dados, garantindo também os requisitos de segurança e privacidade postos pela Lei Geral de Proteção de Dados (LGPD) e pelas demais regulações internacionais. Hoje, é no dado que se encontram as principais dificuldades para operacionalização e desempenho de modelos de ML. Essa é uma afirmação recente de pesquisadores, que passaram a entender que: (1) maiores ganhos de performance podem ser alcançados ao entender e melhorar a qualidade dos dados disponíveis do que ao otimizar parâmetros ou modelos de ML e (2) modelos customizados são difíceis de ser mantidos e estendidos para um ambiente de produção. É também nos dados que se encontra um dos principais desafios para a área de IA atualmente, que é combater vieses sistemáticos em seus *outputs*. Tamanhos ganhos relacionados à qualidade dos dados apenas reforçam a necessidade de garantir que, no setor da saúde, sejam utilizadas as abordagens corretas para o manejo de dados, envolvendo a criação de processos ágeis, a capacitação das pessoas envolvidas com esses fluxos e a adoção de ferramentas modernas e eficientes. É o desenvolvimento desse trio – processos, pessoas e ferramentas – que constitui a principal responsabilidade dessa área do laboratório.

▪ Desenvolvimento de algoritmos

Essa área é dedicada à criação de modelos que possam ser utilizados no hospital, assim como fomentar o desenvolvimento de *startups* e empresas brasileiras. Importante ressaltar que uma das principais estratégias do laboratório é desenvolver soluções majoritariamente com parceiros externos. Tal escolha foi realizada por duas razões principais.

A primeira é fomentar o ecossistema de inovação em saúde. O desenvolvimento das ações é alinhado a diretrizes estratégicas nacionais, como a Estratégia Brasileira de Inteligência Artificial, formulada pelo Ministério da Ciência, Tecnologia e Inovação (MCTI). Em seu sexto eixo, de Pesquisa, Desenvolvimento, Inovação e Empreendedorismo, são pontuadas duas ações estratégicas que refletem a atuação do laboratório nessa área. Uma delas diz respeito a "conexões e parcerias entre setor público, setor privado e instituições científicas e universidades em prol do avanço no desenvolvimento e utilização da IA no Brasil".

O In.Lab preza por uma estratégia de inovação guiada pelos princípios da inovação aberta e pela tríplice hélice. Portanto, tem como premissa o desenvolvimento de projetos com parceiros diversos. Além disso, como núcleo de inovação tecnológica, é responsabilidade do laboratório criar ações para "promover um ambiente de políticas públicas que apoie uma transição ágil da fase de P&D para a fase de desenvolvimento e operação de sistemas de IA". Oferecer esse ambiente e acelerar essa transição é uma das principais formas que o laboratório enxerga para gerar valor ao ecossistema. Garante-se, assim, que o InovaHC não irá competir com os desenvolvedores de IA, e sim irá impulsioná-los.

A segunda razão provém de uma visão prática sobre o estado do mercado brasileiro: soluções de IA são complexas e dependem de uma mão de obra altamente capacitada, custosa e disputada pelo mer-

cado. Como hospital-escola, focado na formação de médicos de alta capacidade técnica, enxergou-se não haver espaço para começar do zero uma área dedicada exclusivamente à ciência de dados. A dificuldade e o custo associado a atrair e manter esses profissionais e pesquisadores levaram o In.Lab a escolher trabalhar e fomentar o desenvolvimento de parceiros externos, sejam eles: grupos de pesquisa, *startups* ou grandes empresas. Para tanto, o laboratório possui programas de atração de pesquisadores das áreas de exatas para desenvolvimento de projetos de IA na saúde. Também busca-se fomentar uma rede de parceiros privados de IA por meio de atividades de engajamento da comunidade, via eventos, palestras, projetos e ações de capacitação.

▪ Integração clínica e validação

É na integração com a prática que o sistema de inteligência encontra seu contexto, o "mundo real". Independentemente do foco do algoritmo, seja operacional, clínico ou financeiro, alguém irá utilizá-lo no dia a dia para tomar decisões melhores. É justamente nessa fase de validação que o sistema deve mostrar que gera valor para seus usuários. A experiência adquirida no laboratório aponta diversos desafios que se mostram neste momento. Como mencionado, aqui entram visões complementares sobre a validação de algoritmos de ML, todas elas nascidas da interação entre as quatro dimensões de um sistema de IA. Como exemplo, é possível citar a validação clínica, a usabilidade e o custo-efetividade.

O primeiro desafio é a usabilidade e a integração do novo sistema em *workflows* clínicos previamente existentes. São diversas as situações em que uma nova ferramenta de IA é introduzida e não se tem clareza sobre quais são exatamente os problemas que ela resolve ou qual é a vantagem que ela realmente traz. Nessa situação, o *design* de serviços ou de HCI (*human-computer interaction*) pode ser utilizado para mapear e resolver questões relacionadas à usabilidade (CAI *et al.*, 2019; AMERSHI, 2019). O segundo desafio é a definição de custo-efetividade. A área de economia da saúde, nesse quesito, contribui com esse desafio, oferecendo ferramentas para definir a relação custo-benefício da solução utilizada (WOLFF, 2020; RUAMVIBOONSUK, 2021). Não se trata apenas de desafio a ser encarado ao longo do projeto, mas também de uma importante ferramenta para definição de projetos prioritários. No In.Lab, cada projeto é avaliado inicialmente com base em questões relacionadas a impacto potencial, custos e desafios operacionais.

Não há como discorrer sobre o uso de novas ferramentas na prática médica sem citar o terceiro desafio envolvendo a validação clínica. Ensaios e pesquisas clínicas sobre o impacto do uso de ferramentas de IA para os pacientes ainda são escassos. Há necessidade de melhorar o desenho dos protocolos de pesquisa e apresentação dos dados obtidos, garantindo uma melhor interpretação e validação desse tipo de ensaio. É apenas com o avanço de ensaios clínicos robustos que a área poderá de fato mostrar a que veio, gerando valor demonstrável à saúde dos pacientes.

Foi para resolver esses inúmeros desafios e possibilitar um desenvolvimento mais sustentável para o ecossistema brasileiro de IA na saúde que o In.Lab foi criado. Para, de forma prática, garantir que os dados e a *expertise* do HCFMUSP possam ser utilizados para gerar soluções de dados robustos e contribuir diretamente para a melhoria da saúde pública brasileira.

▌ Referências bibliográficas

AGARWAL, R. Big data, data science, and analytics: the opportunity and challenge for information sys research. 2015. Disponível em: https://pubsonline.informs.org/doi/full/10.1287/isre.2014.0546. Acesso em: 10 jan. 2018.

AMERSHI, S. *et al*. Guidelines for human-AI interaction. *Proceedings of the 2019 chi conference on human factors in computing systems*. 2019.

BASTANI, H. *et al*. Efficient and targeted Covid-19 border testing via reinforcement learning. *Nature*. 2021. Disponível em: https://doi.org/10.1038/s41586-021-04014-z. Acesso em: 10 jan. 2022.

BITTAR, O. J. *et al*. Sistemas de informação em saúde e sua complexidade. *Rev. Adm. Saúde* v. 18, n. 70, 2018.

CAI, C. J. *et al*. "Hello AI": uncovering the onboarding needs of medical practitioners for human-AI collaborative decision--making, 2019.

CASTRO, W. S. *A desospitalização em um hospital público geral de Minas Gerais*: início da atenção domiciliar. 2016. Dissertação (Mestrado) – UFMG, Belo Horizonte, 2016. Disponível em: http://www.bibliotecadigital.ufmg.br/ dspace/bitstream/handle/1843/ANDO-A9SHDP/trabalho_fina__wesley_souza_castro.pdf?sequence=1. Acesso em: 10 jan. 2018.

FITZPATRICK, K. K. *et al*. Delivering cognitive behavior therapy to young adults with symptoms of depression and anxiety using a fully automated conversational agent (Woebot): a randomized controlled trial. *JMIR Mental Health*, v. 4, n. 2, e7785, 2017.

HE, M. *et al*. Deployment of artificial intelligence in real-world practice: opportunity and challenge. *The Asia-Pacific Journal of Ophthalmology*, v. 9, n. 4, p. 299-307, 2020.

JUMPER, John *et al*. Highly accurate protein structure prediction with AlphaFold. *Nature*, v. 596, p. 583-589, 2021.

KLAJNER, S. Desospitalização: este é o futuro dos hospitais. [Internet]. 2020. Disponível em: https://www.linkedin.com/pulse/desospitaliza%C3%A7%C3%A3o--este-%C3%A9-o-futuro-dos-hospitais-sidney-klajner/. Acesso em: 2 mar. 2020.

MARTELLI, D. B. R. *et al*. Internação domiciliar: o perfil dos pacientes assistidos pelo Programa HU em Casa. *Physis*, v. 21, n. 1, p. 147-215, 2011.

PARKER, F. *et al*. Optimal resource and demand redistribution for healthcare systems under stress from Covid-19. *arXiv preprint arXiv*, 2011.03528, 2020.

RUAMVIBOONSUK, P. *et al*. Economic evaluations of artificial intelligence in ophthalmology. *The Asia-Pacific Journal of Ophthalmology*, v. 10, n. 3, p. 307-316, 2021.

SANTANA, C. R. Estudo sobre os limites e possibilidades do programa de internação domiciliar em desospitalizar doentes portadores de doenças crônicas degenerativas na Regional de Saúde do Paranoá. *Revista Eletrônica Gestão e Saúde*, v. 5, n. 1, p. 37-46, 2014.

SULLEY, D. *et al*. Hidden technical debt in machine learning systems. *Advances in Neural Information Processing Systems*, v. 28, p. 2503-2511, 2015.

VALERIO NETTO, A. Ciência de dados em saúde: contribuições e tendências para aplicações. *Revista Saúde.com*, v. 17, n. 3, 2021.

VALERIO NETTO, A.; TATEYAMA, A. G. P. Tecnologia de telemonitoramento e biotelemetria para apoio a implantação do cuidado híbrido para o idoso com condição crônica. *Journal of Health Informatics*, v. 10, p. 103-111, 2018.

VECINA NETO, G.; MALIK, A. M. Tendências na assistência hospitalar. *Ciência e Saúde Coletiva*, v. 12, n. 4, p. 825-839, 2007.

WOLFF, J. *et al*. The economic impact of artificial intelligence in health care: systematic review. *Journal of Medical Internet Research*, v. 22, n. 2, e16866, 2020.

Capítulo 13

Fusões e Aquisições no Mercado de Saúde Brasileiro

Ricardo Coelho
Eduardo H. Paoliello Jr.
Tiago Eler Silva

- Coexistência do sistema público e o sistema privado de saúde 167
- Consolidação e expansão no setor de saúde 167
- Desafios do mercado de M&A de saúde no Brasil 170
- Considerações finais 171

Coexistência do sistema público e o sistema privado de saúde

O estabelecimento de um sistema de saúde de qualidade e suficiente ao provimento das necessidades da população, bem como a garantia universal de acesso e fruição a tal sistema, figuram como um dos principais anseios dos cidadãos brasileiros e, ao mesmo tempo, representam uma das principais obrigações impostas ao Poder Público na Constituição Federal. Independentemente do caráter constitucional, o desafio do provimento de saúde a uma população de mais de 200 milhões de habitantes – cuja longevidade (afortunadamente) cresce, e cujas taxas de ocupação hospitalar, bem como a reincidência de doenças crônicas, aumentam a cada ano – é um dos principais desafios das políticas públicas nacionais.

Ainda que exista para o Estado a obrigação do provimento e da promoção da saúde, a Constituição reconheceu, também baseada na justa premissa de limitação dos recursos públicos, a presença e a importância dos entes privados nessa esfera. Tal presença manifesta-se tanto na indicação de liberdade à iniciativa privada para atuação na assistência da saúde quanto, mais recentemente, na suspensão de determinadas restrições que vedavam o ingresso de investimento estrangeiro no Brasil para fins de financiamento e desenvolvimento de atividades hospitalares.

Logo, opta-se pela coexistência de um sistema público universal de saúde no Brasil e um sistema privado, de caráter suplementar ao primeiro. A existência de referido sistema privado de saúde, objeto-alvo deste artigo, apresenta efeitos benéficos diversos, dentre os quais se destacam maior capacidade de investimento no provimento de sistemas, estruturas e tratamentos mais avançados, maior competitividade no setor privado (com potencial redução de preço e expansão demográfica de seu alcance) e, não menos importante, imposição de menor sobrecarga ao Sistema Único de Saúde (SUS). Nos últimos anos, assistiu-se à criação de uma terceira via do desenvolvimento e provimento da saúde no Brasil, com associação de esforços e recursos públicos e privados, como tendência

cooperativa, além de alternativa necessária para a apresentação de respostas rápidas a desafios crescentes e, mais recentemente, à maior crise sanitária enfrentada desde o início do século 20.

Considerando a existência de um contingente populacional com centenas de milhões de habitantes, uma extensão territorial continental (que dificulta a centralização de serviços) e um déficit histórico nas prestações estatais, o sistema privado de saúde no Brasil é, historicamente, profícuo nas iniciativas empreendedoras. Assim, há décadas têm-se a criação e a consolidação de diversas sociedades focadas no atendimento hospitalar, clínicas especializadas, operadoras de planos de saúde e atividades auxiliares e suplementares ao setor de saúde. Não menos dignas de menção e reconhecimento são as inciativas recentes, no âmbito mundial e com forte manifestação no Brasil, das chamadas sociedades *health-tech* que, mediante o emprego de tecnologias de ponta, de metodologias disruptivas e de métodos alternativos, trazem a inovação aos tratamentos e, sobretudo, procuram atuar nas ineficiências do setor.

Todavia, o ano de 2015 foi um marco histórico na evolução e expansão do sistema privado de saúde no Brasil, mediante a promulgação da Lei n. 13.097, que, entre outras matérias, permitiu investimentos estrangeiros em empresas que operam hospitais gerais ou especializados, clínicas, laboratórios, produção e distribuição de medicamentos e diagnósticos por imagem. Tal legislação coincidiu com período de forte queda no número de brasileiros que contavam com a cobertura de planos privados de saúde, e somente no ano de promulgação da Lei n. 13.097 766 mil brasileiros encerraram seus vínculos com operadoras de planos privados de saúde, em grande parte motivados pelo crescimento de desemprego estrutural do País.

Consolidação e expansão no setor de saúde

Em decorrência da permissão legislativa, há quase uma década o setor de saúde figura como um dos principais destinos de investimento (estrangeiro e nacional), bem como um dos mais latentes na recorrência de realizações de fusões e aquisições (M&A) no País. Para fins de referência, em 2019 foram realizadas 73 operações de M&A no setor de saúde; em 2020, 60 (já considerando um cenário de pandemia e paralisação parcial ou total de diversos setores econômicos, e com impacto direto no setor de saúde como um todo), com intensificação, ano a ano, do número de operações, dos *players* envolvidos (estratégicos, *private equity funds*, conglomerados estrangeiros), das cifras e, especialmente, dos efeitos socioeconômicos no Brasil. Trata-se de um setor com enorme atenção dos investidores financeiros dado seu histórico de crescimento, independentemente da situação macroeconômica, além dos exemplos recentes e extremamente bem-sucedidos de investimentos realizados por *private equity* com retornos expressivos.

Ademais, ainda que o movimento de consolidação e M&As no setor de saúde tenha sido iniciado há quase uma década no Brasil, tem-se que o mercado de hospitais, operadoras de saúde, laboratórios e, mais recentemente, *health techs*, é ainda um dos mais fragmentados do mundo, com um dos maiores *players* hospitalares do País detendo apenas 8% dos leitos privados. Segundo dados de 2021, o Brasil hoje tem 2.644 hospitais privados, com 137.200 leitos, e 737 operadoras de plano de saúde (Figura 13.1).

Ainda com o elevado número de sociedades focadas no provimento de serviços de saúde, o Brasil vive o paradoxo de insuficiência material de leitos e provedores de saúde, enquanto a média mundial apontada pela Organização Mundial da Saúde (OMS) é de 3,2 leitos por mil habitantes, a média brasileira encontra-se em 1,91 leito por mil habitantes. Logo, para além das inúmeras possibilidades de expansão e crescimento inorgânico dos conglomerados de saúde, há também uma avenida de crescimento mediante a construção de infraestrutura específica para atendimento de demandas diversas.

Assim, o movimento de consolidação e expansão no setor de saúde apresenta aos *players* dois principais vieses, sendo o primeiro a atratividade pelo número de potenciais sociedades a serem adquiridas e assumidas por conglomerados maiores. A realidade de fragmentação está também no mercado de operadoras de planos de saúde. Segundo a ANS, de 2011 a 2020, houve uma redução de 31,7% no número de operadoras ativas no Brasil, gerando um movimento de consolidação em duas vias, a saber, aquela promovida pela aquisição de operadoras de menor porte por grupos consolidadores, e a segunda pela expansão da atuação dos grandes grupos que passaram rapidamente a ocupar espaços deixados por operadoras que, por motivos diversos, descontinuaram suas operações.

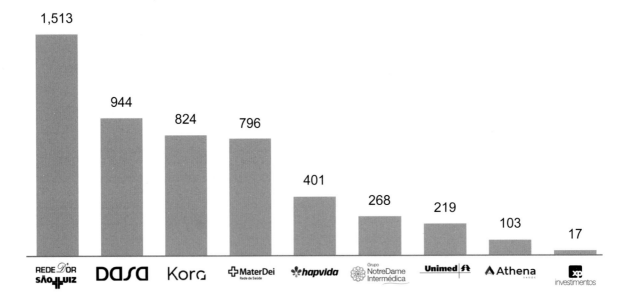

Figura 13.1 Número de leitos adquiridos pelos principais *players* do setor saúde em 2021.
Fonte: Companies. BTG Pactual.

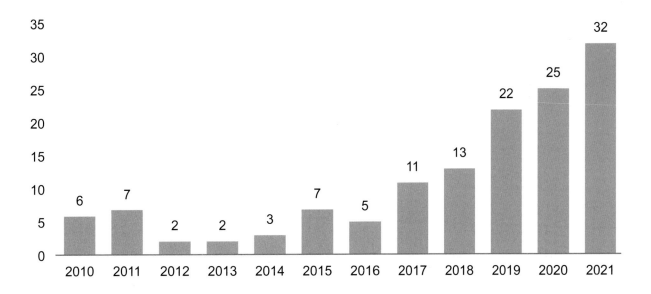

Figura 13.2 Números de negócios envolvendo hospitais nos últimos anos. Fonte: Companies. BTG Pactual.

Ainda mais expressivo é o recente movimento de consolidação no referido mercado (Figura 13.2), com a combinação de negócios entre a Hapvida e o Grupo NotreDame Intermédica, cujo resultado é uma companhia listada na B3, com valor de mercado de R$ 83 bilhões (cotação de 22 de fevereiro de 2022), com 84 hospitais, 280 clínicas e 257 unidades de diagnóstico, além de 8,4 milhões de vidas em sua carteira de clientes – sendo 4,6 milhões delas do segmento odontológico (BTG Pactual). Vale também a menção à recente operação entre Rede D'or e SulAmérica, *players* de grande significância e de impacto no setor de saúde, unindo uma rede hospitalar a um grupo de segurados.

De igual forma, observa-se o movimento de consolidação acelerada no setor diagnóstico, com companhias listadas como Fleury, Alliar, Hermes Pardini e Dasa realizando M&As sucessivos. Com diferentes estratégias, focos geográficos ou escopo de atuação (mais ou menos especializados), é recorrente o movimento de aquisição de laboratórios de pequeno e médio porte pelos grandes *players*, ou mesmo a associação de tais laboratórios menores, como movimento defensivo à consolidação.

Tais oportunidades de consolidação, conforme sumariamente mencionado, são maximizadas por algumas razões principais que, ao que demonstra a recente experiência no setor, centram-se em:

- Necessidade de escala para negociação com fontes pagadoras (no caso dos hospitais) ou dos prestadores de serviços médicos (no caso das operadoras de planos de saúde), aquisição de materiais médicos (sendo que os gastos com materiais médicos são uma das linhas mais representativas nas despesas de hospitais) e atratividade de profissionais médicos especializados para a prestação de serviços, atratividade de pacientes e credenciamentos de operadoras

- Possibilidade de verticalização e integração de serviços, sendo um modelo de negócios desenvolvido no Brasil como forma de captura de sinergias, aproveitamento de vantagens competitivas e, no caso das operadoras de planos de saúde, de controle dos custos médicos e da sinistralidade da carteira de beneficiários, sendo esses um dos principais custos enfrentados pelos hospitais e uma das principais dificuldades alegadas na precificação de produtos ofertados pelas operadoras de planos de saúde no Brasil. Como demonstração latente de tais movimentos, nota-se o sucesso empreendedor de grupos verticalizados como Hapvida, com atuação intensa no Norte e no Nordeste no Brasil, Intermédica, cujas origens em São Paulo e ingresso de recursos por um *player* estrangeiro alavancaram a expansão na região Sudeste, a Athena, como empreendimento iniciado por um fundo de investimentos nacional e que, com poucos anos de existência, expandiu sua gama de atuação para mais de um milhão de beneficiários. E, mais recentemente, o movimento de verticalização envolvendo a maior rede hospitalar do País (Rede D'or São Luiz), com uma das maiores operadoras de plano privados de saúde (SulAmérica), em uma combinação de negócios.

O segundo viés que justifica o movimento pregresso de M&As no setor de saúde e a garantia da sua continuidade por décadas no País centra-se no fato de que, atualmente, apenas 25% da população brasileira tem acesso ao sistema privado de saúde nacional, sendo a contratação de um plano de saúde um dos três principais desejos da população brasileira. Tanto pelo reconhecimento da limitação do Estado no provimento do acesso à saúde como pelo cenário de avanço socioeconômico nas últimas décadas no Brasil, tem-se, para o sistema privado de saúde, um universo aproximado de mais de 150 milhões de potenciais beneficiários de planos de saúde e usuários de hospitais, clínicas, diagnósticos e serviços diversos de saúde. Tais oportunidades ficaram ainda mais evidentes no cenário de crise sanitária promovida pela covid-19, em que o déficit de leitos e estrutura assistencial no País, bem como a desigualdade sociogeográfica na distribuição de recursos da saúde, tornaram-se ainda mais latentes. Logo, é incontroverso que os desafios econômicos e as limitações de gastos públicos mostram que o SUS, ainda que com um papel essencial (cuja intervenção foi providencial na pandemia), não será suficiente para acomodar a demanda populacional.

Com desafios de barreira de entrada relativamente menores do que aqueles encontrados no setor hospitalar (cujos investimentos iniciais e complexidades operacionais são consideráveis), o setor de saúde suplementar no Brasil, ainda que em constante evolução, e já também experimentando movimentos de aquisição e consolidação, continua extremamente fragmentado, com os maiores *players* detendo restritas frações do mercado (a título elucidativo, Hapvida/GNDI tem 17%, e o segundo colocado, Bradesco Saúde, tem apenas 7,5% de participação no mercado).

Desafios do mercado de M&A de saúde no Brasil

Ainda que profícuo e com oportunidades múltiplas, o mercado de M&A de saúde no Brasil também apresenta importantes entraves e desafios, entre os quais destacamos aqueles de natureza jurídica.

■ Mapeamento e quantificação das contingências

A experiência recente no mercado de M&As no setor de saúde indica que, para além de desafios ordinários às operações de fusões e aquisições no Brasil, um dos principais desafios jurídicos enfrentados por compradores e vendedores no setor é o mapeamento e quantificação das contingências. Tal dificuldade justifica-se por dois elementos principais: (a) majoritariamente, as ações movidas contra sociedades operadoras do setor médico compreendem pedidos cujos valores não são imediatamente mensuráveis ou quantificáveis, por envolverem obrigações de fazer (atendimento, extensão de cobertura, danos morais, pensões vitalícias); e (b) considerando que os usuários dos serviços médicos são tutelados pelo Código de Defesa do Consumidor, há imposição de responsabilidade objetiva no prestador dos serviços e permissão do ajuizamento de ações no foro do réu (que não necessariamente é o foro da prestação do serviço). Sobre este último ponto, para além da necessidade de uma estrutura jurídica robusta o suficiente para acompanhamento de ações em diversas comarcas, há o risco de entendimentos divergentes, exarados por comarcas distintas, sobre o mesmo tema, impossibilitando a previsibilidade do resultado de demandas com objeto idêntico.

▪ Relação entre médicos e hospitais

Um segundo desafio jurídico recorrentemente enfrentado nas fusões e aquisições era representado pela discussão de como será a relação entre médicos e hospitais. O mercado de saúde moldou-se, tendo a figura do médico como um profissional autônomo, livre para circular em um ou mais hospitais. Muitos profissionais médicos se organizam em empresas que combinam dentro de uma mesma sociedade vários médicos de uma mesma especialidade e que prestam serviços para um ou mais hospitais. Esse modelo de organização, que respeita a vontade dos profissionais da saúde, foi, e continua a ser em alguns casos, atacado por órgãos públicos de fiscalização trabalhista (Ministério do Trabalho e Previdência e Ministério Público do Trabalho). Todavia, nos últimos anos, surgiram inovações jurisprudenciais e legislativas que favoreceram o mercado de saúde e incitaram a continuidade dos movimentos de consolidação e de M&As no setor. No entendimento das cortes trabalhistas, proliferaram casos e precedentes nos quais, observados determinados requisitos da legislação trabalhista, foi reconhecida a licitude da organização de profissionais de saúde na forma como vem sendo feita, especialmente considerando-se, entre outros, a inexistência de hipossuficiência entre partes contratantes e contratadas. Em reforço à jurisprudência, a Lei n. 13.429/2017 trouxe a permissão de contratação de terceirizados, inclusive para atividades-fim (o que era vedado pela Súmula n. 331 do Tribunal Superior do Trabalho), o que reforçou a licitude do sistema de contratação recorrentemente praticado pelos prestadores de serviços médicos.

▪ Aspectos regulatórios

Por fim, um terceiro desafio jurídico comum às operações de fusões e aquisições no Brasil reside nos aspectos regulatórios. Nos hospitais e laboratórios, há necessidade de diligência e entendimento do complexo arcabouço legislatório brasileiro, que impõe aos *players* do setor a obtenção, a manutenção e a renovação de um sem-número de licenças, específicas não apenas às atividades gerais desenvolvidas, mas também às subespecialidades e atividades acessórias. Já no âmbito das operadoras de planos de saúde, para além da necessidade de atendimento a um volume substancial de regras impostas pelo regulador e a existência de diversas disputas judiciais sobre extensão de cobertura, continuidade de tratamentos e inclusão de procedimentos, ressalta-se que a própria realização de uma operação de M&A, na qual haja troca de controle societário, é sujeita à aprovação pela Agência Nacional de Saúde Suplementar (ANS). Ainda no âmbito das sociedades integrantes do sistema suplementar de saúde no Brasil (operadoras), ainda pendem de definição e pacificação jurisprudencial temas sensíveis e de repercussão geral nos modelos e viabilidade econômica das operadoras, como a validade de cláusula contratual de reajuste por faixa etária.

No mês de junho de 2022, foi definido como taxativo pelo STJ (EREsp 1.886.929), que foi derrubado pelo PL 2.033/2022, um projeto de lei que obriga planos de saúde a cobrirem tratamentos não previstos pela Agência Nacional de Saúde Suplementar (ANS), colocando fim ao chamado "rol taxativo", caso em que as operadoras não teriam quaisquer condições de previsão, de antemão, do rol de produtos a serem ofertados aos seus beneficiários, com potenciais consequências críticas atuariais, de precificação e oferta de produtos.

▌ Considerações finais

Fato é que ainda que com grandes desafios, pressões competitivas e necessidade de constante evolução e adaptação dos *players* envolvidos, é inquestionável o universo de oportunidades encontrado no setor de fusões e aquisições brasileiros, com propostas de retornos significativos aos investidores (cunhando-se no setor a expressão do *health is wealth*), expansão da rede privada e suplementar de saúde no Brasil e evolução constante nos tratamentos e forma de acesso à saúde à população brasileira. Se, desde a promulgação da Lei n. 13.097/2015, os M&As na área de saúde do Brasil já eram considerados tendência, passados quase dez anos dos movimentos iniciais, comprova-se se a integração de diferentes *players*, a expansão do modelo verticalizado e a busca por sinergias e ganhos de escala são caminho aparentemente irreversível no setor e, ainda que passível de reflexões, é também digno do reconhecimento das benesses, privadas e coletivas, geradas.

Conteúdo Online

 Diversidade e ESG para o desenvolvimento das empresas de saúde no Brasil
Jeane Tsutsui

 O futuro dos hospitais
Sidney Klajner

 Gestão de saúde populacional na prática
Daniel Greca

 Gestão compartilhada pública e privada. Sonho, possibilidade ou necessidade?
José Henrique Germann

 Ecossistema da Saúde
Claudia Cohn

 Este conteúdo está disponível, online, no Ambiente de aprendizagem do GEN.

Posfácio

Christiano Quinan

....

- Os Cs e o X da saúde 177

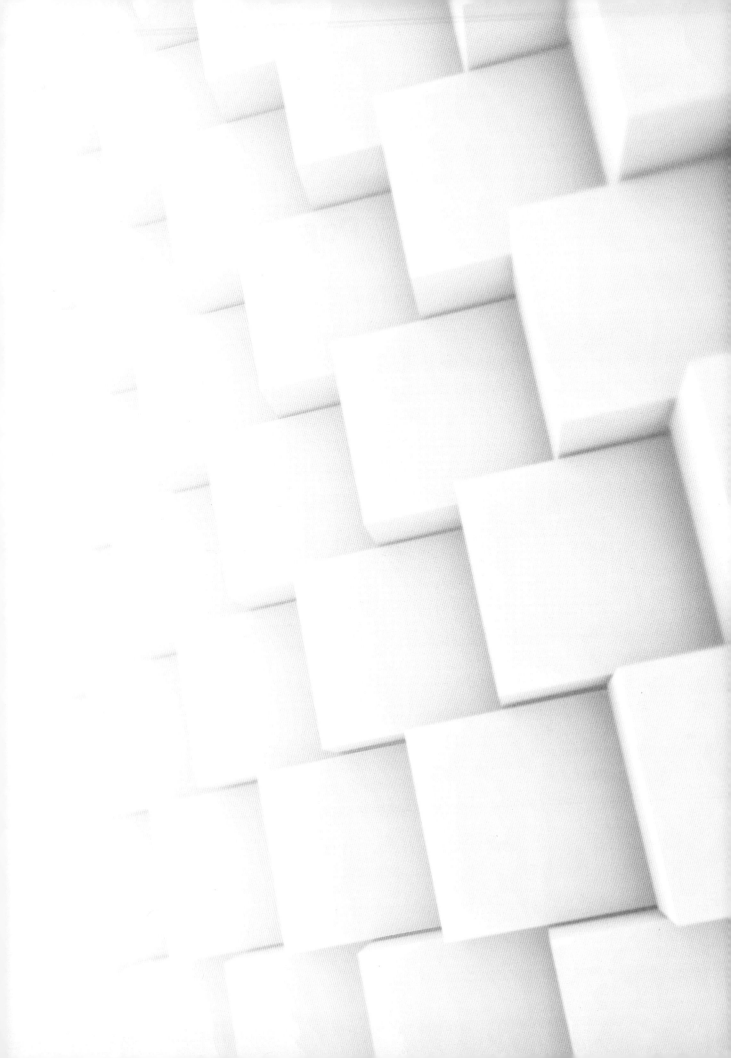

Os Cs e o X da saúde

Antes da pandemia, já vivíamos a difícil e insustentável missão de financiar a saúde e transformar o modelo de cuidado, gestão e remuneração do sistema de saúde no mundo. A pandemia agravou o quadro e, à medida que emergimos da crise causada pela pandemia de Covid-19, criamos outras crises das quais estamos e iremos colher reflexos, e a tarefa ficou mais difícil, já que traz uma reflexão de interrupção de modelos de negócios tradicionais na saúde, que foram explorados por esses grandes líderes que contribuíram com reflexões para o futuro da saúde. Foram colaborações únicas e conseguimos finalizar esta obra com o dever de transformar, e não de mudar, o sistema de saúde.

A saúde do futuro ou, melhor dizendo, o futuro da saúde, depende exclusivamente das atitudes individuais e da gestão coletiva realizada no tempo presente que, além de ser incerto, é caótico, crítico, colapsado e catastrófico. Sendo assim, precisamos fazer o diagnóstico e incluir na prescrição do tratamento outros Cs que serão extremamente importantes no redesenho do novo sistema de saúde, como ferramentas de gestão inovadora: Compartilhada, Colaborativa, Criativa, Circular e Cooperativa, tudo em Comunidade e para a Comunidade, que é a força motriz para este movimento de transformação.

A **Cogestão** ou Gestão **Compartilhada** trata do coletivo complexo, em que há coexistência de inúmeros elos, hoje desconexos, mas que essencialmente deveriam estar conectados, afinal de contas, estamos tratando e cuidando de um indivíduo e, assim, deve estar relacionado com a prevenção, o cuidado e o tratamento. O coletivo único na saúde é um desafio, pois precisamos, como no quebra-cabeça de milhares de peças, entregar como resultado um indivíduo saudável. O problema é que, no nosso sistema de saúde atual, cada um dos *stakeholders* "esconde" uma peça desse quebra-cabeça complexo. Precisamos evoluir para modelos de cogestão utilizando da gestão compartilhada e/ou integrada por meio de arranjos organizacionais estratégicos. Ouso definir como comunidade-público-privado o conceito ideal da gestão integrada que precisamos na saúde, com o interesse único baseado no protagonismo do paciente, e os demais *players* atuando como coadjuvantes. Vamos começar pelo básico, pela atenção primária e a coordenação de acesso, que não funcionam.

Dentre as infinitas possibilidades da gestão **Colaborativa**, vamos falar sobre compartilhamento. No ambiente da gestão, a colaboração é peça fundamental para a troca de conhecimento. Nesse modelo, ninguém pode deter a propriedade do conhecimento. As organizações de saúde, com visão de futuro, devem compreender que não se trata mais de um sistema, mas de um ecossistema de saúde, pois as interações são complexas e diversas. Na gestão colaborativa, precisamos agregar e enriquecer o meio, e o propósito construído centrado no paciente. A prevenção e o cuidado devem ser pensados para acontecer não apenas no ambiente hospitalar, mas na comunidade e, até mesmo, dentro da casa do paciente. É importante lembrar que o compartilhamento não é de conhecimento médico, e sim de conhecimento em saúde.

Na **Cocriação**, os pacientes devem ser vistos como consumidores informados, capacitados e ativos na cadeia de valor para a saúde, e precisamos realmente escutá-los para prover a necessária interação entre as instituições de saúde e os pacientes/consumidores. À medida que adicionamos valor à experiência, as instituições de saúde devem buscar participar dentro das comunidades e grupos de relacionamento, atuando como curadores de informação e conteúdo, reconquistando a confiança perdida. É essa possibilidade de diálogo, acesso, transparência e compreensão que torna possível a prática da cocriação de valor em saúde, com a participação não passiva do paciente/consumidor, e sim ativa. As instituições de saúde precisam cuidar das doenças, mas transferir a responsabilidade da gestão da saúde para o paciente/consumidor, informando, comunicando, capacitando, compartilhando, incentivando, premiando, mudando a cultura. De maneira coincidente, o paciente/consumidor não pode transferir e terceirizar a gestão de sua saúde, e deve assumir o protagonismo do cuidado.

Para a **Gestão Circular**, já pensando na evolução de sistema de saúde para ecossistema de saúde, não podemos esquecer de que há projeção de que a população mundial chegue a quase 10 bilhões de pessoas em 2050, com expectativa de vida aumentada e maior prevalência de doenças. De onde virá a sustentabilidade econômica? Será que uma das respostas não pode ser por meio do compartilhamento da gestão da saúde com outras indústrias, que podem promover saúde? Escolas, igrejas, condomínios, hotéis, academias de ginástica, restaurantes, supermercados, indústria de alimentos, pequenos produtores, mercados locais, empresas de conteúdo, tecnologia, por exemplo? Sei que pode parecer impossível e distante, mas precisamos parar de falar que é impossível e tentar começar a fazer o possível, um passo de cada vez, até pavimentarmos o caminho da nova forma de entregar saúde para o indivíduo.

A **Cooperação** é uma ação conjunta para uma finalidade comum. A cooperação opõe-se, de certa forma, à colaboração e mesmo à competição. Trazendo a cooperação para a saúde, não somente por meio das cooperativas médicas, mas até mesmo por rede de hospitais que cooperam entre si, não só pela busca de melhores remunerações, mas sim com objetivo único que é a gestão da saúde de forma consensuada, com confiança, com divisão de responsabilidades e compartilhamento de aprendizados e resultados. Estamos distantes, e hoje a finalidade comum é míope, e precisamos evoluir para compreender qual deve ser a real finalidade para a saúde.

A **Criatividade** na saúde sempre foi um tabu, pois estamos falando de uma indústria que é extremamente técnica, especializada, regulada e concentrada, e isso acabou limitando nossa criatividade. Como temos várias definições de criatividade, não

vou me ater a elas, mas sim ao fato da necessidade de nos abrirmos para o pensamento criativo e tornar possível a disrupção que precisamos viver na evolução do sistema de saúde antigo para o novo ecossistema. A pergunta que sempre precisamos nos fazer é: por que não? Podemos ter a *Crew Dragon*, nave espacial de última geração produzida pela iniciativa privada numa estação espacial internacional, e não podemos conquistar resultados bem menos disruptivos e complexos na área de saúde? Precisamos olhar para cada evolução e conquista da humanidade e perceber o resultado que cada ação disruptiva trouxe e trará. O exercício é pensar fora caixa da saúde, pois sempre há algo importante a ser realizado no exercício da criatividade.

Na conclusão do raciocínio, que é o "**X**" da saúde, temos a **Comunidade**, a mais importante e mais poderosa força de transformação da sociedade, que deve ser a interseção entre saúde, economia e interação social. Nesse ambiente, influenciamos decisões, construímos elos de confiança que tanto faltam no sistema de saúde atual e falido. Se não construirmos confiança, se não atuarmos com transparência e não evoluirmos para o cuidado centrado no paciente, com foco na comunidade, não prosperaremos, mesmo fazendo cogestão, gestão colaborativa, cocriação e gestão circular em cooperação. De nada valerá o esforço, pois os resultados não servirão ao bem-estar comum, ou seja, não estarão alinhados com as necessidades e os desejos da comunidade.

Não é ficção, é o mundo real.

Da mesma forma, este livro é um organismo vivo, em transformação, como a saúde, por isso de forma Compartilhada, Colaborativa, Criativa, Circular e Cooperativa, tudo em Comunidade e para a Comunidade, convidamos você a construir as novas edições deste livro, que se renova diariamente.

Índice Alfabético

A

» Acompanhamento pós-alta, *30*

» Acreditação, *78, 79*

» Afiliação clínica, *26*

» Agência Nacional de Saúde Suplementar (ANS), *51, 171*

» Ampliação
- da participação do setor privado, *7*
- do serviço de saúde no Brasil, *40*

» Análise de alguns fundos ETF, *124*

» Aplicação de recursos públicos para a saúde, *5*

» Articulação com os demais serviços, *30*

» Aspectos
- constitucionais do direito à saúde, *49*
- regulatórios, *171*

» Assalariamento, *64*

» Atenção
- centrada no paciente, *94*
- primária à saúde, *22, 23, 84*
- secundária à saúde, *23*
- terciária à saúde, *23*

» Atendimento pré-hospitalar e remoção inter-hospitalar, *84*

» Ativação do paciente no cuidado, *96*

» Autoavaliação, *83*

» Autorização de Internação Hospitalar (AIH), *78*

» Auxílio na reabilitação social, *29*

B

» Bem-estar, *123*
- e prevenção, *146*

» "Boa morte", conceito de, *67*

» Bônus demográfico, *119*

» *Bundled payments for care improvement*, *65*

C

» Cálculo do NPS, *92*

» Capacidade absortiva, *118, 119*

» Cartão de Jaeguer, *108*

» Cocriação, *175*

» Coexistência do sistema público e o sistema privado de saúde, *167*

» Cogestão, *175*

» Competências do núcleo de segurança do paciente, *75*

Gestão em Saúde | Guia Prático para Reconstruir o Futuro

» Complexo Econômico-Industrial da Saúde 4.0 (CEIS 4.0), *36, 38, 41*
  - condicionantes globais do, *39*
» Comunidade, *176*
» Confiabilidade, *83*
» Consolidação e expansão no setor de saúde, *167*
» Consumo, *67*
» Cooperação, *176*
» Coordenação do cuidado, *3*
» Criatividade, *176*
» Cuidado(s)
  - centrado, *94*
  - na pessoa, *90, 95*
  - no paciente, *74, 94*
  - primários, *68*
  - prolongados, *68*
» Cultura
  - de qualidade e segurança do paciente, *94*
  - dos pacientes moldada pela lógica do sistema, *67*

D

» Dados e infraestrutura, *161*
» Débito técnico, *161*
» Desenvolvimento
  - da qualidade, *acreditação e programas voltados para a segurança do paciente no SUS e na saúde suplementar, 73, 76*
  - de algoritmos, *162*
» Desfecho clínico, *98*
» Dignidade e respeito, *94*
» Divisão internacional do trabalho, *39*

E

» Economia da longevidade, *115, 123, 125*
» Educação em saúde, *29*
» Efetividade, *74, 82*
» Eficiência, *74, 83*
» Emergência, *68*
» Empatia, *96*

» Empresas bem-sucedidas, *132*
» Engajamento no cuidado, *96*
» Envelhecimento
  - e saúde, *103*
  - populacional no mundo, *117*
» Equidade, *74, 83*
» Equipamento em saúde disponível paliativo e transição *versus* UTI, *67*
» Escala
  - de Katz, *108*
  - de Lachs, *108*
  - de Lawton, *108*
  - de Tineti, *108*
  - de Yesavage, *108*
» Especialistas, *68*
» Estratégia(s)
  - no segmento de saúde, *131*
    - de marketing por diferenciação, *133*
» Expectativa de vida, *117, 118*
» Experiência do paciente, *87, 90, 91, 98*

F

» Fidelização na saúde, *135*
» Financiamento
  - da saúde, *47*
    - no Brasil, *53*
    - privada, *54*
  - do SUS, *54*
» Foco no paciente, *82*
» Forma de remuneração, *64*
» Formação dos profissionais da saúde, *67*
» *Free-for-service*, *64*
» Fusões e aquisições, *165*

G

» Gestão, *137*
  - circular, *176*
  - colaborativa, *175*
  - compartilhada, *175*
  - da política industrial e, *41*

- dos dados na saúde, *157*

» Governança clínica, *83*

» Grau de separação entre os países, *119*

» Grupo
  - de diagnósticos homogêneos, *64*
  - executivo do complexo industrial da saúde (GE-CIS), *43*

H

» Hipermedicação, *68*

» HIS (Hospital Information System), *153*

» Hospitalidade, *134*

» *Hub-and-spoke*, *26*

I

» Idoso, *conceito definido em lei*, *120*

» Imediatismo, *67*

» Ingresso no modelo, *107*

» Inovação(ões), *105*
  - como fator preponderante na área de saúde, *155*
  - disruptivas, *151*

» Integração
  - clínica e validação, *162*
  - dos cuidados em saúde, *20*
  - entre os setores público e privado, *3*

» Integralidade e continuidade do cuidado, *83*

» Inteligência artificial, *159*

L

» Liderança
  - digital, *146*, *148*
  - e saúde, *141*
  - sênior, *145*
  - servidora, *145*
  - transformacional, *144*

» Linha de cuidado
  - do paciente oncológico, *25*
  - integral em saúde, *23*

» Longevidade, *117*, *122*
  - com mais incapacidade, *17*

M

» Mais incapacidade, *17*

» Mapeamento e quantificação das contingências, *170*

» Marketing em saúde, *129*

» Mercado, *137*

» Mercado de M&A de saúde no Brasil, *170*

» Microeconomia, *77*

» Miniavaliação nutricional, *108*

» Miniexame do estado mental, *108*

» Missão, *137*

» Modelo(s)
  - assistencial
    - contemporâneo para idosos, *101*
    - integrado com foco no paciente e na continuidade dos cuidados, *10*
  - de atenção às condições crônicas, *21*
  - de gestão em saúde, *137*
  - de organização da assistência, *19*
  - de PDP e de ETEC, *42*
  - de remuneração, *61*
  - de trocas no sistema de saúde, *77*

» Moradia completa, *126*

N

» National Health Service (NHS), *105*

» Nicho, *134*

» Níveis
  - assistenciais, *22*
  - de atenção à saúde, *24*

» Novas normas de avaliação e novas subseções, *84*

» Núcleo de segurança do paciente, *74*

O

» Opção pela "boa morte", *67*

» Oportunidade, *74*, *83*
  - para a gestão de saúde, *125*

» Orçamento global, *64*

» Organização(ões)
  - da saúde, *144*

- Nacional de Acreditação (ONA)
  - atribuições e responsabilidades da, *80*
  - linha do tempo da, *80*
  - manual ONA versão 2022 para OPSS, *82*
  - missão da, *80*
  - reconhecimento internacional, *80*
  - resultados, *82*
  - valores da, *80*
  - visão da, *80*
- poliárquicas, *9*

P

» Paciente e família pela qualidade e segurança, *96*

» Pagamento
  - por desempenho, *110*
  - por performance, *65*
  - por usuário, *64*
  - prospectivo por caso, *78*

» Pandemia provocada pelo Sars-Cov-2, *17*

» Parcerias para o desenvolvimento produtivo (PDP), *41*

» Percentual mínimo de investimento em saúde, *54*

» Planejamento de cuidado de alta, *29*

» Plano de segurança do paciente, *76*

» Plataforma de tecnologia de informação de paciente, *27*

» Política(s)
  - de segurança do paciente, *74*
  - nacionais de saúde, *7*

» Posicionamento, *134*

» *Prepaid/capitation* (pagamento por usuário), *64*

» Prestação de cuidados de saúde, *73*

» Produção e inovação interdependentes na saúde, *36*

» Produto, *133*
  - hospitalar, *73*

» Proposição de modelo, *106*

Q

» Qualidade
  - em saúde, *73, 93*
  - na prestação de serviços de saúde, *71*

R

» Reaquecimento do debate da saúde suplementar, *56*

» Redes
  - conceito de, *20*
  - de atenção à saúde, *22, 23*

» Redesenho e melhoria da assistência, *96*

» Regulação assistencial, *24*

» Relação entre médicos e hospitais, *171*

» Resposta articulada às vulnerabilidades do sus, *41*

» Risco, *125*
  - de longevidade, *120*

S

» Satisfação do paciente e do colaborador, *91*

» Saúde, *49*
  - Baseada em Evidências (SBE), *153*

» Segmentação, *134*

» Segurança, *74, 82*
  - assistencial, *97*
  - do paciente, *73*

» Serviços de saúde, *23*
  - qualidade, *89*

» *Shared savings programs*, *65*

» Sinistralidade, *111*

» Sistema(s)
  - de informação em saúde (SIS), *153, 157*
  - de *machine learning* (ML), *161*
  - de saúde
    - brasileiro, *50*
    - duplicado, *3*
  - integrados de atendimento, *26*
  - Supletivo de Saúde (SS), *157*
  - Único de Saúde (SUS), *3, 19, 35, 40, 79, 153, 167*

» Soluções baseadas em IA, *159*

» Subsistema
  - privado, *51*
  - público, *50*

» Sustentabilidade
  - da aposentadoria, *120*
  - do sistema, *19*

T

» Tecnologia
- como diferencial, *109*
- sistemas de informação, *151*
» Transformações econômicas sociais e tecnológicas, *35*
» Transição
- do cuidado, *27*
- e continuidade do tratamento, *94*
- e coordenação dos cuidados, *109*
» Transparência nas informações, *94*
» *Triple aim* ao *quadruple aim*, *93*

U

» Urgência, *68*
» Uso excessivo de exames e procedimentos, *68*
» Utilização de tecnologia, *67*

V

» Valor, *134*
» Vantagem competitiva, *134*